Elisabeth Jentschke

Die Notwendigkeit der Palliativen Medizin in der Altersversorgung

Erlanger Beiträge zur Gerontologie

herausgegeben von
Wolf D. Oswald & Heinz Jürgen Kaiser

Band 8

LIT

Elisabeth Jentschke

Die Notwendigkeit der Palliativen Medizin in der Altersversorgung

LIT

Gedruckt auf alterungsbeständigem Werkdruckpapier entsprechend
ANSI Z3948 DIN ISO 9706

Bibliografische Information der Deutschen Nationalbibliothek
Die Deutsche Nationalbibliothek verzeichnet diese Publikation in der
Deutschen Nationalbibliografie; detaillierte bibliografische Daten sind
im Internet über http://dnb.d-nb.de abrufbar.

ISBN 978-3-8258-0267-7
Zugl.: Erlangen-Nürnberg, Univ., Diss., 2006

© L IT VERLAG Dr. W. Hopf Berlin 2007
Chausseestr. 128 – 129
D-10115 Berlin

Auslieferung:
L IT Verlag Fresnostr. 2, D-48159 Münster
Tel. +49 (0) 2 51/620 32 - 22, Fax +49 (0) 2 51/922 60 99, e-Mail: lit@lit-verlag.de

Die Notwendigkeit der Palliativen Medizin in der Altersversorgung

Inaugural-Dissertation

Philosophische Fakultät

der Friedrich-Alexander-Universität

Erlangen-Nürnberg

Danksagung

Für die Betreuung der Arbeit, seine Hilfsbereitschaft und fachlichen Ratschläge danke ich

Prof. Dr. phil. H. J. Kaiser, Friedrich-Alexander-Universität Erlangen-Nürnberg

Für die Übernahme der Zweitkorrektur gilt mein Dank

Prof. Dr. med. C. Sieber, Friedrich-Alexander-Universität Erlangen-Nürnberg

Für Anregungen und Unterstützung danke ich außerdem

Dr. phil. R. Rupprecht, Friedrich-Alexander-Universität Erlangen-Nürnberg

Dr. med. R. Schäfer, Chefarzt der Palliativabteilung der Stiftung Juliusspital Würzburg

Dr. med. H. Joha, Oberarzt der Palliativabteilung der Stiftung Juliusspital Würzburg

Mein größter Dank gilt meinem Mann Joachim, der mich bereits im Verlauf des berufsbegleitenden Studiums und während der Fertigstellung dieser Arbeit durch seine Zuversicht auf meinem Weg bestärkt hat und mir durch seine Hausarzttätigkeit wertvolle Anregungen geben konnte.

Ich möchte mich bei meinen Kindern Matthias, Simon und Hanna-Maria bedanken, die trotz der hohen Belastung stets zu mir gehalten haben.

Die Notwendigkeit der palliativen Medizin in der Altersversorgung

Inhaltsverzeichnis

Einleitung		5
Methodisches Vorgehen dieser Arbeit:		6
1	**Demographischer Wandel unserer Gesellschaft**	**8**
1.1	Zunahme der Lebenserwartung	8
1.2	Rückgang der Geburten	10
1.3	Verändertes demographisches Verhältnis innerhalb der Generationen	12
1.4	Folgen des demographischen Wandels	13
1.5	Sterbende Menschen in unserer Gesellschaft	15
1.6	Die Institutionalisierung des Sterbens	20
1.7	Gesellschaftliche Einstellungen gegenüber des Sterbens	23
1.8	Altersbilder	25
1.9	Aktuelle Situation des Sterbens	27
2	**Thanatologie – Forschungsergebnisse**	**30**
2.1	Erkenntnisse über das Sterben als Prozess	34
2.2	Euthanasie und Sterbehilfe	35
2.2.1	Begriffsbestimmung	37
2.2.2	Menschenwürde – Versuch einer Definition	42
3	**Die Hospizbewegung als mögliches Konzept der Sterbebegleitung**	**45**
3.1	Hospizbewegung aus dem angloamerikanischen Raum	47
3.2	Hospizbewegung in Deutschland	48
3.3	Grundprinzipien von Hospizarbeit	51
4	**Entwicklung der Palliativmedizin**	**54**
4.1	Begriffsbestimmung	57
4.2	Organisationsformen einer Palliativen Betreuung	59
4.3	Inhalte der Palliativbetreuung	61
4.3.1	Palliativ-Care-Konzepte	62
4.3.2	Medizinische und pflegerische Versorgung im stationären Bereich	63
4.3.2.1	Physiotherapie	64
4.3.2.2	Seelsorgerliche Begleitung	66
4.3.2.3	Musik- und Kunsttherapie	67
4.3.3	Schmerz- und Symptomkontrolle	69
4.3.4	Kommunikation im interdisziplinären Team	73
4.3.5	Trauerarbeit und Trauerbegleitung	77
4.4	Ethische Aspekte in der Palliativmedizin	81
Zwischenfazit		85
5	**Der Geriatrische Patient**	**87**
5.1	Krankheit und Multimorbidität im Alter	87
5.1.1	Psychischer Gesundheitszustand	90
5.2	Die Geriatrie	94
5.2.1	DRG-System	96
5.3	Pflegerische Versorgung	97
5.4	Hochaltrigkeit, Sterben und Tod	99
6	**Empirische Untersuchung – Palliativbetreuung in der Geriatrie**	**102**
6.1	Untersuchungsmethode	102
6.1.1	Gewinnung der Stichprobe	102

6.1.2	Der Fragebogen	102
6.1.3	Untersuchungsablauf	103
6.1.4	Auswertung des Datenmaterials	104
6.2	Aktuelle Ergebnisse der Fragebogenuntersuchung in Pflegeheimen	105
6.2.1	Größe und Lage	105
6.2.2	Palliativstationen	106
6.2.3	Alter, Aufenthaltsdauer und Sterbeort der Heimbewohner	107
6.2.4	Begleitsymptomatik, Ernährung und Flüssigkeit	109
6.2.5	Schmerztherapie	111
6.2.6	Stellenwert palliativer Maßnahmen	112
6.2.7	Patientenverfügungen und Sterbehilfe	113
6.2.8	Ärzte und Pflegekräfte	115
6.2.8.1	Kontakt zwischen Ärzten und Pflegekräften	115
6.2.9	Palliativmedizinische Weiterbildung	117
6.3	Zusammenfassung der Ergebnisse bezüglich der Fragebogenuntersuchung im Pflegeheim	120
6.3.1	Diskussion	122
6.4	Aktuelle Ergebnisse der Fragebogenuntersuchung in Geriatrischen Kliniken	127
6.4.1	Lage der Klinik	127
6.4.2	Palliativstationen	127
6.4.3	Alter und Aufenthaltsdauer der Klinikpatienten	129
6.4.4	Begleitsymptomatik, Ernährung und Flüssigkeit	130
6.4.5	Schmerztherapie	132
6.4.6	Stellenwert palliativer Maßnahmen	134
6.4.7	Patientenverfügungen und Sterbehilfe	134
6.4.8	Palliativmedizinische Zusatzausbildung bei Ärzten und Pflegekräften	135
6.4.9	Lückenlose Verzahnung	138
6.4.10	Auswirkungen der Diagnosis related groups (DRG's)	138
6.5	Zusammenfassung der Ergebnisse bezüglich der Geriatrischen Kliniken	140
6.5.1	Diskussion	141
7	**Schlussfolgerungen**	**143**
7.1	Die Notwendigkeit einer Palliativen Geriatrie	145
7.2	Perspektiven einer Palliativen Geriatrie	149
7.2.1	Abschiedskultur im Pflegeheim	150
7.2.2	Ambulante Palliativdienste	151
8	**Zusammenfassung**	**154**
9	**Abbildungsverzeichnis**	**156**
10	**Tabellenverzeichnis**	**158**
11	**Glossar**	**159**
12	**Literaturverzeichnis**	**165**
13	**Anhang**	**184**
13.1	Fragebogen an die Pflegeheime	185
13.2	Fragebogen an die Geriatrischen Kliniken	189
Erklärung		**194**

Einleitung

Durch die steigende Lebenserwartung und den wachsenden Anteil älterer Menschen an der Gesamtbevölkerung kommt dem Erhalt der Würde Hochaltriger und dem Thema Sterben und Tod eine immer größer werdende Bedeutung zu.

Der demographische Wandel in unserer Gesellschaft ist durch eine zunehmende Alterung in der Gesamtbevölkerung gekennzeichnet. Von dieser Zunahme alter Menschen an der Gesamtgesellschaft ist insbesondere die Gruppe der Hochaltrigen betroffen.

Seit Ende der sechziger Jahre des vergangenen Jahrhunderts kann ein dramatischer Geburtenrückgang festgestellt werden. Gleichermaßen lässt sich ein Wandel in der Situation sterbender Menschen konstatieren, der sich in den gesellschaftlichen Veränderungen und Lebenseinstellungen ausdrückt. Von diesem Umbruch sind insbesondere die Familienstrukturen betroffen, wodurch die bis ins 20. Jahrhundert praktizierte Generationensolidarität infrage gestellt ist.

Zudem hat sich im Laufe der letzten hundert Jahre zunehmend auch das Todesursachenspektrum verändert, bedingt durch einschneidende medizinische Fortschritte sowie verbesserte Lebens- und Arbeitsbedingungen.

Die Sterbephase konzentriert sich in unserer heutigen Zeit im Gegensatz zu früher auf das hohe Alter. Dadurch ist der „alltägliche" Tod aus dem Bewusstsein der jüngeren Generation weitgehend verschwunden und die persönliche Auseinandersetzung mit dem Sterben ist fast ausschließlich den Älteren vorbehalten.

Die Folgen des demographischen Wandels und zugleich des medizinisch-technischen Fortschrittes werden unterschiedlich diskutiert.

Eindeutige Aussagen gibt es jedoch bei der Feststellung, dass die Institutionalisierung des Sterbens zugenommen hat. Daraus folgt, dass Sterbebegleitung immer mehr Aufgabe des Krankenhauspersonals geworden ist, das sich jedoch diesen Herausforderungen oft nicht gewachsen sieht. Erschwert werden diese Aufgaben durch die eigentliche Intention eines Krankenhauses, nämlich Leben zu erhalten. Demzufolge erleben Sterbende allzu häufig menschenunwürdige Situationen, im Sinne von fragwürdigen lebensverlängernden medizinischen Maßnahmen.

In den vergangenen Jahrzehnten ist die Situation von Schwerstkranken und Sterbenden immer mehr in die öffentliche Kritik geraten. Diese richtete sich vornehmlich gegen die durchgeführte Form der Sterbebegleitung.

Im Zuge der Legalisierung der aktiven Sterbehilfe des niederländischen Parlaments im Jahr 2000 ist in Deutschland eine heftige Diskussion entbrannt. Hierzulande wird die aktive Sterbehilfe von Parteien, Kirchen und Ärzteverbänden abgelehnt. Einzig die Deutsche Gesellschaft für Humanes Sterben befürwortet das niederländische Gesetz, das schwerstkranke Menschen auf Verlangen durch Ärzte töten lässt.

Von Vertretern, die sich für eine Ausweitung und Qualifizierung der palliativen Versorgung schwerstkranker Menschen einsetzen, wird dem Euthanasiegedanken eine klare Absage erteilt. Die Hauptaufgabe einer palliativen Begleitung dieser Menschen, liegt in der Reduzierung von Leid und damit dem Ermöglichen eines Lebens in Würde bis zum Tod.

Die oben beschriebenen Veränderungen im sozialen und medizinischen Bereich haben zur Entwicklung der Palliativmedizin beigetragen, die versucht, eine Antwort darauf zu geben.

Einigkeit herrscht inzwischen aber auch darüber, dass die Fortschritte und allmähliche Implementierung von palliativen Angeboten nicht nur für schwerstkranke Tumorpatienten gelten, sondern auch geriatrischen Patienten zugute kommen sollten. Wir können davon ausgehen, dass viele alte Menschen unter einer mangelnden palliativen Versorgung leiden.

Angesichts einer zahlenmäßigen Zunahme von Menschen mit hohem Lebensalter muss gefragt werden, welche der für das Alter bereitgestellten gesellschaftlichen Ressourcen den Bedürfnissen des hohen Alters entsprechen. Hierbei sind insbesondere die Leistungen und Institutionen – besonders der medizinischen und pflegerischen Versorgung – zu nennen.

Die vorliegende Arbeit wird der Frage nachgehen, inwieweit ältere meist multimorbide Menschen, mit chronisch progredient verlaufenden Krankheiten, die in einem Pflegeheim leben oder sich in einer geriatrischen Einrichtung (Akut- oder Rehabilitationsklinik) befinden, eine adäquate palliative Versorgung erfahren.

Methodisches Vorgehen dieser Arbeit:

Während der Vorbereitungen für meine Diplomarbeit im Jahr 2003 in dem Studiengang Psychogerontologie befasste ich mich sehr intensiv mit dem Thema „Palliative Maßnahmen – eine Notwendigkeit unserer heutigen Zeit – betrachtet am Beispiel der Palliativstation der Stiftung Juliusspital Würzburg". Hierdurch entstand enger Kontakt und Gedankenaustausch mit Palliativmedizinern und Pflegekräften der dortigen Station, wodurch meine Intention bestärkt wurde, über Palliativbetreuung in der Geriatrie Informationen zu sammeln, zu analysieren und zu einem effektiven Ergebnis zu kommen.

Als Resultat dieser vielschichtigen Kontakte wurde sehr rasch klar, dass hierzulande ein erhebliches Defizit in der Versorgung der schwerstkranken geriatrischen Patienten besteht. Ergänzend hierzu erfuhr ich eklatante Unkenntnis bezüglich des Themas Palliativmedizin bei Studenten, Alten- und Krankenpflegern sowie Ärzten.

Ausgehend vom demographischen Wandel in unserer Gesellschaft werden die Situation von sterbenden Menschen und die gesellschaftlichen Einstellungen dem Sterben gegenüber beschrieben. Im Anschluss daran folgen Ergebnisse aus der thanatologischen Forschung. Dabei werden Erkenntnisse über den Sterbeprozess und des erneut aufkommenden Euthanasiebegriffes diskutiert. Die Hospizbewegung mit ihren Grundprinzipien sowie die Entwicklung der Palliativmedizin, werden im Hinblick auf mögliche Konzepte der Sterbebegleitung erläutert.

Der folgende Teil widmet sich speziell der Situation älterer Menschen, die häufig ihren Lebensabend in einem Pflegeheim verbringen. Mittels einer eigenen Fragebogenuntersuchung wird der Frage nachgegangen, inwieweit die Pflegeheimbewohner und geriatrischen Klinikpatienten eine adäquate palliative Betreuung erfahren.

Methodisch beruhen die Ergebnisse auf einer statistischen Erfassung von Angaben verschiedener Heimleiter und Chefärzte (vgl. 6.1 Beschreibung der Untersuchungsmethode). Durch den hohen Rücklauf der Fragebögen von 54,4 % ist es möglich, Rückschlüsse auf die momentane Situation vieler Heimbewohner zu ziehen.

Der letzte Teil der Arbeit versucht aus den Ergebnissen (Darstellung des Ist-Zustandes) Forderungen mit Blick auf die Zukunft bezüglich der demographischen Entwicklung einerseits und des humanitären Anspruchs andererseits abzuleiten.

Schließlich werden Perspektiven einer palliativen Geriatrie diskutiert und aufgezeigt.

1 Demographischer Wandel unserer Gesellschaft

Der demographische Wandel in Deutschland ist durch eine zunehmende Alterung der Gesamtbevölkerung gekennzeichnet.

Nach Birg ist Bevölkerung „mehr als eine bloße Ansammlung von Menschen. Sie definiert sich durch die den Individuen gemeinsamen Merkmale, zum Beispiel Wohnsitz und Arbeitsstätte, und darüber hinaus durch die sozialen, ökonomischen und kulturellen Beziehungen zwischen den Menschen" (S. 4). Eine Bevölkerung ist ständigen Veränderungen unterworfen, dies geschieht durch Geburten und Sterbefälle sowie durch Zu- und Abwanderungen (ebd.).

So unterschiedlich die Industrie- und Entwicklungsländer in vielen Bereichen sind, so ist ihnen doch ein wichtiges „Charakteristikum der demographischen Entwicklung gemeinsam – der weltweite Prozess der demographischen Alterung" (ebd. S.15).

Der Begriff „demographische Alterung" bedeutet nach Birg (2004) eine Zunahme des Durchschnittsalters der Bevölkerung, gemessen durch das so genannte Medianalter oder durch den so bezeichneten Begriff des „Altenquotienten".

Der demographische Wandel hat sich durch den dramatischen Geburtenrückgang gegen Ende der sechziger Jahre des vergangenen Jahrhunderts noch einmal verstärkt.

Die Zunahme alter Menschen an der Gesamtgesellschaft betrifft besonders die Gruppe der Hochaltrigen, die sogar überproportional wachsen wird. Deshalb muss sich die Gesellschaft darauf vorbereiten, dass es zukünftig eher die Regel sein wird, dass Menschen älter als 80 Jahre werden (Bundesministerium 2002).

1.1 Zunahme der Lebenserwartung

Damit die „Alterung" einer Bevölkerung gemessen werden kann, stehen verschiedene statistische Indikatoren zur Verfügung (Birg & Flöthmann 2002):

Der Indikator *Lebenserwartung* geht vom Zeitpunkt der Geburt beziehungsweise von der fernen Lebenserwartung zu einem bestimmten Alter aus.
Das *Medianalter* lässt sich ermitteln, indem die Bevölkerung in zwei Hälften eingeteilt wird, von denen die eine das Alter über- und die andere es unterschreitet.
Der *Altenquotient* der Bevölkerung bezeichnet die Zahl der 60-Jährigen und Älteren auf einhundert Menschen im Alter von 20 bis unter 60.
Die *Prozentanteile* der Altersgruppen an der Gesamtbevölkerung verstehen sich zum Beispiel als Anteil der unter 20-Jährigen, der 20- bis unter 60-Jährigen und der über 60-Jährigen.
Außerdem steht als Indikator die Zahl und der Anteil der *Betagten* und *Hochbetagten*, womit meist die 80-Jährigen und Älteren definiert werden sowie die Zahl der Hundertjährigen und noch älteren Menschen, die als „Centenarians" beziehungsweise „Super – Centenarians" bezeichnet werden (Birg & Flöthmann 2002).

Im 20. Jahrhundert hat die Lebenserwartung vor allem in den Industrieländern stark zugenommen. In Deutschland stieg diese von der Sterbetafel für den Zeitraum 1891 - 1900 bis zu der von 1997 - 1999 bei den Männern von 40,6 auf 74,4 Jahre und bei den Frauen von 44,0 auf 80,6 Jahre (ebd). Daher ist es verständlich, dass sich die meisten Untersuchungen der letzten Jahre auf die Lebenserwartung als Maß für die demographische Alterung beziehen, obgleich nach Birg und Flöthmann die Lebenserwartung „meist nur für das fiktive Kollektiv der Sterbetafelbevölkerung berechnet wird und wesentlich größere Interpretationsspielräume aufwirft, als dies zunächst scheint" (ebd. S. 389). Demnach wurden die absehbaren Veränderungen des Medianalters der Bevölkerung und des Altenquotienten bisher zu wenig beachtet, wobei nach Meinung der Autoren ihre Zunahme im 21. Jahrhundert noch größere Ausmaße annehmen wird als die Zunahme der Lebenserwartung im 20. Jahrhundert. So wird das Wachstum der Lebenserwartung das des Altenquotienten übertreffen, „weil der Anstieg des Altenquotienten von mehreren Faktoren beeinflusst wird, zum einen vom Wachstum der Lebenserwartung, zum anderen von der niedrigen Geburtenrate bzw. von der abnehmenden Größe der nachrückenden Generationen" (ebd. S. 389). Ursachen der demographischen Alterung beziehungsweise „Verjüngung" (ebd.) finden sich in der Fertilität, Mortalität und Migration.

In der ersten Hälfte des 20. Jahrhunderts beruhte der Anstieg der Lebenserwartung in Deutschland noch zu einem großen Teil auf einer Reduzierung der Säuglingssterblichkeit, in der zweiten Hälfte dagegen stieg vor allem die fernere Lebenserwartung im höheren Lebensalter deutlich an. Dieser Anstieg war bei der weiblichen Bevölkerung stärker ausgeprägt als bei der männlichen (Birg & Flöthmann 2002, S. 396). Es ist anzunehmen, dass bei einem Anstieg der ferneren Lebenserwartung älterer Menschen, sich diese Entwicklung auch in der Zahl der hochbetagten Menschen widerspiegeln wird. Im Jahr 2000 betrug die Zahl der 80-Jährigen und älteren Bevölkerung ungefähr 3,1 Millionen Menschen und die der 100-Jährigen und noch älteren Bevölkerung schätzungsweise 9.500. Bis zum Jahr 2025 wird sich die Zahl der 80-Jährigen und älteren Bevölkerung verdoppelt haben (ebd.).

Die nun folgende Abbildung stellt den Altersaufbau der Bevölkerung im Jahr 2000 dar. Daraus zeigt sich die Entwicklung der Altersverteilung nicht mehr als Bevölkerungspyramide wie noch zu Beginn des vergangenen Jahrhunderts, sondern durch die Abnahme der unter 30-Jährigen bedingt, als zunehmende Tendenz in Richtung eines so genannten Bevölkerungspilzes.

Dabei kann der „dünne Stamm" der unter 20-Jährigen heraus interpretiert werden, was sich aus den unten erwähnten Ursachen ergibt, sowie ein erhöhter Frauenanteil in der Gruppe der über 65-Jährigen. Für den erhöhten Frauenanteil sind nach Lehr (2000) zum einen die höhere Lebenserwartung der Frauen, zum anderen die Kriegsausfälle der beiden Weltkriege verantwortlich.

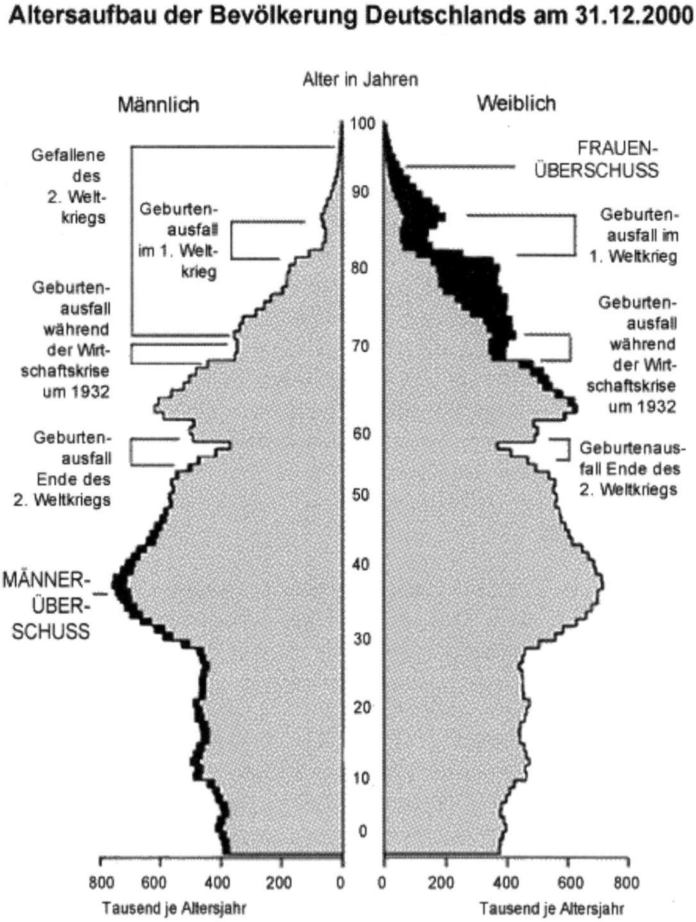

Altersaufbau der Bevölkerung Deutschlands am 31.12.2000

Abb. 1: ©Statistisches Bundesamt Deutschland 2002

1.2 Rückgang der Geburten

Der Fertilitätsprozess der letzten Jahrzehnte hat in den meisten Industrieländern einen starken Rückgang der Geburtenrate und der absoluten Geburtenzahl insofern verursacht, als sich das Medianalter der Bevölkerung in Deutschland von 1950 bis 2000 von 25 Jahre auf 40 Jahre erhöht hat. Im Jahr 2050 wird das Medianalter nach Vorausberechnungen von 38 auf 52 Jahre ansteigen (Birg, Flöthmann 2002, S. 397).

Die vielfältigen Gründe für den drastischen Rückgang der Geburtenrate sind nach Lehr (2000) auch mit finanziellen Maßnahmen allein nicht lösbar. Kinder haben in der heutigen Zeit ihren „instrumentellen Charakter" als „persönliche Alterssicherung" der Familie wie noch zu Vorzeiten verloren (ebd. S. 37). In Ländern, die ohne adäquate

Alterssicherung auskommen, lassen sich weit höhere Kinderzahlen attestieren. Je größer der Entwicklungsstandard eines Landes ist, umso drastischer sinken die Geburtenziffern. So kann nach Lehr (2000, S. 39) festgestellt werden, dass Mobilität und Flexibilität der Neuzeit das „Ja zum Kind" erschwert, da dieses eine Festlegung und einen Verzicht auf Freiheit bedeutet, selbst wenn wiederum ein emotionaler Gewinn dem gegenübersteht (ebd.).

Ergebnisse international vergleichender Forschungen belegen diesen gegenläufigen Zusammenhang zwischen Lebensstandard und Geburtenrate. In den sechziger Jahren des vorigen Jahrhunderts war in Deutschland das reale Pro-Kopf-Einkommen weniger als halb so hoch wie am Ende des 20. Jahrhunderts, aber die Geburtenrate hatte im statistischen Durchschnitt mit 2,5 Lebendgeborenen pro Frau ein doppelt so hohes Niveau wie heute (Birg 2004, S. 11). Diese Zahlen verweisen auf einen wichtigen Sachverhalt: „Ob ein Einkommen zur Erfüllung von Kinderwünschen oder zur Erreichung irgendwelcher anderen Ziele als zu niedrig oder als ausreichend betrachtet wird, hängt im Urteil der Menschen offenbar nicht in erster Linie von dessen absoluter Höhe ab, sondern von der Differenz zum angestrebten Einkommen und vom Abstand zum Einkommen anderer Menschen, mit denen sie sich vergleichen" (ebd. S. 11). Dieser gegenläufige Zusammenhang zwischen dem Entwicklungsstandard (mit zusätzlichen Faktoren wie der weltweite Prozess der Verstädterung, gesellschaftliche Veränderungen, die die Stellung der Frau betreffen wie erleichterter Zugang zu Bildung und Ausbildung, Fortschritte bei der rechtlichen und materiellen Gleichstellung der Frau und die Zurückdrängung der traditionellen, häufig von der Religionen gestützten Geschlechterrollen) eines Landes und der Geburtenrate ist weltweit zu beobachten, auch unter Einbeziehung der Entwicklungsländer. Auch wenn die voran genannten Faktoren in den einzelnen Ländern unterschiedliche Wirkungsweisen haben, so kann trotz alledem festgestellt werden, dass die Geburtenzahl pro Frau vom Zeitraum 1960 bis 1965 bis zu dem von 1995 bis 2000 in den Industrieländern von 2,7 auf 1,6 und in den Entwicklungsländern von 6,0 auf 3,1 abgenommen hat. Weltweit hat sich die Geburtenzahl in diesem Zeitraum von 5,0 auf 2,8 reduziert (ebd. S. 13). In Deutschland ist der Hauptgrund für die niedrige Geburtenzahl pro Frau der hohe Anteil von ungefähr einem Drittel zeitlebens kinderlos bleibenden Frauen, insbesondere bei den nach 1965 Geborenen. Nach Birg ist innerhalb jedes Jahrgangs die Gruppe der Frauen mit zwei Kindern dominant beziehungsweise der Anteil dieser ist im Zeitablauf weitgehend konstant. Dadurch spaltet sich zunehmend die Gesellschaft in zwei Gruppen, nämlich mit und ohne Kinder. Auch wenn es in mehreren Ländern eine ähnlich niedrige Geburtenrate wie in Deutschland gibt, so ist in keinem Land die Spaltung in zwei Bevölkerungsgruppen mit und ohne Kinder so stark wie hierzulande. Der hohe Anteil der lebenslang kinderlos bleibenden Frauen ist nach Birg der entscheidende Grund, warum die Geburtenrate in Deutschland derart niedrig ist. Birg zeichnet ein düsteres Zukunftsbild, wenn er davon ausgeht, dass der Trend zur Kinderlosigkeit sich möglicherweise noch fortsetzen wird (ebd. S. 36).

Zukünftig wird die Frage zu beantworten sein, warum sich die reichsten Länder weltweit immer weniger Kinder leisten. Dabei geht es um den Versuch, „die vor allem sozialpsychologisch relevanten Facetten und Wechselwirkungsprozesse aufzuzeigen, die eine Entscheidung für oder gegen eine Familiengründung herbeiführen" (Pohlmann

2005, S. 240). Demnach wird eine bislang vernachlässigte „Familientauglichkeit von Männern" diskutiert, die sich nicht nur auf Erziehungsleistungen gegenüber Kindern beschränkt, sondern in Anbetracht der demographischen Entwicklung auch Versorgungsleistungen gegenüber älteren Angehörigen einbezieht, da diese einen „wesentlichen Grundpfeiler für eine tragfähige Solidarität" darstellen.

1.3 Verändertes demographisches Verhältnis innerhalb der Generationen

Nach Lehr hat sich das Verhältnis zwischen den Generationen verändert. Kamen im Jahr 1890 auf einen 75-Jährigen noch 79 jüngere Personen, so waren es im Jahr 2000 nur noch 14,8. Im Jahr 2040 sollen es nur noch 6,2 Personen sein. Deshalb werden im Hinblick auf die Pflegeleistung und Altersversorgung vielfache Konsequenzen zu erwarten sein (Lehr 2000 S. 41). Betrachtet man die Entwicklung der Haushalte in Bezug auf die Größe, so kann mit Lehr eine steigende Zunahme der Ein-Personen-Haushalte festgestellt werden. Vor ungefähr einhundert Jahren waren nur 7,1 % aller Haushalte Ein-Personen-Haushalte, im Jahr 1995 waren es bereits 34,2 %. Bei den über 75-jährigen Frauen sind es bereits 68 %, die in einem Ein-Personen-Haushalt leben. Dieser Trend zur Singularisierung wird, wie der Anstieg der Lebenserwartung und der Geburtenrückgang, Auswirkungen auf den Alternsprozess haben (ebd.).

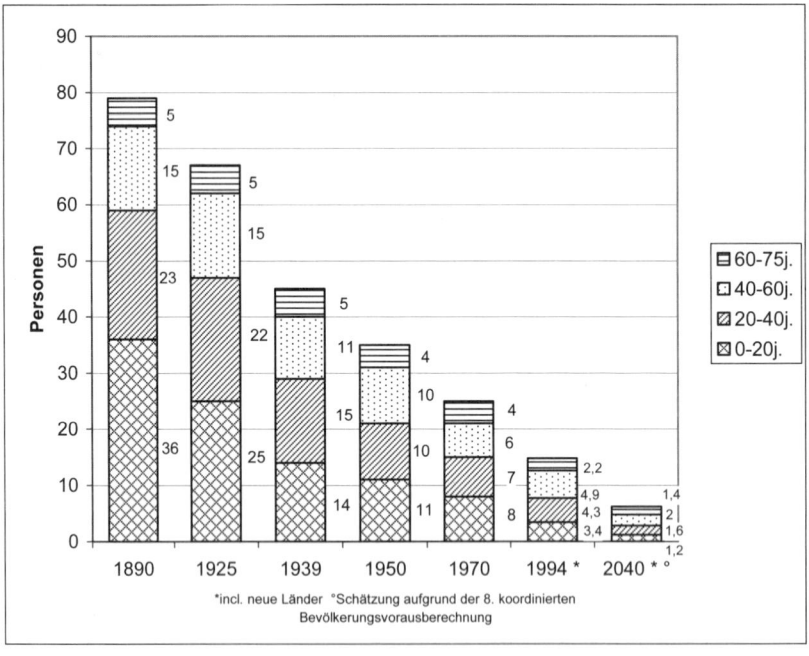

Abb. 2: Veränderungen im Bevölkerungsaufbau von 1890 bis 2040.
(In: Lehr, U. 2000)

Die in den letzten einhundert Jahren drastischen Veränderungen des Bevölkerungsaufbaus gehören zu den großen Herausforderungen unserer Gesellschaft, in der die Lebenserwartung deutlich steigt und die Geburtenraten massiv zurückgehen. Die Wahrscheinlichkeit, dass hierzulande ein großer Anteil von Frauen kinderlos bleiben wird, ist nach Pohlmann (2005, S. 237) „so hoch wie in fast keinem anderen Land". Die Folgen dieser demographischen Entwicklung werden eine große Herausforderung für unsere Gesellschaft, besonders im Hinblick auf die Generationensolidarität, sein.

1.4 Folgen des demographischen Wandels

Dieser tief greifende Prozess der Demographie hat sich, nach historischen Maßstäben gerechnet, innerhalb einer kurzen Zeit ereignet. (Kolb 1999, S. 35). Sinkende Geburtenzahlen beeinträchtigen in Deutschland die Funktionsfähigkeit unseres bisherigen Sozialversicherungssystems. So lässt sich nach Birg (2004) jeder Lebenslauf in drei grundlegende Phasen wie die der Kindes- und Jugendphase, in welcher der noch in der Entwicklung stehende junge Mensch auf die Unterstützung durch die ökonomisch aktiven Mitglieder seiner Elterngeneration (Leistungserbringer) angewiesen ist und in eine zweite Phase der Leistungserbringer untergliedern. In der dritten Phase kehrt er als älterer Mensch wieder in den Status des Empfängers von Unterstützungsleistungen zurück, die nun von der in die mittlere Phase nachgerückten Nachkommenschaft seiner eigenen Generation erwirtschaftet werden müssen. So hat also jeder Mensch im Verlauf seines Lebens die Phasen des Empfängers, dann des Unterstützers und schließlich wieder des Empfängers der Leistungen zu durchleben (ebd. S. 35). Jeder Mensch empfängt demnach zweimal in seinem Leben die Unterstützung durch andere Generationen, denen zwei Gegenleistungen an die Generationen seiner Eltern und seiner Nachkommen gegenüberstehen. Die steigende Lebenserwartung führt nun dazu, dass immer mehr Menschen nicht nur mit der Eltern- und Großelterngeneration, sondern auch mit den Urgroßeltern zusammenleben. Diese Verflechtung der Generationen wird in Deutschland als Generationenvertrag bezeichnet, wobei dieser nicht schriftlich fixiert ist. Die wesentliche Voraussetzung für seine Wirksamkeit ist die Bereitschaft zur Anerkennung der wechselseitigen Verpflichtungen durch die beteiligten Generationen. Nach Birg ist dabei wichtig, dass am Generationenvertrag immer drei Generationen unmittelbar beteiligt sind. Die Funktionsfähigkeit des Generationenvertrages hängt demnach entscheidend vom Größenverhältnis der aufeinander folgenden Generationen ab, die Versorgungsleistungen erhalten und erbringen. In entscheidendem Maße wird dieses Größenverhältnis von der Geburtenrate bestimmt. So ist zwar bei einer niedrigen Geburtenrate die finanzielle Belastung durch Leistungen an die jüngere Generation niedrig, jedoch gegenüber den Älteren umso höher, da die Mittel durch die arbeitende Generation aufgebracht werden müssen. Diese hat aufgrund der niedrigen Geburtenrate relativ wenige Mitglieder. Des weiteren führt Birg (2004) aus, dass die Belastung der mittleren Generation pro Kopf ihrer Mitglieder sich durch den Jugendquotienten, der sich aus der Zahl der unter 15-Jährigen auf 100 Menschen bezogen von 15 bis 65 Jahren zusammensetzt, und den Altenquotienten bestimmen lässt. Der Altenquotient in Deutschland lag im Jahr 2000 bei 23, das heißt, dass auf eine Gruppe von 100 Menschen im Alter von 16 bis unter 65 Jahren 23 Menschen im Alter von 65 und mehr kommen. Nach Birgs Rechnung würden bei einer Konstanz der Kinderzahl auf dem gegenwärtigen Niveau von 1,4 je Frau und konstanter Sterblichkeit der Altenquotient, ohne Einwanderung jüngerer Menschen, auf 57,3 ansteigen (Birg 2004, S. 36).

Folgende Abbildung zeigt den Anteil kinderloser Frauen in den Geburtsjahrgängen 1935 - 1965 in West und Ostdeutschland:

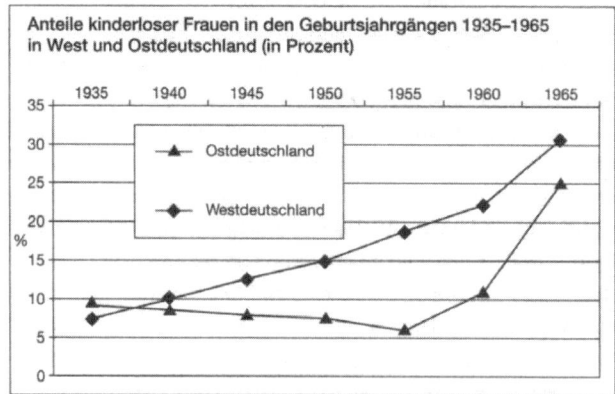

Abb. 3: Quelle: Berlin-Institut für Weltbevölkerung und globale Entwicklung

Die negativen Auswirkungen der demographischen Entwicklung auf Wirtschaft und Gesellschaft versucht die Politik mit einschneidenden Reformen der sozialen Sicherungssysteme und des Arbeitsmarktes zu regeln aber bedauerlicherweise weniger mit Strategien, diese niedrige Geburtenrate als entscheidende Ursache dieses veränderten Altersaufbaus zu beheben (ebd. S. 37).

Zusammenfassend zeigt sich, dass besonders in den letzten einhundert Jahren der Anstieg der Lebenserwartung und der gravierende Rückgang der Geburtenzahl zu einer Verschiebung der Bevölkerungsverteilung geführt haben. Der tief greifende demographische Wandel hat neben der Verschiebung der Bevölkerungsverteilung eine Reihe weitere soziale Veränderungen mit sich gebracht, die derzeit nicht nur auf gesamtgesellschaftlicher Ebene neue Herausforderungen mit sich bringen (Kolb S. 35). Dieser Wandel lässt sich ebenso für die Situation sterbender Menschen konstatieren. Nach Strätling-Tölle (2001) drückt sich dieser in den gesellschaftlichen Veränderungen und Lebenseinstellungen aus, wobei die Familien und Familienstrukturen von diesem Umbruch besonders betroffen sind. So ist unter anderem die Solidarität unter den Generationen durch die heutigen wirtschaftlichen und sozialen Bedingungen erheblichen Belastungsproben ausgesetzt und dadurch infrage gestellt.

„In einer Gesellschaft, geprägt von technisch-wissenschaftlichen Fortschritten und Erfolgen, erscheint der Einbruch von Krankheit und Leid, von Tod und Verlust häufig als unannehmbar". Dies trifft den Menschen nirgendwo so gravierend wie am Anfang und Ende, „wenn der Mensch in besonderer Weise bedürftig und gefährdet ist" (Strätling-Tölle 2001, S. 6). Nach Kolb ist in unserer modernen Industriegesellschaft der „permanente, alltägliche Tod aus dem Bewusstsein der Jüngeren weitgehend verschwunden, die persönliche Auseinandersetzung mit dem Sterben fast ausschließlich den Älteren überantwortet bzw. aufgebürdet" (Kolb 1999, S. 28).

Heller (2000) geht von einer weniger pessimistischen Sichtweise aus, wenn auch an dieser Stelle von einer Veränderung der familiären Lebensform gesprochen wird, so werden dennoch Familien in unserer heutigen Zeit als die größten „Pflegeinseln" beschrieben, da immerhin drei Viertel des pflegerischen Versorgungsbedarfes von Familien erbracht werden, insbesondere durch „Pflegerische Hintergrundarbeit von Frauen", die sicherlich zukünftig nicht mehr selbstverständlich vorausgesetzt werden kann (ebd. S. 135).

1.5 Sterbende Menschen in unserer Gesellschaft

Neben der sich rasant verändernden demographischen Entwicklung hat sich für die Situation sterbender Menschen in unserer Gesellschaft ein ähnlich bedeutender historischer Wandel vollzogen.

Im Laufe der letzten hundert Jahre hat sich das Todesursachenspektrum bedingt durch elementare Innovationen auf dem medizinischen Sektor sowie verbesserte Lebens- und Arbeitsbedingungen dahingehend verändert, dass sich dies im Bereich der Morbidität und Mortalität erheblich auswirkt. Durch eine verbesserte Prävention, Diagnostik und Therapie ließen sich insbesondere die Infektionskrankheiten zahlenmäßig deutlich verringern (Kirschner 1996). Durch diesen Fortschritt hat die jetzige Generation mehr gesunde Lebensjahre im Rentenalter vor sich als je eine Generation vorher und mehr als die Hälfte dieser Generation wird sowohl körperlich als auch geistig in der Lage sein, dass sie „- bis auf kleine Unterstützungen im Haushalt - ohne fremde Hilfe fast bis zuletzt selbstständig ihr Leben bewältigen" kann (Wilkening & Kunz 2005, S. 15).

Dieser Fortschritt im Gesundheitswesen bringt nach Imhof subjektive Folgen der Ausdehnung der Lebensspanne für einen Großteil der Bevölkerung mit sich.
Nach Imhof (1988b) droht dem hohen Alter eine lange Phase des Siechtums mit einem allmählichen Funktionsverlust. Demnach hat sich nicht nur die durchschnittliche Lebensdauer erhöht, sondern auch die durchschnittliche Sterbedauer (ebd.). Autoren wie Baltes & Baltes (1992), sowie Schütz (1993) vertreten die Meinung, dass mit jedem zusätzlichen gesunden Jahr an Lebensverlängerung sich etwa dreieinhalb Jahre chronische Krankheiten anschließen. Fries (1989) vertritt dagegen eher die optimistische These einer zukünftigen „komprimierten Morbidität" im Alter. Im Grunde genommen heißt dies nichts anderes, als dass die Morbidität zum Lebensende hin verschoben wird, ebenso wie das Nachlassen der körperlichen und geistigen Fähigkeiten.

In den letzten Jahren wurden weitere Studien durchgeführt, um Erkenntnisse bezüglich der gesundheitlichen Qualität der gewonnenen Jahre zu erhalten, die „anhand epidemiologischer Daten zur Entwicklung der altersspezifischen Morbidität und Hilfsbedürftigkeit sowie darauf aufbauender Untersuchungen zur behinderungsfreien oder „aktiven" Lebenserwartung empirisch" untersucht wurden (Dritter Bericht zur Lage der älteren Generation 2001, S. 70). Nach Durchsicht nationaler und internationaler Studien kann darüber keine eindeutige Antwort auf die Frage nach der „Verringerung oder Ausweitung der durch Krankheit und Behinderung beeinträchtigten Lebensjahre im Zuge der verlängerten Lebenserwartung" gegeben werden, obgleich Erkenntnisse aus dem Österreichischen Bericht zur Lebenssituation älterer Menschen (Hörl & Kytir 1999, Manton, Stallard & Corder 1998; Reynolds et al. 1998; Crimmins & Hayward 1997) Anlass zum „vorsichtigen Optimismus" sein können (ebd.). Die Mehrzahl der Studien kommt zum Ergebnis, dass sich der Gesundheitszustand der älteren Menschen – auch der Hochaltrigen – in den letzten Jahrzehnten verbessert hat.

Besonders Imhof (1981, 1987, 1988a, 1988b) hat sich mit den Folgen des demographischen Wandels befasst und Veränderungen innerhalb der bedeutenden Lebensphänomene wie Sterblichkeit, Todesursachen, der Sterbedauer und der Lebensdauer in fünf historische Phasen zusammengefasst.

Bis ins 18. Jahrhundert lässt sich die Sterblichkeit, die starke Mortalitätsschwankungen aufweist, durch wechselnde Lebensumstände wie Friedens- oder Kriegszeiten, Hungersnöte durch Missernten, denen die Menschen ausgesetzt waren, beschreiben.

Die Zeitspanne 18. bis 19. Jahrhundert bringt beständigere Lebensbedingungen, die dennoch eine Sterblichkeit auf hohem Niveau aufweisen. Von 1930 bis heute sank die Sterblichkeit auf die Hälfte und sogar auf ein Drittel der ursprünglichen Rate und stabilisiert sich weiter auf diesem niedrigen Niveau (Imhof 1988b).

Die eben beschriebene Verschiebung spiegelt sich auch in der Veränderung des Todesursachenspektrums wider. Exogene Todesursachen wie Kriege, Hungersnöte, Epidemien wie Cholera, Typhus, Pocken oder Pest waren für eine hohe Mortalitätsrate verantwortlich. Diese wurden durch endogene Todesursachen wie Herz-Kreislauf-Erkrankungen, bösartige Neubildungen und degenerative Verschleißerkrankungen abgelöst.

Demzufolge hat der Tod in der Gegenwart eine andere Dimension insofern erhalten, als er sich im Lebenslauf eines Menschen nicht nur weit nach hinten verschoben hat, sondern sich durch das Auftreten chronischer Krankheiten zeitlich verlängert.

Folgende Tabelle aus dem Statistischen Bundesamt zeigt die Sterbefälle nach den zehn häufigsten Todesursachen insgesamt im Jahr 2003:

Todesursache	**Anteil insgesamt in %**
Chronische ischämische Herzkrankheit	10,9 %
Akuter Myokardinfarkt	7,5 %
Herzinsuffizienz	6,9 %
Bösartige Neubildung der Bronchien und der Lunge	4,6 %
Schlaganfall, nicht als Blutung oder Infarkt bezeichnet	4,4 %
Sonstige chronische obstruktive Lungenkrankheit	2,5 %

Pneumonie, Erreger nicht näher bezeichnet	2,4 %
Bösartige Neubildung des Dickdarmes	2,3 %
Bösartige Neubildung der Brustdrüse (Mamma)	2,0 %
Nicht näher bezeichneter Diabetes mellitus	2,0 %

Tab. 1: Sterbefälle nach den 10 häufigsten Todesursachen insgesamt
(Quelle: Statistisches Bundesamt Deutschland, 2005)

Bereits im ausgehenden 20. Jahrhundert ist es in den Industrienationen zu einem großen wirtschaftlichen und sozialen Wandel und Fortschritt gekommen, die zu notwendigen Voraussetzungen für eine große „Altersgewissheit" geführt haben (Tews 1996, S. 187).

Heute kann die überwiegende Zahl der Menschen sicherlich davon ausgehen ein sehr hohes Alter zu erreichen. Mit dem erheblichen Rückgang der Säuglingssterblichkeit hat sich die allgemeine Lebenserwartung erhöht und das Sterbealter verdichtet, so dass in kaum mehr als einhundert Jahren aus dem individuell äußerst unwahrscheinlichen Erleben einer Altersphase eine „kollektiv erwartbare Lebensphase" entstanden ist (Kolb 1999, S. 38). Auch zu früheren Zeiten konnten die Menschen alt werden, was jedoch von vielen glücklichen Umständen und vor allem vom hohen Besitzstand abhängig war.

Die entscheidende Veränderung für die individuelle Lebensspanne eines Menschen liegt in unserer heutigen Zeit darin, dass die überwiegende Mehrheit der Menschen in den Industrienationen ihre „biologisch potentiell mögliche Lebensspanne ausschöpft" (ebd. 1999, S. 38). Aus einer unsicheren Lebenszeit, wie oben beschrieben, mit der die Menschen noch im 18. und frühen 19. Jahrhundert konfrontiert waren, entwickelte sich bis heute eine unvergleichlich sicherere Lebenszeit (Imhof 1988a, 1988b).

Mit dieser verlässlichen Lebenserwartung in unserer heutigen Zeit, ist gleichzeitig dem älteren Menschen ein erhebliches Problem aufgebürdet worden, nämlich „die ganze Last der existentiellen Auseinandersetzung mit dem Tod (Kolb 1999, S. 39).
In früheren Zeiten wurde der Tod fast ausschließlich in der Familie erlebt. Religion besaß einen, im Vergleich zu heute, zentralen Stellenwert, so dass der Tod einen wichtigen Bestandteil des Lebens ausmachte (Jeggle 1988).

Imhof (1985, 1995) beschreibt die Veränderung in der Auseinanderssetzung mit dem Tod in unserer heutigen Zeit als ein großes Problem. Mit dem gesellschaftlichen Verlust Wert gebender Orientierungen wird die Beschäftigung mit dem Tod zu einem schwierigen Unterfangen, das nur individuelle Bewältigungsstrategien zulässt.

Der Tod ist durch die sichere Lebenszeit aus dem modernen Alltag und demnach aus der gesellschaftlichen Öffentlichkeit verdrängt worden und hat sich deshalb sowohl als soziales wie individuelles Phänomen grundlegend verändert, so dass er fast berechenbar bis ans Ende des Lebens gerückt ist, ohne ihn wie früher immer vor Augen zu haben. Im Alter ist jedoch der Mensch mit seiner Vergänglichkeit unausweichlich konfrontiert. Damit hat die Gesellschaft die unumgängliche existentielle Auseinandersetzung mit dem Tod dem Alter übertragen (Elias 1991). Diese Aussage wird durch die Tatsache gestützt, dass heute 42,5 % der Menschen im Alter zwischen 60 und 80 Jahren und 44 % der Menschen im Alter über 80 Jahre sterben (Tesch-Römer & Zeman 2003).

Nach Laslett (1995) ist der Prozess des Altwerdens von sehr vielen Ängsten und Verlusten begleitet, wie zum Beispiel von Ehepartner, Geschwister, Verwandten und Freunden, wodurch das soziale Netzwerk des Einzelnen immer mehr ausgehöhlt wird. Dies führt zu einer zunehmenden Vereinsamung des alten Menschen.

Nicht nur das Alter der Sterbenden hat sich verändert, sondern der Sterbeprozess als solcher. Zwischen dem Sterbebeginn, verstanden als der Moment, wo „eine Krankheit oder Verletzung besteht, die unwiderruflich und in absehbarer Zeit zum Tode führen wird, und jemand aus der Umgebung davon weiß" (Sporken 1992, S. 66) und dem Eintritt des Todes vergehen in unserer heutigen modernen Technologiegesellschaft vergleichsweise mit früher durchschnittlich wesentlich längere Zeitabschnitte. Für den Sterbenden bedeutet dies zum einen eine zeitlich ausgedehntere Konfrontation mit der Realität des Todes, zum anderen bringt dieser Zeitgewinn eine vormals nicht ermöglichte Zeit der Auseinandersetzung und Vorbereitung mit dem Themenkomplex Tod und Sterben.

Müller-Busch bringt beim Beschreiben des Unterschiedes vom Sterben im 20. und im 21. Jahrhundert treffend den Begriff „Medikalisierung des Sterbens" ein, womit er meint, dass noch zu Beginn des letzten Jahrhunderts das Ableben eine natürliche Folge von zumeist akuten Erkrankungen war und nur selten im medizinischen Rahmen stattfand. Heute wird dagegen die „Art des Sterbens und der Zeitpunkt des Todes weitgehend von ärztlichen Entscheidungen – nicht selten nach langer Krankheitsdauer – bestimmt" (2005, S. 34).

Imhof (1981, 1991, 1992) hat diese historisch-demographischen Veränderungen von Morbidität und Mortalität gründlich untersucht und spricht hierbei von einem Wandel, der von einer unsicheren zu einer sicheren Lebenszeit avancierte. „Es ist heute nur noch selten ein Tod, der uns in der Kindheit, in der Jugend, in der Blüte der Jahre trifft, der uns blitzschnell aus dem Beruf, aus familiären und gesellschaftlichen Verpflichtungen herausreißt. Dieser nunmehr massenhafte Tod in höherem und hohem Alter kommt vielleicht mehr schleichend, oft am Ende jahrelanger Leiden, manchmal anscheinend überfällig" (ebd. 1981, S. 24).

Diese Einstellung der relativen Lebenssicherheit führt zu einer modernen Todeskonzeption, wo das Leben nach Plan gelebt wird, ein „vorzeitiger" Tod eher selten ist (Feldmann 1990, S. 227).

Nach Burgheim (2001, S. 1) wurde diese Einstellung von zwei Geisteshaltungen verstärkt, die des „Sozial-Darwinismus" mit dem Recht des Stärkeren beim Überleben sowie die des „Utilitarismus", die auf Glücksmaximierung angelegt ist.

Deshalb fordert Burgheim, dass in unserer heutigen Zeit der Umgang mit Misserfolg, Krankheit oder Verlust wieder neu zu lernen ist, da es ein „leidfreies Leben" nicht geben wird. Dazu schreibt Schmid (2000, S. 28): „ich glaube, ich habe eine tragische Auffassung von Glück. Ich meine ein Glück, das die Tragik des Lebens nicht leugnet, sondern sie noch einbezieht als die wesentliche Tiefe des Lebens, die uns gerade entgeht, wenn wir nur oberflächlich alltäglich dahinleben und uns über die tragische Dimension des Lebens gar keine Rechenschaft ablegen. Wenn man diese tragische Dimension mit einbezieht, dann gibt es im Grunde keine Zeit des Lebens, die von diesem Glück ausgenommen ist".

Schmid's Sichtweise über die Verdrängung „unangenehmer Themen" wie Krankheit, Tod und Sterben zeigt meines Erachtens deutlich, dass heute unter anderem durch die enormen medizintechnologischen und pharmakologischen Fortschritte, in einer Zeit also, wo alles möglich erscheint, die Toleranzgrenze zur Endgültigkeit dahinschwindet.

So wie Sterbealter und Sterbeursache aufgrund oben genannter Fortschritte in der Medizin historischen Veränderungen unterworfen sind, so hat sich die soziale Umgebung sterbender Menschen bedeutend verändert. Grund dafür ist die rasch wechselnde Situation in der familiären Struktur als primäre Lebens- und Bezugsgemeinschaft (Kirschner 1996).

Wir haben heute in unserer Gesellschaft nicht nur einen Rückgang der Drei-Generationen-Haushalte, sondern auch der Zwei-Generationen-Haushalte sowie eine steigende Zunahme der Ein-Generationen- und Ein-Personen-Haushalte zu verzeichnen (Lehr 2000).

Waren im Jahr 1972 3,3 % aller Haushalte Drei-Generationen-Haushalte in der Bundesrepublik Deutschland, so existierten 1982 noch 1,9 %. Heute sind es lediglich noch 1,5 %. Dagegen fand man um die Jahrhundertwende nur 7,1 % aller Haushalte mit einer Person, 1950 waren es bereits 19,4 %, 1981 insgesamt 30,8 %, 1995 verzeichnete die demographische Forschung im Bereich der Familienstruktur 34,2 % aller Haushalte als Ein-Personen-Haushalte. In einigen Großstädten zählte man im Jahr 2000 bereits 50 % als Ein-Personen-Haushalte, hauptsächlich bei den unter 30-Jährigen und den über 60-Jährigen. Diese Situation findet sich bei älteren Frauen weit häufiger als bei älteren Männern. Bei den über 75-jährigen Frauen leben 68 % allein, dagegen sind es nur 26 % der Männer dieses Alters (Lehr 2000).

Nicht nur der veränderte strukturelle Zustand in Familien seit dem 19. Jahrhundert hat gravierende Auswirkungen auf das Sterben der heutigen Menschen, sondern auch der bereits beschriebene Rückgang der Mortalität. In den gegenwärtigen Familien vergehen durchschnittlich 10 - 15 Jahre, ehe ein Familienangehöriger stirbt (Kirschner 1996).

Während im 19. Jahrhundert sogar viele Kinder und Menschen im mittleren Lebensalter zu Hause starben, ist dagegen eine Konfrontation mit Sterben und Tod im Familienkreis der Neuzeit sehr selten geworden (Imhof 1981, in: Backes; G. M. & Clemens, W. 1998, S. 290). Nach Burgheim führten früher die Menschen in der Großfamilie und in der Dorfgemeinschaft ein Leben, das am Schicksal des Einzelnen, auch am Sterben und an der Trauer, regen Anteil hatte. „Der Tote wurde zu Hause aufgebahrt, durch das Dorf getragen und nach dem Requiem auf dem Friedhof an der Kirche beerdigt. Nach jedem sonntäglichen Gottesdienst wurden die Gräber besucht. Gebet und Rituale stützten die trauernde Seele, wie z. B. das Sechs-Wochen-Amt (sechs Wochen nach dem Tod), an dem sich noch einmal die Verwandtschaft und die Dorfgemeinschaft trafen und das inzwischen abgeräumte und neu gestaltete Grab besuchten und beteten" (Burgheim 2001, S. 6).

Die heute sehr selten erlebte familiäre Situation Sterbender bringt es meines Erachtens mit sich, dass sich bei Eintritt eines Sterbeprozesses Familienangehörige nicht kompetent genug fühlen, den sterbenden Menschen zu versorgen.

Die Versorgung des kranken und sterbenden Menschen in der Familie wird noch zusätzlich durch die überwiegend außerhäusliche Berufstätigkeit und verstärkte Mobilität von Familienmitgliedern erschwert, so dass die letzte Lebensphase meist in Krankenhäusern oder anderen Einrichtungen erlebt wird (Backes et al. 1998).

Autoren wie Herzer (1988) warnen jedoch davor, der Großfamilie und deren Funktionsverlust in der Gesellschaft einen Mythos zuzuschreiben und weisen darauf hin, dass der Wandel der Familie positive Aspekte enthält.
An anderer Stelle heißt es „wenngleich sich das Sterben früher in anderen Formen vollzog und wenngleich man sagen kann, dass Rituale und eine verbindliche Wertewelt den Tod zu jener Zeit stärker als heute zu einem sozialen Ereignis machten, lässt sich doch daraus nicht ohne weiteres schließen, dass die Menschen dieser Zeiten „kompetenter" mit Sterben und Tod umgingen" (Schmitz-Scherzer 1999, in: Niederfranke & Naegele 1999, S. 394).

Als Ergebnis kann hieraus zunächst gefolgert werden, dass aufgrund veränderter demographischer Entwicklung, Veränderungen von Sterbealter und Sterbeursachen, sowie letztlich einer im Wandel begriffener Familienstruktur, es heutzutage eher zur Realität gehören mag, nicht durch die eigene Familie im letzten Lebensabschnitt versorgt zu werden, sondern eher alleine und anonym in Institutionen zu sterben.

1.6 Die Institutionalisierung des Sterbens

Nach Schmitz-Scherzer (1999) ist es äußerst schwierig, Zahlen über den Sterbeort in der Bundesrepublik Deutschland zu finden, da es keine umfassenden und soliden Statistiken darüber gibt. Müller (1994) gibt für das Jahr 1992 einen Anteil der im Krankenhaus Verstorbenen von über 74 % an. An anderer Stelle finden sich Aussagen, die von schätzungsweise 70 bis 80 % aller Menschen ausgehen, die in Kliniken, Pflegeheimen und anderen Einrichtungen sterben. Diese Zahlen wachsen mit den Altersgruppen stark an.

Durchschnittlich stirbt jeder zweite Mensch im Krankenhaus, wobei der Anteil älterer Menschen entsprechend höher ist (Schmitz-Scherzer 1992).

Fischer et al. (2004) kommen bei ihrer Frage nach dem Sterbeort in der Schweiz zu dem Ergebnis, dass sich der Tod im Jahr 2001 in der Deutschschweiz am häufigsten im Spital (37,2 % der Todesfälle) ereignete, am zweithäufigsten trat der Tod im Alten-, Kranken- oder Pflegeheim (33,5 %) und an dritter Stelle zu Hause ein (22,7 %). Nur 6,3 % der Todesfälle fanden an einem anderen Ort statt. Während sich zwischen 1969 und 1986 eine Entwicklung zum institutionellen Sterben abzeichnete, kann zwischen den Jahren 1986 bis 2001 eine Verlagerung innerhalb der Institutionen von Spitälern weg in die Alten- und Pflegeheime festgestellt werden. Deshalb dürfte die Bedeutung dieser Institutionen als Sterbeort in Zukunft noch stärker zunehmen, da sich in der kommenden Zeit der Anteil der zu versorgenden Menschen ausweiten wird (Fischer et al. 2004, S. 467).

Aus der Institutionalisierung des Sterbens ergibt sich als einschneidende Tatsache, dass Sterbebegleitung immer mehr eine Aufgabe des Krankenhauspersonals wird. Das hat zur Folge, dass sich das zuständige Personal häufig solchen Aufgaben nicht gewachsen fühlt, da dieser Thematik in der Ausbildung zu wenig Berücksichtigung beigemessen worden ist (George 1989).

Nach Wilkening und Kunz (2005, S. 17 - 18) wird sich in Pflegeheimen, in denen die meisten Bewohner Frauen sind, daher der Umgang mit dem Sterben Schwerpflegebedürftiger von einem „eher verschämten Randthema zu einem der zentralen künftigen Aufgabengebiete" verändern müssen. Derzeit stirbt jede dritte Frau über 90 Jahre in einem Pflegeheim. Noch gibt es für diese „Form des institutionalisierten Sterbens" kaum Modelle.

Diese oben aufgeführten Zahlen stehen im Gegensatz zum realen Bedürfnis des sterbenden Menschen, was in einer aktuellen Studie zum Ausdruck kam, die durch die theologische Fakultät mit dem Ethikzentrum am Institut für Soziologie in Jena im Jahr 2000 bis 2001 durchgeführt wurde. Hiernach möchten 77 % der Befragten – wenn sie es sich aussuchen könnten – zu Hause sterben und nur 8 % gaben das Krankenhaus als gewünschten Sterbeort an. Auswertungen des Thüringer Instituts für Soziologie in Jena ergaben, dass im Jahr 1999 in Jena insgesamt 644 Menschen starben. 29 % starben zu Hause, 48 % im Krankenhaus, 18 % im Pflegeheim und 5 % an einem anderen Ort. Anders fallen diese Zahlen bei Patienten mit Tumoren (bösartige Neubildungen) aus, von denen 54 % im Krankenhaus verstarben.

Am Ethikzentrum der Universität Jena läuft derzeit ein Modellprojekt mit dem Titel „Gemeinsam am Lebensende", das vom Bundesgesundheitsministerium gefördert wird, um sich mit der Frage einer etwaigen Diskrepanz zwischen gewünschtem und derzeit realem Sterbeort zu beschäftigen (Zeitschrift für Palliativmedizin 2002, S. 31).

Meines Erachtens lässt sich diese Diskrepanz aus den oben aufgeführten strukturellen Veränderungen sowohl in der Familie, als auch aus der gesamtgesellschaftlichen Entwicklung ersehen. Der gravierende Einschnitt in die Demographie bedarf einer differenzierten Sichtweise, um Fragen nach dem Missverhältnis zwischen Wunsch und Realität bezüglich des Sterbeortes zu erörtern.

Für die meisten Menschen dürfte der Wunsch in vertrauter Umgebung sterben zu wollen, darin begründet sein, dass institutionelle Sterbebegleitung den Bedürfnissen schwerstkranker und sterbender Menschen nicht gerecht wird, da nach Schmied viele Institutionen nicht darauf eingerichtet sind, eine angemessene Betreuung für Sterbende zu gewährleisten, besonders sind hier die Akutkrankenhäuser zu nennen, in denen das Sterben den eigentlichen Zielen zuwiderläuft, nämlich Krankheit zu heilen und Leben zu retten (Schmied 1988).

Als Konsequenz dieser Entwicklung sind heutige Intensivstationen auf die künstliche Aufrechterhaltung von Vitalfunktionen, wie Atmung oder Kreislauf, ausgerichtet und der Erhaltung und Verlängerung menschlichen Lebens wird ein sehr hoher Stellenwert beigemessen, ohne auf eine dringend notwendige Patientenorientierung zu achten (Lofland 1978).

Heller bestätigt oben genannte Aussage in ihren Grundzügen, um gleichzeitig vor einer „unzutreffenden Institutionskritik und einer folgenreichen Vereinseitigung" zu warnen (2000, S. 27). Dies verlangt letztendlich die längst überfällige Reorganisation in den genannten Institutionen, um den Sterbenden menschenwürdige Bedingungen bieten zu können.

Aus dem Gesagten resultiert folgerichtig, dass im Gegensatz zu früherer Zeit Sterben und Tod im alltäglichen Leben nicht mehr präsent sind und Angehörige sich immer seltener in die Rolle der Begleitung von sterbenden Menschen einfinden können. Folgen dieser Entwicklung sind nach Schmitz-Scherzer (1990) nicht nur die Institutionalisierung des Sterbens und die Professionalisierung der Sterbebegleitung, sondern „dem gesamten skizzierten Prozess liegt ein Wertewandel zugrunde, wie er radikaler nicht sein könnte" (ebd. S. 395). Dies zeigt sich darin, dass viele Menschen kaum über den Tod sprechen. Sie „entdecken zum Beispiel nur schwer, dass der Tod durch Glauben – und gerade im Christentum hat der Tod eine zentrale Bedeutung – und Sinnfindungsarbeit eine Bedeutung bekommen kann" (ebd. S. 395).

Wie oben dargelegte Studienergebnisse bestätigen, ist es der Wunsch der meisten Menschen, zu Hause zu sterben und nicht isoliert, wo auf menschliche Nähe verzichtet werden muss.
Bereits durch eine Untersuchung im Jahr 1987 durch Tausch wurde das Ergebnis von Jena vorweggenommen. Es besagte damals, dass 75 % der Befragten ihr Leben zu Hause in einer vertrauten Umgebung beenden möchten. 20 % der Befragten gaben an, zum Beispiel in einer Sterbeklinik sterben zu wollen, „Hauptsache es seien Menschen da, die sie begleiten könnten". Auf die Frage, was den Menschen wichtig sei, wenn sie an ihr eigenes Sterben denken, wurde von nahezu 80 % der Befragten eine „Gute, liebevolle Zuwendung genannt". Als die häufigste Befürchtung wurde von 72 % der Befragten die „Angst vor Schmerzen und langem Leiden geäußert" (Beutel & Tausch 1996, S. 160).

Aus diesen Aussagen lässt sich deutlich erkennen, dass die Wünsche der meisten Menschen in Bezug auf den eigenen Tod aber auch in der Situation als Angehöriger von sterbenden Menschen, Beachtung in der zu bewältigenden Lebensaufgabe finden sollten. Denn die Schilderungen von Betroffenen über Angst vor Schmerzen und Einsamkeit, denen sie in manchen Institutionen hilflos ausgeliefert sein könnten, ist gleichzeitig ein ernstzunehmender Appell an die verantwortlichen Stellen, Interventionsmaßnahmen rechtzeitig bereit zu halten und adäquat durchzuführen.

Deshalb sollte ein auf die Naturwissenschaften reduziertes Denken in der Humanmedizin auf einen psychosozialen Kontext dringlichst erweitert werden, um „den ursprünglichen Bezug zur menschlichen Lebenswelt und damit auch zu einer umfassenden Solidarität von Sorge und Fürsorge wiederzufinden" (Schipperges 1980, in: Kirschner, S. 21).

Durch Fortbildungsangebote für medizinisches Personal und zunehmende Anstrengungen in Richtung eines sinnvollen Qualitätsmanagements, versuchte man in den achtziger Jahren die Situation Sterbender in verschiedenen Krankenhäusern zu verbessern, was sich trotz vieler Bemühungen von Seiten des Personals häufig als sehr schwierig wegen bestehender institutioneller Rahmenbedingungen herausstellte (Kirschner 1996).

1.7 Gesellschaftliche Einstellungen gegenüber des Sterbens

Durch die oben beschriebenen demographischen Veränderungen lässt sich zeigen, dass der heutige Mensch nur noch selten mit Tod und Sterben konfrontiert wird und sich deshalb oft hilflos und ohnmächtig im Umgang damit fühlt. Obwohl Tod und Töten in den Massenmedien allgegenwärtig sind, verhindert dies nicht, dass die Beschäftigung mit der eigenen Sterblichkeit und die Kommunikation über individuelles Sterben den Menschen schwer fallen.

Aries (2002) hat sich ausführlich mit der Geschichte des Todes beschäftigt. Die Ergebnisse seiner historischen Forschungsanalysen werden oft benutzt, um das friedvolle Sterben in der Vergangenheit mit dem anonymen Tod in modernen Kliniken und ähnlichen Institutionen in Kontrast zu setzen.

Imhof (1991) dagegen warnt vor der allzu einfachen Vorstellung eines „guten alten Sterbens für alle" (ebd. S. 170) und erinnert gleichzeitig an das damalige Krankheitsspektrum wie zum Beispiel schwere Infektionen mit den damit verbundenen Schmerzen. Erleichternd mag wohl die Tatsache gewesen sein, dass damals die Menschen in größeren und engeren Gemeinschaften lebten, jedoch vielfach auf Kosten einer eingeengten individuellen Entfaltungsmöglichkeit, meistens bedingt durch ökonomische Sachzwänge.

Feldmann diskutiert in seiner soziologischen Betrachtung „Tod und Gesellschaft" die Verdrängungsthese im Umgang mit dem Tod und führt gleichermaßen Gegenargumente dazu auf. Demnach hat die Bereitschaft für präventives Gesundheitsverhalten und Gesundheitsdenken zugenommen, insbesondere die Einschätzung von Gesundheitsrisiken. Außerdem sei eine abnehmende Kriegsakzeptanz zu verzeichnen, sowie zunehmende öffentliche Diskussionen über Euthanasiefragen. Dies deutet auf eine bereitwillige Auseinandersetzung mit Tod und Todesrisiken hin (Feldmann 1990).

Hellers Einschätzungen zum gegenwärtigen Umgang mit dem Sterben und den Sterbenden lassen in diesem Zusammenhang Ambivalenzen erkennen. Eine Flut rezeptartiger Empfehlungen für Sterbebegleitung und Trauerarbeit erobern den „Markt" und thematisieren hiermit Sterben und Tod. Heller geht in seinen Ausführungen sogar soweit, dass er von einem „Übergang von einem erstarrten Sterbekult zu einer lebendigeren Sterbekultur" spricht (Heller 2000, S. 18).

Die Ergebnisse einer sozialwissenschaftlichen Repräsentativbefragung, die im Wintersemester 2000/2001 unter der Leitung von Bruno Hildenbrand auf der Grundlage ausführlicher qualitativer Interviews mit Patienten, Hinterbliebenen, Ärzten, Pflegenden, Pfarrern und einem Bestatter durchgeführt wurde, zeigen, dass von einer Verdrängung des Themas „Tod und Sterben" zumindest in der Thüringer Bevölkerung nicht gesprochen werden kann. Die Auswahl der 644 Befragten erfolgte nach einem dreifachgeschichteten Zufallsverfahren und ist für die über 18-jährige Thüringer Wohnbevölkerung nach Aussagen der Autoren repräsentativ. Danach gehört für 76 % der Befragten der Tod „einfach zum Leben", und damit solle man sich so früh wie möglich auseinander setzen. Nach der Motivation gefragt, die Auslöser war, sich mit diesem Thema zu beschäftigen, wurden eher unspezifische Antworten abgegeben. 41 % der Befragten äußerten, dass sie sich mit dem Tod beschäftigten, weil dieser nun einmal zum Leben gehöre. 37 % nannten einen konkreten Anlass, zum Beispiel den Tod eines anderen Menschen, für 26 % war es eine schwere Erkrankung eines Dritten (Zeitschrift für Palliativmedizin 2002, S. 30 - 33).

Für die festzustellende Akzeptanz dieses Themas könnte meines Erachtens auch ein neues Interesse in der Öffentlichkeit für den Themenkomplex „Tod und Sterben" sprechen, was mit einer erneut aufkommenden Problembearbeitung bezüglich der Euthanasiefrage verbunden ist.

Unabhängig von der Postulierung einer Verdrängungsthese kann festgestellt werden, dass der Mensch in unserer heutigen Gesellschaft mit ihren sozialen Strukturen und den aufgezeigten Entwicklungen nur noch sehr selten mit dem realen Tod konfrontiert wird.

Die Frage nach der gesellschaftlichen Einstellung zum Sterben beschreiben Glaser und Strauss bereits vor drei Jahrzehnten zu Recht, indem sie die Diskussion um den Begriff vom „Sozialen Tod" anregen (1974, in: Schmitz–Scherzer 1999, S. 401). Dieser „Soziale Tod" tritt besonders dann ein, wenn zwischen dem Sterbenden und seiner sozialen Umwelt kein offener Kontakt mehr stattfindet. Dies bedeutet zunehmende Vereinsamung und soziale Isolierung mit einem immer kleiner werdenden Netzwerk von vertrauten Menschen. Die Folge daraus ist, dass der „Soziale Tod" durchaus lange vor dem biologischen Tod eintreten kann.

Dem Kranken ist es oft nicht mehr möglich, selbst mit seinen nächsten Verwandten über seine Krankheit und den bevorstehenden Tod zu sprechen. Diese Isolierung ist für den Patienten oft die schlimmste Folge seiner Krankheit, die „in der Regel mit einem depressiven Rückzug des Patienten und einem weiteren Abbau seines Selbstwertgefühls einher" geht (Aulbert 2000, S. 15 - 16). Demnach fürchtet der Patient diesen psychosozialen Tod mehr als den physischen (ebd.).

Die gesellschaftliche Bedeutung von Sterben und Tod ist mehr auf Probleme im Diesseits bezogen, als „die durch die Religion geprägte Hoffnung auf einen Übergang in das Jenseits" (Kirschner 1996, S. 26). Zahlreiche traditionelle Rituale, die früher selbstverständlich zum Tod dazugehörten, haben hier ihre Bedeutung in der alltäglichen Auseinandersetzung verloren. Es lässt sich heute gegenüber früheren Zeiten eine Veränderung der Bewältigung des Sterbens in physischer, sozialer und psychischer Dimension beobachten. Es scheint sich eine neue Entwicklung im Umgang und in der Verarbeitung von Tod und Sterben anzubahnen (ebd. 1996).

1.8 Altersbilder

Die Verschiedenartigkeit des Alters spiegelt sich auch in den unterschiedlichen Altersbildern wider. Dies wird in öffentlichen Diskussionen und Darstellungen über Fragen des Alters durch die Altersbilder sichtbar, die unterschiedliche „Facetten des Alters" wie zum Beispiel die physische oder psychische Entwicklung im Alter oder das Alter bei erhaltener Gesundheit und ausreichenden finanziellen Ressourcen sowie bei eingeschränkter Gesundheit und geringen finanziellen Mitteln betonen. Die Sachverständigenkommission „Alter und Gesellschaft" weist auf die Verschiedenartigkeit des Alters hin, die sich daraus ergibt, dass die Alterslebensphase eine Zeitspanne von zwei oder drei Jahrzehnten umfasst, in der vielfache Veränderungen hinsichtlich des Körpers sowie der seelisch-geistigen Leistungsfähigkeit zu beobachten sind. Diese Veränderungen ergeben sich zwangsläufig aus den „unterschiedlichen Biographien, Lebensbedingungen, Interessen und Kompetenzen älterer Menschen" (Dritter Bericht zur Lage der älteren Generation 2001, S. 64). Die Sachverständigenkommission versteht unter dem Begriff „Altersbild" allgemein gängige Vorstellungen über das Alter. Hierbei spielen Ansichten von „Gesundheit und Krankheit im Alter, Vorstellungen über Autonomie und Abhängigkeiten, Kompetenzen und Defizite, über Freiräume, Gelassenheit und Weisheit, aber auch Befürchtungen über materielle Einbußen und Gedanken über Sterben und Tod" eine Rolle. Altersbilder beinhalten neben beschreibenden und erklärenden Aussagen über das Alter auch normative und wertende Elemente (ebd.). Entscheidend wird in diesem Zusammenhang bleiben, mit welchen „Altersbildern sich der ältere Mensch selbst identifiziert" (ebd. S. 65). Dies kann nur aus dem Ergebnis der Analyse dessen resultieren, inwieweit der alternde Mensch „seine Ressourcen für ein unabhängiges Leben nutzt, inwieweit er sich darum bemüht, durch eigene Aktivität zur möglichst langen Aufrechterhaltung der Ressourcen beizutragen, und inwieweit er das Engagement für andere Menschen – d. h. die Bereitstellung von Ressourcen – als eine persönlich bedeutsame Aufgabe wertet" (ebd. S. 65).

Altersbilder, die negative Aspekte des Alterns hervorheben, können dazu beitragen, dass vorhandene Handlungsspielräume nicht wahrgenommen und persönliche Entwicklungsmöglichkeiten nicht genutzt und ausgeschöpft werden. Dabei weist die „social breakdown theory" auf die potenziell ungünstigen Wirkungen negativer Altersbilder im Sinne von „Etikettierungen" wie zum Beispiel „alt ist gleich schwach, inkompetent, isoliert" hin, da dies dazu beitragen kann, dass eine „Fremd- oder Selbst-Etikettierung" als „alter Mensch" zur Übernahme jener Eigenschaften führt (Bengston, Burgess & Parrott 1997).

Umgekehrt können positive Aspekte des Alterns Handlungsspielräume eröffnen und dazu beitragen, Bedürfnisse zu erkennen und wahrzunehmen. Filipp & Mayer (1999, S. 53) stellen fest, dass die Wahrnehmung des eigenen Alters in der Regel positiver ausfällt, als die von gleichaltrigen Menschen. Diese unterschiedliche Einschätzung bezüglich des eigenen Alters und das der anderen Menschen liegt „in der Neigung begründet, in der retrospektiven Einschätzung des eigenen Lebenslaufs die „gute Gestalt" des eigenen Lebens und der eigenen Identität zu maximieren: Personale Kontinuität soll auch im Wandel der biografischen Zeit weitgehend gesichert werden". Bei der Betrachtungsweise der „Altersbilder" weist die Sachverständigenkommission darauf hin, dass sich das Bild vom Alter in vielen Fällen nicht „schwarz - weiß" malen lässt. In diesem Zusammenhang wird diesbezüglich betont, dass so genannte Altersbilder ein differenziertes Beurteilen vom älteren Menschen im Hinblick auf sein Alter und seine Entwicklung erfordern, damit individuell auf die verschiedenen Altersformen abgestimmte Maßnahmen möglich werden. Eine verallgemeinerte Betrachtungsweise dieser „Altersphasen" würde dies unmöglich machen. Weiterhin wird ausgeführt, dass es problematisch ist, wenn es sich um „übergeneralisierende Charakterisierungen" handelt, die den Handlungsspielraum der Menschen einschränken (Dritter Bericht zur Lage der älteren Generation 2001, S. 65).

Winter (2005, S. 1543) bemerkt, dass der Umgang mit dem eigenen Altwerden, im Selbst- und Fremdbild der Gruppe der Alten häufig „paradoxe Züge" erkennen lässt, da die „meisten möglichst lang leben", aber keiner alt sein möchte. Viele ältere Menschen fühlen sich deutlich jünger, als es das kalendarische Alter zeigt, „ein Indiz für einen kollektiven Realitätsverlust". Er führt weiter aus, dass häufig die Auseinandersetzung mit dem Alter von einem „Selbstbetrug geprägt" ist. Deshalb werden weitaus seltener die „Vorzüge oder die Zugewinne des Alterns registriert" (ebd.).

Betrachtet man die Altersbilder in verschiedenen Handlungsfeldern wie zum Beispiel in der Medizin, so wirkt sich das Paradigma der Heilung und der Bekämpfung des Sterbens auf die dort vorkommenden Altersbilder aus. „Stünde allein die kurative Orientierung im Vordergrund medizinischen Handelns, würde Sterben und Tod der Patienten primär als medizinisches Scheitern empfunden und einer eher negativen Sicht auf das Alter Vorschub leisten, insbesondere auf das hohe Alter, bis hin zu einer Anfälligkeit für Gerontophobien" (Dritter Bericht zur Lage der älteren Generation 2001, S. 66). In den letzten Jahren scheint sich jedoch meines Erachtens eine gedankliche Wende anzubahnen, insbesondere dahingehend, dass Alter für die Betroffenen ein Ansporn zur geistigen und körperlichen Beweglichkeit zu werden scheint.

Die Thematisierung der Fragestellung, wie der Tod zum „erfolgreichen Altern" passt, kann mit Wilkening und Kunz (2005) festgestellt werden, dass alte Menschen häufig ein realistischeres Bild vom Alter haben und durch die alten Begriffe der „Weisheit", der „Generativität" oder der „Gerotranszendenz" immer wieder auf ähnliche Weise die Fähigkeiten alter Menschen beschrieben, am Ende ihres Lebens „zunehmend über die eigene Person hinauszudenken, ihr unabänderliches Ende ins Blickfeld zu nehmen, aber gleichzeitig an die biologischen und kulturellen Spuren zu denken, die nach dem eigenen Tod bleiben werden" (ebd. S. 20). Diese Aussage wird von den Autoren durch eine Befragung in Züricher Altenheimen gestützt, indem sich 70 % der Bewohner dahingehend äußerten, dass sie keine Angst hätten, über den Tod zu sprechen. Es seien häufig eher die jüngeren Gesprächspartner, die „Gesprächen über den Tod ausweichen – einem Tod, der vor allem bei fortschreitenden Erkrankungen auch als Erlösung gesehen wird" (ebd.).

Vor diesem Hintergrund, getragen durch den Wandel im Umgang mit der prämortalen Situation des einzelnen Individuums, soll die aktuelle Sterbesituation der Betroffenen Menschen in unserer Gesellschaft dargestellt werden.

1.9 Aktuelle Situation des Sterbens

In den vergangenen Jahrzehnten ist die Situation von Sterbenden vermehrt in die öffentliche Diskussion und Kritik geraten. Diese Kritik richtete sich vornehmlich gegen die in Krankenhäusern, Kliniken und Pflegeheimen durchgeführte Form der Sterbebegleitung. Gerade Sterbende beanspruchen vom Personal mehr Zeitaufwand und eine besondere Pflege, die aufgrund des herrschenden Zeitdrucks im Pflegealltag und auch der fehlenden Kenntnis im Umgang mit Sterbenden, nicht adäquat bereitgestellt werden können. Darüber hinaus erschwert eine hoch spezialisierte „Apparatemedizin" in Kliniken die überaus notwendigen zwischenmenschlichen Beziehungen (Schmitz-Scherzer 1996, S. 291).

Selbst die Weltgesundheitsorganisation (WHO) kam durch zwei Berichte zu dem Schluss, dass viele Menschen in Europa „unnötig qualvoll" sterben. Als Ursache hierfür werden insbesondere mangelnde Methoden und Angebote für die Pflege Sterbender interpretiert (Burgheim 2005).

Nach Heller ist die Nichtakzeptanz des Todes im Krankenhaus ein wesentlicher Grund für den unzulänglichen Versorgungszustand im „perimortalen Bereich", da das Krankenhaus als Organisation den Tod nicht akzeptiert und gerade daraus seine Leistungsfähigkeit gewinnt (Heller 2000, S. 109). Deshalb sind die „Zuständigkeiten und professionellen Rollen für einen humaneren Umgang mit Schwerkranken, Sterbenden und deren Angehörigen nur gering oder eben gar nicht entwickelt" (ebd. S. 109).

Dass selbst alle verfügbaren Möglichkeiten moderner Medizintechnologie häufig noch ausgeschöpft werden, ungeachtet dessen, ob das Machbare noch sinnvoll ist und nicht eher Leiden am Lebensende verlängert, ist „Ärzten, Pflegenden und medizinischen Laien bekannt, obwohl es gleichzeitig entrüstet abgestritten wird" (Strätling-Tölle 2003, S. 10).

So kann der „Segen hochwirksamer Medikamente und einer hoch technisierten Intensivmedizin – mit der erklärten Zielrichtung Leben zu retten" zu einer „belastenden Verlängerung des Schwerstkrankseins und des Sterbens führen" (ebd. 2003, S. 10).

Dazu meint Aulbert, dass durch die ständige Weiterentwicklung diagnostischer und therapeutischer Verfahren in der modernen Medizin, sowie ein zunehmendes Verständnis von pathophysiologischen Zusammenhängen, die naturwissenschaftlichen Inhalte in Ausbildungsplänen sowohl von Ärzten als auch Pflegepersonal deutlich überbewertet vermittelt werden und dadurch eine „Überbetonung der Heilsaufgabe in der Medizin" resultiert (Aulbert 2000, S. 15). Die Folgen dieser Entwicklung sieht er in der grundlegenden Veränderung im Verständnis von Krankheit und insbesondere in der im Wandel der Einstellung zum Sterben schlechthin. Demnach werden Krankheit und Sterben als „Fehlfunktion des Lebens" definiert und folglich abgewertet. Diese Einstellung „verdammt" den Sterbenden zur Isolation und Vereinsamung (ebd.).

Der Fortschritt stößt in Anbetracht von sterbenden und nicht mehr heilbaren Menschen an seine Grenzen. Deshalb ist die Euphorie grenzenlosen Heilens dringlich kritisch zu reflektieren. Die moderne Hochleistungsmedizin hat dazu geführt, dass Ärzte immer öfter vor der Entscheidung stehen, das Leben des einzelnen um jeden Preis zu verlängern, oder durch palliative Maßnahmen, also lindernde Maßnahmen, das Sterben zu erleichtern (Seitz 2002).

Sterbende auf ihren letzten Weg zu begleiten, fordert jedoch von Sterbebegleitern mehr als nur Faktenwissen über soziale und kommunikative Strategien. Ängste und große Unsicherheiten beim Umgang mit Sterbenden lassen sich bei vielen Sterbebegleitern oft nur schwer überwinden. Insbesondere in der Phase des letzten Kontaktes mit dem Sterbenden besteht vielfach Unsicherheit und Angst, das Falsche zu sagen, „oder gar in der Angst vor dem eigenen Sterben" zu versagen (Schmitz-Scherzer 1990, in: Niederfranke et al. 1999, S. 404). Deshalb ist es wichtig, die „eigene Angst zu akzeptieren und zu lernen, mit ihr zu leben. Dies scheint vor allem zur Vermeidung eines kühl-distanzierten Verhaltens Sterbenden gegenüber wesentlich, eine Verhaltensweise, die nur allzu oft als Schutz vor der eigenen übergroßen Betroffenheit entwickelt wird" (ebd. S. 404). Befragungen von erfahrenen Pflegerinnen und Pflegern zeigen, dass folgende Aspekte besondere Schwierigkeiten beim Begleiten Sterbender bereiten:

- „das Alter der Sterbenden (die Begleitung jüngerer Sterbender wird als schwierig erlebt);
- die eigene Unsicherheit;
- die Frustration durch die eigene Unsicherheit;
- die Schockreaktion bei nicht offener Kommunikation;
- die Angst vor doppeldeutigen Fragen (Fangfragen) der Patienten;
- die stets notwendige Selbstkontrolle gegenüber Patienten, die nichts von ihrem Zustand wissen;
- die starke Identifikation mit dem Patienten und seiner Lage;
- der Mangel an Erfolgserlebnissen;
- die Gespräche mit Sterbenden über das Sterben" (ebd. S. 404 - 405).

Von Menschen, die Sterbende begleiten, wird immer wieder ein individuelles Eingehen auf die jeweiligen Bedürfnisse des Einzelnen verlangt.

Aus zahlreichen Beobachtungen und Erfahrungsberichten werden Bedürfnisse von Sterbenden genannt, wie zum Beispiel Schmerzfreiheit und Erleichterung von unangenehmen körperlichen Empfindungen, individuelles „informiert werden" über den eigenen Zustand, das Gefühl haben zu können, akzeptiert und respektiert zu werden und die Möglichkeit nach einer sinnvollen Bewertung des eigenen Lebens (ebd.).

Die Situation von Sterbenden wird auch zum großen Teil durch das Verhalten der Angehörigen bestimmt. Durch die bereits erwähnte reale Entfremdung von Sterben und Tod werden die Einstellung und der Umgang der nahen Angehörigen geprägt. Nicht wenige Angehörige erleben sich hilflos und unsicher, was eine für den Sterbenden notwendige Beziehung erschwert (Baltes 1984, in: Backes & Clemens 1998, S. 291).

Wenn nach Köhle (1997) zwischen Angehörigen oder pflegenden Personen eine Beziehung zum Kranken hergestellt werden kann, zeigen sich Ängste des Kranken bezüglich seiner Leiden und Schmerzen eher in der Sterbephase und weniger dem Tod als solchen gegenüber.

Reflektiert man die eben erwähnten Bedürfnisse von sterbenden Menschen in unserer Gesellschaft und die oft nicht einlösbare Befriedigung dessen, was vom Sterbenden gewünscht und erwartet wird, so ergibt sich daraus, dass wir alle aufgefordert sind, zum einen nach besseren Rahmenbedingungen sowie nach berufsorientierten Kompetenzstrategien für die Therapeuten unheilbar Kranker und Sterbender zu streben, wobei die individuelle Persönlichkeitsstruktur des Betreuenden als Stabilisierungsfaktor zu berücksichtigen ist.

Abschließend sei noch einmal darauf hingewiesen, dass in Institutionen wie Krankenhaus und Pflegeheim, Orte wo heutzutage die meisten Menschen ihr Leben beenden, es nicht ausreicht, dass einerseits auf der Seite der Betreuer eine individuell hohe Betroffenheit und andererseits nur eine gering entwickelte „Organisationskultur des Sterbens" zu beobachten ist. Die Mitarbeiter in diesen Einrichtungen, insbesondere im Krankenhaus, haben nach Heller ein hohes Bewusstsein für die Unzulänglichkeiten ihrer Arbeitssituation, für die „unwürdigen Umstände des Sterbens" (Heller 2000, S. 109). Jedoch allein die Erkenntnis bezüglich Unzulänglichkeiten und Sensibilitätsdefizite bringen eben noch keine Veränderung in einer Organisation (ebd.).

Schütz (2002, S. 232) zeichnet ein weniger negatives Bild, wenn er über den Sterbebeistand in Institutionen berichtet, in dem er sich dafür ausspricht, dass für einen humanen Sterbebeistand nicht der zeitliche Aufwand, sondern die Qualität der Zuwendung ausschlaggebend ist, da sie allein die „Qualität in der Bewältigung des Sterbens" beeinflusst und davon überzeugt ist, „dass auch unter den derzeitigen Gegebenheiten qualifizierter Sterbebeistand im Krankenhaus durchgeführt werden kann und auch vielfach wird".

So unterschiedlich die Sichtweisen bezüglich der Qualität des Sterbebeistandes in Institutionen auch ausfallen mögen, so machen sie doch deutlich, dass die Begegnung mit Sterben und Tod Bestandteil des Lebens ist. Zur Erklärung des Erlebens und Verhaltens von Betroffenen gegenüber Sterben, Tod und Trauer und der Beschäftigung damit im allgemeinen wird ein beachtliches Spektrum an theoretischen Ansätzen aus verschiedensten Bereichen herangezogen, das unter dem Begriff Thanatologie subsumiert werden kann und nachfolgend erörtert wird.

2 Thanatologie – Forschungsergebnisse

Die Thanatologie versteht sich als ein interdisziplinäres Forschungsgebiet, das sich mit dem Themenkomplex Tod und Sterben befasst. Seit Jahrzehnten gibt es eine weltweit intensive Forschung zum Erleben und Verhalten des Menschen gegenüber Sterben und Tod, mit dem Ziel, deren Ergebnisse in den unterschiedlichsten Anwendungsfeldern umzusetzen (Wittkowski 2003)

Der Begriff „Thanatos" leitet sich aus dem griechischen Sprachgebrauch ab und bedeutet so viel wie Todestrieb.

Wie in nahezu allen Gebieten der Sozial- und Verhaltenswissenschaften kann man nach Wittkowski (2003) auch bei der Beschäftigung mit Sterben, Tod und Trauer zwischen Grundlagenforschung und Anwendungspraxis unterscheiden. In der Grundlagenforschung geht es vorrangig um die Entwicklung zuverlässiger und gültiger Untersuchungsverfahren zur „mehrdimensionalen oder hoch auflösenden Erfassung von Einstellungen zu Sterben und Tod" (ebd. S. 269).

Schwerpunkte der thanatologischen Forschung sind Themen neben der bereits erwähnten Einstellung gegenüber diesem Vorgang, zum Beispiel Auseinandersetzung mit denselben, Inhalte und Ausprägungen der Todesangst, unterschiedliche Todeskonzepte wie philosophische und religiöse Vorstellungen von der Bedeutung des Todes, die den Tod in unterschiedlicher Weise als „Teil des Lebens" darstellen sowie Copingstrategien, womit situative Bewältigungsstrategien gemeint sind (Rosemeier 1984).

Die Erkenntnisse der Grundlagenforschung bilden die Basis für verantwortungsbewusstes, „rational begründetes Handeln in der Praxis" (Wittkowski 2003, S. 269). Die wesentlichen Anwendungsfelder thanatologischer Erkenntnisse können demnach in vier Anwendungsfelder einfließen:
„In die Begleitung unheilbar Kranker und Sterbender; in Beratung und Therapie Trauernder; in die Betreuung der Betroffenen von Naturkatastrophen, technisch bedingten Katastrophen, Gewalttaten und Terrorismus; in die Gestaltung der Death Education.
Für jedes dieser Praxisfelder lautet die fundamentale Frage:
Auf welche gesicherten Erkenntnisse können wir unser Handeln begründen? Dies beinhaltet die Vorstellung, dass praktisches Handeln im Kontext von Sterben, Tod und Verlust, das sich an empirisch gesicherten Konzepten und Befunden orientiert, auf lange Sicht wirkungsvoller sein wird als ein Vorgehen, das von der Intuition und der damit einhergehenden subjektiven Überzeugungsgewissheit der handelnden Person geleitet wird" (ebd. S. 276).

An der Begleitung Sterbender unterscheidet Wittkowski ein „Mehr-Ebenen-Modell", das von einer primären und sekundären Sterbebegleitung, den institutionellen Rahmenbedingungen sowie der Ebene des gesellschaftlichen Umfeldes ausgeht. Die primäre Sterbebegleitung umfasst den direkten Umgang der beteiligten Personen miteinander: Sterbender - Betreuungsperson, Sterbender - Angehöriger, Angehöriger – Betreuungsperson sowie Betreuer – Betreuer. Dabei ist im Umgang mit dem Sterbenden und seinen Angehörigen das Verhalten der Betreuer von Therapeutenmerkmalen wie Echtheit/Selbstkongruenz, Akzeptanz/Wertschätzung und Empathie/Einfühlungsvermögen bestimmt, die „aus einem auf Ganzheitlichkeit und Wertbezug ausgerichteten Menschenbild abgeleitet sind" (ebd.). Für die Sterbebegleitung im engeren Sinne ergeben sich Fragestellungen, wie nach der „Balance zwischen der Qualität und der Quantität bzw. „Dauer des Lebens" oder mit anderen Worten ausgedrückt: „Ist eine Verlängerung des Lebens auch dann sinnvoll, wenn die subjektiv erlebte Qualität sehr gering ist?" (S. 276 - 277). Es geht im Allgemeinen um die Frage nach dem Erhalt oder der Verbesserung der Lebensqualität des Sterbenden und nach Wittkowski auch um die „Frage der Qualitätskontrolle", die seiner Meinung nach in Deutschland bislang weitgehend ungeklärt bleibt. Dazu wirft der Autor Fragen nach der Übereinstimmung von Anspruch und Wirklichkeit bei der psycho-sozialen Begleitung Sterbender auf.

Ein bedeutsamer Inhalt der sekundären Sterbebegleitung ist die „Konzeption und Durchführung von Maßnahmen der sozialen Unterstützung für die Begleiter Sterbender", womit Maßnahmen instrumenteller, informationeller und emotionaler Unterstützungsleistungen gemeint sind (Wittkowski 2003, S. 277).

Die dritte Ebene im Mehr-Ebenen-Modell der Sterbebegleitung befasst sich mit institutionellen Rahmenbedingungen. Hierzu zählt zum Beispiel der „Abbau von Barrieren zwischen den Menschen in verschiedenen Institutionen, die an der Sterbebegleitung beteiligt sind, um so die Voraussetzungen für Durchlässigkeit zwischen jenen Lebensbereichen zu schaffen, die dem Sterben zugute kommen können" (Wittkowski 2003, S. 277). Als Beispiel dazu wird ein Förderkonzept des Bundeslandes Nordrhein-Westfalen aufgeführt, das unter anderem die Institutionalisierung von Aus-, Fort- und Weiterbildung für „alle vorsieht, die an der Betreuung Sterbender beteiligt sind" (ebd.). Die vierte Ebene des gesellschaftlichen Umfeldes untersucht Merkmale wie Wertvorstellungen und Ideale einer Generation, ihr Lebensgefühl mit dem jeweiligen „Zeitgeist".

Das Anwendungsfeld „Death Education" findet sich hierzulande in der Hospizarbeit und der palliativmedizinischen Versorgung, wo Hospizhelfer und auch professionelle Pflegekräfte Kurse und Seminare besuchen können, die darauf abzielen, die psychischen Belastungen, die durch die Betreuungstätigkeit entstehen, zu vermindern. Kern, Müller und Aurnhammer (1996) entwickelten das Basiscurriculum „Palliative Care", das sich besonders an Pflegekräfte wendet und an anderer Stelle ausführlich beschrieben wird.

Interventionen für Trauernde ruhen bei Wittkowski (2003) nach ausführlicher Grundlagenforschung „auf einem vergleichsweise soliden Fundament", da sich in der „neueren Literatur" ein Konsens darüber herausgebildet hat, „dass es sich bei den Reaktionen auf den Verlust eines nahe stehenden Menschen in der Regel nicht um eine behandlungsbedürftige Krankheit handelt" (ebd. S. 279), und es mit Parkes (1998) keine „stichhaltigen Belege für die Annahme gibt, dass grundsätzlich alle Trauernden von einer Beratung profitieren" (ebd.).

Dieses nach Wittkowski beschriebene Mehr-Ebenen-Modell macht deutlich, dass sich mehr als in vielen anderen Bereichen der menschlichen Existenz, in der thanatologischen Forschung interdisziplinäre Ansätze wie Psychologie, Philosophie, Religion und Medizin berühren.

In den vergangenen Jahrzehnten hat die wissenschaftliche Auseinandersetzung mit diesem Themenkomplex von Tod und Sterben zugenommen. Vor allem in den USA wurden in den vergangenen Jahrzehnten bezüglich der Betreuung von Sterbenden die größten Fortschritte erreicht.

Ohne jetzt auf die Entwicklungen vor allem im angloamerikanischen Raum und auf die bekannten Bücher von Feifel „The Meaning of Death" und Kübler-Ross „Interview mit Sterbenden" im einzelnen näher einzugehen, hat die thanatologische Forschung eine Bewegung in Gang gesetzt, die daran arbeitet, ein Tabu abzubauen, das sicherlich viel zu lange in unserem Kulturkreis vorherrschte. So können als zentrale Ziele dieser Forschung eine offene Auseinandersetzung mit Fragen um Tod und Sterben herausgefiltert werden. Als wesentlicher Inhalt dieser neuen Umgangsform mit der Sterblichkeit kommt das Annehmen derselben als Teil des Lebens mit der sinnvollen Extraversion von Trauer und Schmerz sowie der uneingeschränkten Kommunikation über den Tod zum Ausdruck, was als Chance erkannt wird, das eigene Leben bewusster und vielleicht auch erfüllter leben zu können. „Durch die Gewinnung vertiefter Erkenntnisse über den Prozess des Sterbens soll dem Sterbenden selbst und seinen Begleitern geholfen werden, sich frei und unter Wahrung der eigenen Persönlichkeit mit dem bevorstehenden Tod auseinander zusetzen", damit jener möglichst als Vollzug eines individuellen Lebensweges akzeptiert werden kann (Kirschner 1996, S. 33).

Schmitz-Scherzer stellt die Widersprüchlichkeit der Forschungsergebnisse bezüglich der Auseinandersetzung mit dem persönlichen Sterben dar, da diese mit jenem Thema immer nur individuell sein kann. Mit zunehmendem Alter zeigt sich jedoch übereinstimmend eine nachlassende Angst vor dem Tod (Schmitz-Scherzer 1999). Der Sterbeprozess zeigt sehr individuelle, höchst unterschiedliche Erlebens- und Verhaltensmuster, die durch den früheren Lebensstil und das Ausmaß, wie das eigene Leben rückblickend angenommen und in der jetzigen Situation akzeptiert und im sozialen Umfeld integriert werden kann, beeinflusst wird (ebd.).

Ungeachtet der individuellen Auseinandersetzung mit dem Sterben hat Kübler-Ross (1988) für unheilbar Kranke mit der Diagnose Krebs den Prozess der Anpassung an den bevorstehenden Tod als einen „komprimierten Sozialisationsprozeß beschrieben, der mehrere Stadien durchläuft" (Backes & Clemens 1998, S. 292). Beginnend mit der Verleugnungsphase, in der der Patient die Diagnose zunächst ignoriert, folgt die zweite Phase, mit der Zornreaktion über das Unvermeidliche, welche sich oft gegen Personen in seiner unmittelbaren Umgebung richtet. Der nun folgenden Phase des Verhandelns um Aufschub schließt der betroffene Mensch eine Art Handel mit Gott oder mit dem Schicksal ab. Nach der Unausweichlichkeit der Diagnose fällt der Sterbende häufig in eine Depression. Wenn dem Kranken die Möglichkeit gegeben wird, diese Phasen durchlaufen zu können, resultiert häufig ein Zustand der harmonischen Zustimmung angesichts des bevorstehenden Todes.

Autoren wie Koch und Schmeling beschreiben das Phasenmodell von Kübler-Ross als problematisch, vor allem deshalb, weil diese Phasenbeschreibungen mit ihrer Regelmäßigkeit von Sterbebegleitern überschätzt werden. Derartige Phasen müssen nicht stringent nach einer zeitlichen Abfolge verlaufen, Patienten können verschiedene Phasen zur gleichen Zeit erleben und „frühere" Phasen können jederzeit wieder auftauchen (Koch & Schmeling 1982).

Dieses Modell der Sterbephasen ist als eine „intuitive Folgerung intensiver Begleitungserfahrungen" entstanden und darf nicht als „für alle Menschen gleichermaßen gültiger „Fahrplan" eines „guten Sterbens" missverstanden werden". Kübler-Ross hat die Sterbephasen später als „wechselnde, immer wieder kommende und gehende Gezeiten" im letzten Lebensabschnitt beschrieben (Wilkening & Kunz 2005, S. 28).

Das Verdienst von Kübler-Ross, die kritisch betrachteten Erkenntnisse bezüglich der Gefühlszustände bei schwerkranken und sterbenden Patienten bekannt gemacht zu haben, wird ihr dennoch auch von ihren Kritikern zugesprochen werden (Scheer 1994).

Kruse konnte in einer Studie über die häusliche Sterbebegleitung alter Menschen nach Schlaganfall zeigen, dass oft nicht alle fünf Sterbephasen durchlebt werden, sondern dass es Sterbende gibt, die in Abhängigkeit von Alter, Art der Erkrankung, Schmerzintensität, Behandlung auch individueller Bewältigungsstile und Art der Interaktion mit Betreuern, relativ schnell zur Akzeptanz ihrer Situation finden sowie andere, die im „verdrängenden Leugnen, der Aggression oder Depression" haften bleiben (Wilkening & Kunz 2005, S. 29).

Das Modell der Sterbephasen ist außerdem auch für Begleiter hilfreich, da es die Verleugnungs- und Aggressionstendenzen, die zu Beginn des Prozesses entstehen können, als normale Verhaltensweisen einordnet und dem Sterbenden Zeit gibt, bis „man auf andere Gesprächsebenen übergehen kann" (ebd.).

Zusammenfassend kann mit (Wittkowski 2003, S. 281) festgestellt werden, dass es gegenwärtig in der thanatologischen Forschung „gute Gründe für einen Pluralismus von Konzepten und Theorien gibt. Als übergreifende Konzepte der Thanatologie, die als Bindeglied zwischen dem Erleben gegenüber Sterben und Tod auf der einen Seite und Trauer auf der anderen Seite fungieren können, schälen sich dasjenige der Bindung sowie das Konzept der Sinngebung heraus. Immer mehr greift die Sichtweise Platz, dass Einstellungen gegenüber Sterben und Tod maßgeblich von der Intensität und von der Art der Bindung (z. B. sicher vs. ambivalent - unsicher) bestimmt sind, die eine Person zu ihrem Leben bzw. zu ihrer persönlichen Welt hat".

Abschließend kann mit Howe (1995) festgestellt werden, dass die Thanatologieforschung Sterben als einen Prozess herausgearbeitet hat und die These der Individualität des Sterbens darin Unterstützung findet. Der Sterbeprozess wird durch unterschiedliche Faktoren wie die Akzeptanz des geführten Lebens, das erreichte Lebensalter, der kulturelle und soziale Hintergrund sowie die Persönlichkeit des sterbenden Menschen entscheidend beeinflusst.

2.1 Erkenntnisse über das Sterben als Prozess

Das Erleben und Verhalten eines sterbenden Menschen wird, wie bereits oben erwähnt, von unterschiedlichen Faktoren beeinflusst. Erwartungen und Bedürfnisse von Sterbenden müssen von der Umwelt erkannt werden, wenn ein angemessener Sterbebeistand gewährleistet werden soll (Howe 1995).

Die Unterschiedlichkeit zugrunde liegender Menschenbilder (Howe 1995) wird an den verschiedenen Einstellungen, Meinungen und Auffassungen für die Begleitung sterbender Menschen deutlich.

In den letzten Jahren hat sich eine Diskussion entwickelt, die verschiedene Formen der Sterbebegleitung und Sterbehilfe unterschiedlich bewerten will.
Dabei wird Sterbebeistand oder Sterbebegleitung als die ursprüngliche Form der Sterbehilfe verstanden. „Sterbebeistand bezeichnet die Begleitung und die seelische Zuwendung zu einem Sterbenden ohne aktiven oder passiven Eingriff in den eigentlichen Sterbevorgang. Das heißt, eine gute pflegerische Versorgung ist zu gewährleisten, ohne den Versuch zu unternehmen, das Leben „künstlich" zu verlängern" (Backes & Clemens 1998, S. 293).

Um Sterbende richtig begleiten zu können ist es notwendig, Bedürfnisse der sterbenden Menschen als Orientierungshilfe zu kennen. Physische Bedürfnisse beinhalten eine Vermeidung schmerzhafter körperlicher Empfindungen und die Verhinderung oder Milderung von Schmerzzuständen. Psychische und soziale Bedürfnisse zeigen sich in dem Wunsch nach Respekt und Akzeptanz, aber auch in dem Bedürfnis, über den eigenen Zustand ausreichende Information zu erhalten und schließlich in dem Bedürfnis nach einer sinnvollen Bewertung des gelebten Lebens (Schmitz-Scherzer 1996).

Nach Schütz (2002) gehört zu einem „guten Sterbebeistand" mehr als ein „angemessener Raum", eine „fortschrittliche medizinische Technik" oder eine gute Pflege, vielmehr die Handhabung und Wirkungsweise der Sprache, die Bereitschaft zu „dialogischem Verhalten", sowie Solidarität im Beistehen eines Sterbenden (ebd. S. 228, 234).

Deshalb bedeutet Sterbebegleitung Anwesenheit und Aufmerksamkeit bei und für den Sterbenden, aktives Zuhören und ein individuelles Eingehen auf seine Bedürfnislage. Dass dies unter Umständen zu unterschiedlichen Interpretationen und Handlungsweisen führen kann, zeigt bei der uneinheitlichen allgemeinen Rechtslage die neu entbrannte Diskussion um Sterbehilfe und Euthanasie in Deutschland und anderen europäischen Ländern (Klie 2002).

2.2 Euthanasie und Sterbehilfe

Im Zuge der Legalisierung der aktiven Sterbehilfe des niederländischen Parlaments im Jahr 2000 ist in Deutschland eine heftige Diskussion entbrannt, ob aktive Sterbehilfe zu legalisieren sei oder nicht. Mit der Zustimmung des niederländischen Parlaments zur aktiven Sterbehilfe haben die Niederländer weltweit das erste Euthanasiegesetz verabschiedet. Dort erhalten schwerstkranke Patienten das Recht auf aktive Sterbehilfe durch einen Arzt. Eine Kommission, bestehend aus dem behandelnden Arzt, der den Patienten schon länger kennen muss, einem speziell ausgebildeten Arzt und einem Ethiker, entscheidet, ob dem Willen nach Tötung stattgegeben werden darf. Nach dem Tod untersucht eine weitere Kommission, ob die Entscheidung rechtmäßig erfolgte.

Schon seit vielen Jahren wird in den Niederlanden über die Euthanasiethematik auch kontrovers diskutiert. Bereits seit 1994 wird die Tötung durch Ärzte auf Verlangen der schwerstkranken Patienten stillschweigend hingenommen. Nach einer Untersuchung der Niederländischen Vereinigung für freiwillige Euthanasie wurden im Jahr 1990 ungefähr 8900 konkrete Todeswünsche an Ärzte gerichtet. In 2700 Fällen sei Euthanasie oder physische Hilfe bei Selbstmord geleistet worden. In neun von zehn Fällen hatte der behandelnde Arzt Hilfestellung gegeben (Kassenarzt Nr. 19, 2001).

In Deutschland wird das niederländische Gesetz von Parteien, den Kirchen des Landes und von allen Ärzteverbänden abgelehnt. Die Deutsche Hospizstiftung wendet sich ebenso gegen aktive Sterbehilfe. Dagegen findet das niederländische Gesetz Zustimmung bei der Deutschen Gesellschaft für Humanes Sterben (DGHS) und dem Humanistischen Verband Deutschland.

Das Institut für Demoskopie in Allensbach hat nach einer Umfrage herausgefunden, dass sich 64 % der Westdeutschen und 80 % der Ostdeutschen für die aktive Sterbehilfe aussprechen. Für 68 % der befragten Katholiken und 60 % der Protestanten steht die Aussage im Vordergrund, Schwerkranke nicht so lange leiden zu lassen und ihnen deshalb die Entscheidung selbst zu überlassen.
Die Deutsche Hospizstiftung weist darauf hin, dass die Antworten bei den Umfragen zugunsten der aktiven Sterbehilfe ausfallen, weil die Menschen zu wenig informiert und aufgeklärt sind, welche Erleichterungen und Unterstützungen Palliative Maßnahmen möglich machen können. Deshalb fallen Umfrageergebnisse, je nach Ausrichtung und Informiertheit, unterschiedlich aus. Eine „Forsa" Umfrage im Auftrag der Deutschen Gesellschaft für Humanes Sterben ergab eine Zustimmungsquote für die aktive Sterbehilfe von 81 %. Dieses Ergebnis ist wegen der Missverständlichkeit des Begriffs „Sterbehilfe" äußerst fragwürdig und wird von der Deutschen Hospizstiftung angezweifelt. Um zu einem sachlichen und aussagekräftigen Gesamtbild zu kommen, hat die Deutsche Hospizstiftung eine bereits 1997 durchgeführte Befragung im Jahr 2000 wiederholt. Entscheidend war hierbei, wie sich bei Aufzeigen und Aufklärung der Palliativmedizin und Hospizarbeit die Befragten sachlich entscheiden würden.
Danach kam die Deutsche Hospizstiftung zu dem Ergebnis, dass nur noch 35,4 % der Befragten eine aktive Sterbehilfe befürworten würden. Mit 56,6 % stellen die Befürworter von Palliativmedizin und Hospizarbeit die klare Mehrheit (zum Vergleich 1997: 34,8 %).

Darüber hinaus sinkt die Zahl der Unentschlossenen („Weiß-nicht-Antworten") kontinuierlich, was einen deutlichen Beweis für die erfolgreichen Bemühungen der Palliativmedizin und Hospizarbeit in den letzten Jahren darstellt, das Recht auf ein menschenwürdiges Sterben in der Bundesrepublik Deutschland bekannter zu machen (Deutsche Hospiz Stiftung 2000).

Durch die neue Rechtslage in den Niederlanden wird die Problematik um die Versorgung schwerstkranker Menschen und Sterbenden ins Blickfeld gerückt.
In Deutschland stößt das niederländische Gesetz auf weit reichende Ablehnung nicht nur von Seiten der Politik und der Kirchen, sondern auch von Seiten der Ärzteschaft. Der derzeitige Präsident der Bundesärztekammer, Jörg-Dietrich Hoppe erklärt: „Die aktive Hilfe zum Sterben steht in krassem Widerspruch zu den ethischen Prinzipien des Arztberufes, deshalb sollte die Palliativmedizin gestärkt werden, denn jeder Mensch hat ein Recht auf einen würdigen Tod, niemand aber hat das Recht darauf, getötet zu werden" (Hoppe 2001, in: Zeitschrift der Kassenarzt 1/2 2001).

Nach Schmitz-Scherzer wird in Deutschland die Diskussion um die Frage der Lebensverkürzung bei Schwerkranken und Sterbenden unter dem historisch lastenden Damoklesschwert geführt, da durch Hitler und dessen Naziregime ein staatlich angeordneter Mord an einer Vielzahl von Menschen, die beispielsweise psychisch krank oder behindert waren, durchgeführt worden war. Des Weiteren wird diese Diskussion durch eine besondere Praxisferne bestimmt. „Nicht selten gewinnt man den Eindruck, dass die Situation der Sterbenden selbst zugunsten juristischer und abstrakter ethischer Probleme von in der Sterbebegleitung nicht erfahrenen Diskutantinnen und Diskutanten in den Hintergrund gedrängt wird. Erfahrene Mitglieder jener Diskussionsrunden vermitteln zudem oft den Eindruck, dass sie nicht alles sagen, was zu sagen ist, da vieles nur schwer – auch aus der eigenen Betroffenheit, dem eigenen Fühlen und dem eigenen Glauben (oder der eigenen Weltanschauung) heraus – zu vermitteln ist" (Schmitz-Scherzer 1999, S. 383).

„Hervorzuheben ist, dass die Sterbehilfe – Diskussion in Deutschland immer noch im Zeichen der Euthanasieverbrechen des Dritten Reiches steht". Im März 2000 beschloss der Deutsche Bundestag eine Enquete-Kommission einzusetzen, die sich mit rechtlichen und ethischen Fragen der Medizin befassen soll (Seitz & Seitz 2002, S. 2).

Einige Jahre später wurde in der Zeitschrift „Palliative Medicine" (2003) die deutsche Übersetzung der Stellungnahme der Ethics Task Force der European Association for Palliative Care (EAPC) zur Euthanasie und ärztlich unterstütztem Suizid veröffentlicht. Dieses Dokument hat weltweit heftige Debatten ausgelöst, da unterschiedliche und gegensätzliche Ansichten zum Ausdruck gekommen sind. Die Europäischen Staaten haben verschiedene Gesetze in Bezug auf Euthanasie verabschiedet, wobei die überwiegende Mehrheit auf einem Verbot beharrt, obwohl Euthanasie im Jahr 2002 sowohl, wie oben bereits erwähnt, in den Niederlanden als auch in Belgien legalisiert wurde (Zeitschrift für Palliativmedizin 2004, 5. Jahrgang S. 89).

Es darf meines Erachtens nicht bei diesen theoretischen Abhandlungen bleiben, sondern es sind realpolitische Maßnahmen gefragt, um das Bewusstsein von palliativen

Möglichkeiten einer breiten Öffentlichkeit nahe zu bringen, um damit einer aktiven Sterbehilfe den Boden entziehen zu können. Denn durch die Deutsche Hospizstiftung wurde empirisch nachgewiesen, dass nur 3 % der Bevölkerung den Begriff „Palliativmedizin" richtig zuordnen können (Hospizbrief 2006).
Dies fordert gerade die interdisziplinär angelegte Gerontologie heraus, weil diese die Problemfragen von Alter und Lebensende, Ängsten und Entscheidungsoptionen berücksichtigt (Klie 2002).
Die Bundesärztekammer hat die Richtlinien zur Sterbehilfe von 1998 im Jahr 2004 erneut überarbeitet und in folgenden Kapiteln Änderungen vorgenommen:

„Behandlung bei sonstigen lebensbedrohenden Schädigungen" – dies ist zur Verdeutlichung seines eigentlichen Anliegens umbenannt worden und bezieht sich nun ausschließlich auf schwerste zerebrale Schädigungen und anhaltende Bewusstlosigkeit. Mit dieser Umformulierung soll eindeutig klargestellt werden, dass Komapatienten „Lebende" sind und dass für Ärzte die Bewusstlosigkeit kein Kriterium für eine Einstellung der Behandlung oder Beendigung des Lebens sein darf. Weiterhin wird in mehreren Passagen deutlich, dass die Anlegung einer PEG-Sonde sowie die Nahrungszufuhr nur dann statthaft sind, wenn diese nicht gegen den Willen oder gegen den mutmaßlichen Willen des Patienten erfolgen. In diesem Zusammenhang wird betont, dass „Nahrungs- und Flüssigkeitszufuhr nicht zur Basisbetreuung gehören, weil Sterbende gerade eben durch Flüssigkeitszufuhr unverhältnismäßig belastet werden können". Diese Präambel wurde präzisiert und in diesem Zusammenhang darauf hingewiesen, dass „Art und Ausmaß einer Behandlung gemäß der medizinischen Indikation vom Arzt zu verantworten sind und dies auch für die künstliche Nahrungs- und Flüssigkeitszufuhr gilt". Die Bundesärztekammer weist darauf hin, dass ein Sterbevorgang nicht künstlich in die Länge gezogen werden soll und jede diesbezügliche Entscheidung vom Arzt individuell getroffen werden muss. Damit wird deutlich, dass die Ärzte jegliche gruppenorientierte Entscheidungen ablehnen, egal ob es sich um Alter, Abstammung oder Gesundheitszustand handelt. Bei Auftreten von Zweifeln soll der behandelnde Arzt sich mit weiteren Berufskollegen und mit den Pflegenden beraten. Ausdrücklich wird in der Grundsatzänderung die Bedeutung und Verbindlichkeit von Patientenverfügungen mehr als bislang betont (Eggert 2004, Jahrgang 101, Heft 19).

Um jedoch eine kritische Diskussion über den sehr allgemein formulierten Begriff bezüglich der Sterbehilfe führen zu können, sollten zunächst die Unterschiedlichkeiten der Begriffsdefinitionen herausgearbeitet werden.

2.2.1 Begriffsbestimmung

Die Akademie für Ethik und Medizin versteht unter Sterbebegleitung Handlungen, die das Sterben eines Menschen erleichtern, ohne es jedoch zu beschleunigen. Dazu zählen eine angemessene Schmerz- und Symptomkontrolle, worunter eine Befreiung oder Linderung von starken Schmerzen und unangenehmen Symptomen wie Atemnot, Übelkeit und Erbrechen oder Verdauungsproblemen zu verstehen ist. Weitere Handlungen wie die Begleitung in psychischen, sozialen und spirituellen Situationen dürfen nicht fehlen. Der Sterbende legt die Grenzen der Sterbebegleitung selbst fest, indem er bestimmt, wie viel Schmerzmittel und in welcher Form er sie benötigt. Diese genannten Prämissen sind Grundsätze, die in der Palliativmedizin und Hospizarbeit zur Anwendung kommen (Simon 1998, S. 7 - 9).

Die Sterbehilfe bezeichnet Handlungen, die gewollt oder ungewollt zu einer Lebensverkürzung führen.
Hier wird zwischen passiver und indirekter Sterbehilfe, Beihilfe zum Suizid und aktiver Sterbehilfe unterschieden.

Mit passiver Sterbehilfe bezeichnet man den Verzicht oder den Abbruch ärztlicher Behandlung oder lebensverlängernder Maßnahmen während des Sterbeprozesses, dazu zählt das Unterlassen von Maßnahmen oder der Abbruch einer lebenserhaltenden Behandlung wie zum Beispiel das Einstellen der künstlichen Ernährung. Solche Handlungen sind rechtlich erlaubt und ethisch geboten, sofern sie dem Willen des Patienten entsprechen. Sollte der Patient nicht mehr in der Lage sein, seinen Willen zu äußern, so ist das ärztliche und pflegerische Handeln am Lebensende am „mutmaßlichen Willen des Patienten" zu orientieren. Der Bundesgerichtshof hat bereits 1994 in seinem Urteil entschieden, dass der mutmaßliche Wille ebenso verbindlich ist wie der ausdrückliche. Der Abbruch einer lebenserhaltenden Maßnahme benötigt eine Genehmigung durch das Vormundschaftsgericht. Der Betroffene hat selbst die Möglichkeit, seinen Willen in einer Patientenverfügung niederzulegen und/oder einen vertrauten Menschen zu bevollmächtigen, ihn im Falle seiner Entscheidungsunfähigkeit zu vertreten (Simon 1998, S. 8). Lebensverlängernde Maßnahmen, die gegen den erklärten aber auch mutmaßlichen Willen durchgeführt werden, stellen sich nach Klie (2003) aus „juristischer Perspektive regelmäßig als strafbewährte Körperverletzung dar (S. 349).

Unter indirekter Sterbehilfe versteht man die ungewollte Lebensverkürzung durch Verabreichung eines notwendigen Medikaments wie zum Beispiel schmerzstillende Medikamente. Neue Methoden der Schmerztherapie haben in der Regel keine diesbezüglichen Nebenwirkungen. Deshalb spielt die indirekte Sterbehilfe in der Praxis eine untergeordnete Rolle. Laut Ethikkommission ist der Linderung von Schmerzen und sonstiger Symptome Vorrang gegenüber einer Lebensverlängerung zu gewähren. Insofern kann die indirekte Sterbehilfe nicht als Begründung für eine unzureichende Schmerztherapie herangezogen werden (Klie 2003).

Die Beihilfe zum Suizid ist in Deutschland, im Gegensatz zu den meisten anderen europäischen Ländern, gesetzlich straffrei. Sie wird von der Bundesärztekammer abgelehnt, da sie dem ärztlichen Ethos widerspricht. Als „skandalös" betrachtet Simon (1998), der Geschäftsführer der Akademie für Ethik in der Medizin, die derzeitige Rechtslage, die es Helfern erlaubt, einen Schwerkranken mit den nötigen Mitteln zum Suizid zu versorgen, „sie aber zwingt, den Suizidanten auf dessen letzter Wegstrecke alleine zu lassen, da sie sich sonst der unterlassenen Hilfeleistung schuldig machen würden. Auch widerspricht es der Verantwortung des Staates, die Beihilfe zum Suizid als solche straffrei zu stellen" (Simon 1998, S. 8). Er plädiert deshalb für eine Straffreiheit, die auf bestimmte Situationen zu beschränken sei zum Beispiel bei „wohlüberlegtem Wunsch eines schwerkranken Menschen mit infauster Prognose, dessen

Leiden durch Maßnahmen der Sterbebegleitung nicht gelindert werden konnte" (ebd. S. 8).

Eine Grenzziehung zwischen aktiver und passiver Sterbehilfe ist nach Klie (2002) äußerst schwierig und häufig der willkürlichen Entscheidungsoption unterworfen.

Müller-Busch (2000) dagegen vertritt die Meinung, dass der im Juli 1998 veröffentlichte und am 11.09.1998 vom Bundesärztekammer-Vorstand verabschiedete neue Richtlinienentwurf zur *ärztlichen Sterbebegleitung* einen wichtigen Beitrag darstellt und dazu dient, im Konflikt zwischen Autonomie, eingeschränkter Selbstbestimmungsfähigkeit und ärztlicher Fürsorgepflicht unter „dem Gesichtspunkt der Manipulierbarkeit des Sterbeprozesses und eines in gewissen Grenzen verschiebbaren Todeszeitpunktes einen Weg zu finden" (Müller-Busch 2000, S. 263). Im Gegensatz zu den früheren Richtlinien zeigt sich nun eine Änderung des Behandlungszieles im Sinne einer Palliativen Medizin, durch welche die berechtigten Ängste vieler Menschen vor einem „qualvollen und belastenden Lebensende" erheblicher gelindert werden können, als durch Patientenverfügungen und deren Vollmachten (ebd. S. 263). Diese gelten demnach als wesentliche Hilfe für Willensbestimmung eines „nicht mehr zustimmungsfähigen Patienten" (ebd.).

Trotz dieser Änderung des Richtlinienentwurfs zur ärztlichen Sterbebegleitung vom 11.09.1998 muss nach Müller-Busch kritisch darauf hingewiesen werden, dass dieser Entwurf mehr darauf hin orientiert ist, „Verhaltens- und Handlungsmöglichkeiten für eine Lebensbeendigung in Konfliktsituationen" aufzuzeigen, als nach Möglichkeiten einer verbesserten „Organisation und Ausbildung" für die Betreuung von sterbenden Menschen zu suchen (ebd. S. 263).

Nach dieser Auflistung der Unterschiedlichkeit in der Interpretation von Sterbebegleitung und Sterbehilfe mit seinen Nuancen wie passive und indirekte Sterbehilfe, Beihilfe zum Suizid und wie in den Niederlanden legalisiert - die aktive Sterbehilfe - wird die zum Teil unklare Rechtslage und Rechtsprechung deutlich und bringt durch die verschwommenen Grenzen viele Sterbebegleiter in Unsicherheit bezüglich deren Handlungen oder gar in ethische Konflikte (Brändel 1985, in: Schmitz-Scherzer 1998, S. 385).

Entscheidend ist nach Schmitz-Scherzer nicht eine größere Rechtssicherheit allein für mitmenschliche Qualität im Umgang mit Sterbenden, sondern dieses mitmenschliche Handeln muss von „jenen garantiert werden, die diese Situation maßgeblich gestalten: von den Ärzten, Pflegenden, Angehörigen und nicht zuletzt von den Sterbenden selbst." (Schmitz-Scherzer, in: Niederfranke et al. 1999, S. 386 - 387).

Die Diskussion über Euthanasie bringt häufig kontroverse Standpunkte hervor. Deshalb plädiert Schmitz-Scherzer dafür, dass bei aktiver Sterbehilfe sichergestellt werden müsste, „dass es aus Achtung vor der Persönlichkeit des Mitmenschen möglich ist ihn „seinen" Tod gegebenenfalls mit ärztlicher Hilfe sterben zu lassen" (ebd. S. 386).

Herbst (2002) plädiert dagegen eindeutig für eine Palliativmedizin statt Sterbehilfe und meint, dass gegenwärtig zum einen der medizinische Fortschritt und zum anderen die immer stärker betonte Selbstbestimmung des Patienten als „zwei ungestüme Kräfte" (ebd. S. 15) konkurrieren. Selbstbestimmung kann es seiner Meinung nach nicht um jeden Preis geben. „Es entwürdigt einen Menschen nicht, am Ende seiner Tage wiederum der liebevollen Fürsorge anderer anvertraut zu werden" (ebd. S. 15).

In der aktuellen Auseinandersetzung um ethische Aspekte in der Begleitung von sterbenden Menschen kann Reich (2002) zugestimmt werden in ihrem Hinweis, dass Palliativmedizin und Euthanasie nicht miteinander zu vereinbaren sind. Denn die Hauptaufgabe der Palliativmedizin ist Leid zu reduzieren und dem Patienten bis zum Tod ein Leben in Würde zu ermöglichen (Kassenarzt 2002).

Diese kontroversen Standpunkte machen deutlich, dass wir weiterhin einer offenen Diskussion bedürfen, in der die unterschiedlichen Positionen mit ihren jeweiligen Anliegen und Ängsten wahr- und ernst genommen werden, um ethische und rechtliche Richtlinien zu finden, die ein menschenwürdiges Sterben garantieren.

Deshalb kann die Stellungnahme der EAPC als wichtig gewertet werden, da nach einer Debatte des Europäischen Parlaments im Jahr 1991, die auf unterschiedlichen Ebenen in Europa Diskussionen zum Thema Euthanasie entfachte, der Vorstand der European Association for Palliative Care eine Arbeitssitzung einberief, die mit Hilfe von Experten die Sichtweise dieser Organisation zur Euthanasie verdeutlichen sollte. Betrachtet man die geschichtliche Entwicklung und gegenwärtige Situation zum Thema Euthanasie, so kann durch die Autoren der EAPC festgestellt werden, dass wenig darauf hindeutet, dass „in den letzten zehn Jahren konzentrierte Bestrebungen in Europa entstanden sind, auf parlamentarischen Wegen eine liberalisierte gesetzliche Regelung der Euthanasie zu erreichen" (Materstvedt L. J. et al. 2004, S. 102), da in vielen europäischen Ländern vor allem die medizinischen Fachgruppierungen und Verbände von Ärzten, Pflegenden und anderen Berufsgruppen aus dem Gesundheitsbereich sowie Palliativ-Care-Organisationen zu den Gegnern einer Liberalisierung zählen.

Im eben erwähnten Positionspapier *„Euthanasie"* und *„ärztlich assistierter Suizid"* wird die Schwierigkeit einer eindeutigen Definition von Euthanasie und ärztlich unterstütztem Suizid deutlich. Wird nämlich im Zusammenhang mit dem Begriff „Euthanasie" der Ausdruck „Töten auf Verlangen" verwendet, ist dies als „technische Handlungsbeschreibung zu verstehen, die sich auf das angewandte Verfahren bezieht".

Nach den Definitionen der EAPC kann weder der Therapieverzicht bei aussichtsloser Prognose, oder die Beendigung von aussichtslosen Maßnahmen noch eine „terminale Sedierung" das heißt der Einsatz von Sedativa zur Linderung intolerablen Leidens in den letzten Tagen des Lebens als Euthanasie gelten. „Medizinisches Töten einer Person ohne deren Einwilligung, entweder aufgrund der Unfähigkeit der Person ihr Einverständnis geben zu können *(nonvoluntary)* oder indem wider ihren Willen gehandelt wird *(involuntary)*, ist nicht Euthanasie, sondern Mord. Euthanasie kann somit nur unter der notwendigen Voraussetzung der Freiwilligkeit *(voluntary)* erfolgen" (Materstvedt & Griffith et al. 2004, S. 104). Es wird in diesem Zusammenhang kritisch erwähnt, dass der im angelsächsischen Sprachgebrauch häufig verwendete Ausdruck „voluntary euthanasia" verworfen werden sollte, „da er durch logische Folgerung zu

dem falschen Schlusssatz führt, es könne auch Formen unfreiwilliger Euthanasie geben" (Kimsma G. K 1996, 1998, in: Zeitschrift für Palliativmedizin 2004 S. 104). Sowohl in der Literatur als auch in der öffentlichen Debatte wird zuweilen zwischen so genannter aktiver und passiver Euthanasie bzw. Sterbehilfe unterschieden, wobei nach Ansicht der Ethics Task Force (Expertenteam der EAPC) diese Unterscheidung unangebracht ist, da „Euthanasie per definitionem eine aktive Handlung und daher „passive Euthanasie" ein Widerspruch in sich" darstellt, da es „passive Euthanasie" oder „passive Sterbehilfe" nicht geben kann (ebd.). Deshalb empfiehlt die „Ethics Task Force" sich auf folgende Definitionen zu einigen:
„Euthanasie ist Töten auf Verlangen und wird definiert als Handlung des Arztes, die mit der Absicht erfolgt, eine Person auf deren freiwilliges und angemessenes Verlangen hin zu töten, indem eine Medikation verabreicht wird.
Ärztlich assistierter Suizid wird definiert als Handlung eines Arztes, die mit der Absicht erfolgt, einer Person auf deren freiwilliges und angemessenes Verlangen hin die eigenständige Selbsttötung zu ermöglichen, indem eine Medikation zur Selbstverabreichung bereitgestellt wird" (Materstvedt L. J. et. al., in: Zeitschrift für Palliativmedizin 2004, S. 104).
Hierbei wird deutlich, dass es sich um Grundsatzfragen handelt, die von der EAPC diskutiert werden. Dabei ist es die Pflicht der EAPC, nachdrücklich die Wichtigkeit der Betreuung von Patienten mit lebensbegrenzenden Erkrankungen in „Übereinstimmung mit der Palliativ-Care-Definition der WHO aus dem Jahr 2002 hervorzuheben und zu fördern" (Sepulveda C., in: Zeitschrift für Palliativmedizin S. 104). Demnach strebt Palliative Care eine Reduktion von Leiden und Hoffnungslosigkeit am Lebensende an, so dass die Autonomie und somit die Würde des Patienten zu respektieren ist (ebd.). *Palliative Care* lässt sich beschreiben, als ein „Ganzheitliches Betreuungskonzept für Patienten, die sich im fortgeschrittenen Stadium einer unheilbaren Erkrankung befinden. Ziel ist es, die Lebensqualität zu verbessern bzw. möglichst langfristig zu erhalten (Palliativakademie 2002).
Die unterschiedliche Interpretationsweise der Begriffe Euthanasie und Sterbehilfe zeigt das Vorhandensein ethischer Konflikte im Spannungsfeld von Fürsorge und Selbstbestimmung. Dieses „Dilemma der Wirklichkeit" kennzeichnet nach Müller-Busch dieses Spannungsfeld zwischen den maximalen Bemühungen, alles für das Leben zu tun und dem Verzicht auch noch Machbares zu entscheiden, um „dadurch die Begleitung des Sterbens, des Abschieds, des Übergangs zu ermöglichen". In der modernen Medizin stellen Intensivmedizin und Palliativmedizin Extreme dar, die sich jedoch nicht unbedingt gegenseitig ausschließen müssen und durch die „technischen Möglichkeiten der Maximaltherapie auf Intensivstationen, durch die inzwischen fast alle Organfunktionen künstlich aufrecht erhalten werden können, und der verständnisvollen personellen Begleitung eines Sterbenden, dessen Leben auf einer Palliativstation friedlich zu Ende geht", beschrieben werden können (2005, S. 33 - 34). Müller-Busch bringt meines Erachtens einen bedeutenden Aspekt in die Diskussion der ethischen Entscheidungsfindung am Krankenbett mit ein, wenn er von der „Förderung und Wiederherstellung von Autonomie als das eigentliche und elementare Anliegen der Medizin" spricht. *Autonomie* kann demnach verstanden werden, als „die Fähigkeit des Organismus oder die Fähigkeit des Menschen, sich selbst zu regulieren, sein Leben

selbst zu führen, während Selbstbestimmung ihm die Möglichkeit gibt, über die eigene Zukunft zu entscheiden" (ebd. S. 34 - 35).

So kann der europäischen Gesellschaft für Palliative Care und ihrem im Jahr 2004 erschienenen Positionspapier zur Frage der Euthanasie und des ärztlich assistierten Suizids zugestimmt werden, dass der Respekt vor Autonomie ein wichtiges Anliegen von Palliative Care und Palliativmedizin ist und es deshalb darum geht, „Autonomie zu fördern und nicht, sie zu zerstören" (ebd.), damit die Würde eines Menschen bis zu seinem Ableben erhalten bleibt.

2.2.2 Menschenwürde – Versuch einer Definition

Der Begriff Menschenwürde spielt in der aktuellen ethischen Diskussion um Sterbebegleitung und Sterbehilfe eine zentrale Rolle. Zum einen beschreibt er den moralischen und rechtlichen Anspruch des Sterbenden und zum anderen die Zielvorstellung der Sterbebegleiter.

Einigkeit besteht in der formalen Bestimmung des Begriffs „Menschenwürde". Diese wird als elementares Grundrecht des Menschen angesehen, das weder aufhebbar noch verzichtbar ist. Uneinigkeit besteht dagegen dort, wo der konkrete Inhalt bestimmt werden soll. Autoren wie Jens und Küng (1995) treten deshalb in ihrem Plädoyer für Selbstverantwortung auch für die Beihilfe zum Suizid und aktive Sterbehilfe ein. Für Böckle (1992) ist diese Form nicht vertretbar, er geht in seinen Äußerungen sogar soweit, dass für ihn der Suizid moralisch nicht zu verantworten sei.

In der philosophischen Traditionsbetrachtung geht es zunächst um den Anspruch eines Menschen, „als Träger geistlich-sittlicher Werte" definiert zu werden. Daraus folgt, dass die Würde eines Menschen von dessen innerem Wertverständnis sowie seiner Biografie und Lebensplanung abhängt und aus dieser philosophischen Betrachtungsweise als Autonomie bezeichnet wird (Simon 1998, S. 6).

Deshalb kann nach Simon (1998) Menschenwürde inhaltlich immer nur im Hinblick auf einen konkreten Menschen bestimmt werden. „Konfrontiert man dieses (philosophische) Verständnis von Menschenwürde mit dem Erleben von Schmerz, so zeigt sich, daß Schmerz von Schwerkranken und Sterbenden nicht nur als Verlust von Werten ... erfahren wird, sondern mitunter auch als Verlust der Fähigkeit, Werte zu besitzen: Menschen erfahren ihr Leben angesichts schwerer chronischer Schmerzen nicht mehr als selbstbestimmt (autonom), sondern als von Schmerz bestimmt" (ebd. 1998, S. 6).

In der gegenwärtigen medizinethischen und juristischen Diskussion ist der Autonomiebegriff ein vieldiskutiertes Wort, das seinen Ursprung in der antiken griechischen Politik hat. Von der Philosophie aufgegriffen ist der Autonomiebegriff seit Kant ein zentraler Begriff geworden. In jüngster Zeit findet sich dieser Begriff in ethischen Diskussionen wieder, wobei man nach Aurnhammer (2000) den medizin-ethischen Begriff der Autonomie als das „Recht des Patienten, Dinge, die sein Leben betreffen, auch selbst zu entscheiden", bezeichnet (ebd. S. 288).

Insbesondere verlangt der chronische Schmerzzustand, der in einer langwierigen oder unheilbaren Krankheit seine Ursache hat, lokal und zeitlich unbegrenzt erlebt wird, wirksame Behandlung. So kann hieraus geschlossen werden, dass schwerer, chronischer Schmerz mit dem Verlust der Autonomie und folglich mit dem Verlust persönlicher Würde einhergehen kann.

Die, auf theologischer Betrachtungsweise beruhende, christlich-abendländische Tradition sieht den Menschen in seiner Würde geachtet und zwar unabhängig davon, „wie sehr er von Behinderung gezeichnet und durch Krankheit entstellt ist". Deshalb darf diese Würde auch im „extremen Leiden und unter der für unser Auge damit verbundenen Reduzierung auf die bloße Kreatürlichkeit nicht verloren" gehen (Seitz 2003, S. 107).

Im Zusammenhang mit der Diskussion um würdevolles Leben steht auch die um Patientenverfügungen. Die juristische Einschätzung und Bewertung der Patientenverfügung fällt nach Klie und Student (2003, S. 31) „unterschiedlich" aus, was im Folgenden näher erläutert wird.

Eine Patientenverfügung „wird mit dem Ziel aufgesetzt und unterzeichnet, dass auch dann, wenn ich als Patient nicht mehr in der Lage bin, selbst zu entscheiden, mein früher geäußerter Wille respektiert und befolgt wird" (ebd.). Die Patientenverfügung ist sozusagen „ein in die Zukunft hinein verlängerter Wille für den Fall, dass ich selbst nicht mehr entscheiden kann" (ebd.). Juristen sprechen hierbei vom so genannten „mutmaßlichen Willen", der für die behandelnden Ärzte grundsätzlich verbindlich sein sollte. Nach Aussagen der Autoren ist beim Verfassen einer Patientenverfügung auf eine konkrete Willensäußerung zu achten, „sowohl bezogen auf die ärztliche Behandlungsmaßnahme als auch bezogen auf die vor Augen stehende Erkrankung", die dann, je konkreter verfasst, eine umso höhere Verbindlichkeit erlangt und damit die behandelnden Ärzte verpflichtet. Darüber hat die Rechtssprechung in den letzten Jahren Klarheit geschaffen, da in der ärztlichen Praxis und im Klinikalltag häufig die Frage nach der Verbindlichkeit einer Patientenverfügung gestellt wurde.

Dies verlangt, dass sich der Betreffende mit seiner eigenen gesundheitlichen Entwicklung und „dem eigenen Risikoprofil einerseits und den eigenen weltanschaulichen Überzeugungen andererseits" auseinandersetzt. Eine bewusste Auseinandersetzung in der Familie mit Fragen die das Lebensende betreffen, wird einerseits positiv gewertet, andererseits „liegt aber auch eine gewisse Zumutung der Moderne" vor, die dem einzelnen abverlangt wird und „macht auch das Sterben und den Tod zumindest gedanklich dem Einzelnen zur Gestaltungsaufgabe – und in begrenzter Weise verfügbar. Es gilt nicht mehr der Satz aus dem Neuen Testament „Für mich ist gesorgt, sondern: Du hast vorzusorgen" (ebd. S. 33).

Wie verbindlich sind nun tatsächlich Patientenverfügungen? Empirische Untersuchungen lassen erkennen, dass sich die wenigsten behandelnden Ärzte und Pflegekräfte bislang an entsprechende Verfügungen gehalten haben, da der Eid des Hippokrates für die Ärzte als ethische Leitlinie gilt und durch eine Patientenverfügung nicht gebrochen werden darf. Dies ist aber im Eid des Hippokrates gar nicht vorgesehen und nach Klie juristisch gesprochen nicht richtig: „Die Ärzte sind wie alle Bürger an die Verfassung, an die Grundrechte aus dem Grundgesetz gebunden, die die freie Entfaltung der Persönlichkeit und die Entscheidungsfreiheit des Betroffenen grundsätzlich über die Handlungsprinzipien des Arztes stellt, so sie nicht ohnedies der Selbstbestimmung des Patienten dienen" (ebd. S. 33 - 34). In diesem Konflikt des Arztes zwischen Erhaltung von Leben und Respektierung des Patientenwillens geht der Wille des Patienten so lange vor, wie juristisch dem Arzt keine Grenzen gesetzt werden.

In den letzten Jahren konnte durch die Rechtsprechung einige Klarheit erreicht und zusätzlich durch die Richtlinien der Bundesärztekammer zur Sterbebegleitung den Ärzten mehr Sicherheit gegeben werden, wenn „sie einem eindeutig niedergelegten und geäußerten Patientenwillen Folge leisten", so dass mit diesen „straf- und standesrechtlichen Klärungen" zumindest ein Anfang gemacht wurde (ebd. S. 34).

An anderer Stelle äußert Klie Zweifel, wenn Bürger zukünftig ihre medizinischen Patientenverfügungen und Vorsorgentscheidungen in die „Gestalt von den hierfür vorgesehenen Rechtsinstituten fassen", da diese sich an vorformulierte Texte und Formulare halten, ohne dass gewährleistet ist, dass sie Inhalt und Tragweite der Verfügungen abschätzen können (2003, S. 350). Klie schätzt eine Entwicklung problematisch ein, die das Abfassen von Patientenverfügungen und „dies mit einem bestimmten und ggf. weit interpretierbaren Inhalt zu einer Art sozialen Pflicht werden lässt". So können die zur Vermeidung von rechtlichen Betreuungen durchgeführten „Aufklärungskampagnen" zum Abfassen von Verfügungen in eine solche Richtung wirken, wenn sie „in Verbindung stehen mit der Debatte über die Leistungsfähigkeit des öffentlichen Gesundheitssystems. So eingebettet können Patientenverfügungen zum „Türöffner" für aktive Euthanasiebestrebungen werden" (Klie 2003, S. 350). Dennoch bleiben nach Klie Patientenverfügungen „autonomiesichernde Rechtsinstitute" für den einzelnen Patienten (S. 350).

Diejenigen, die sich deutlich für eine Patientenautonomie aussprechen, stehen Kritikern gegenüber, die in der breiten Etablierung eine Missbrauchsgefahr sehen, eine „Entmündigung" der Nichteinwilligungsfähigen, wo das Selbstbestimmungsrecht zum Nachteil des Patienten zu werden droht (Klie 2003, S. 353).

In Zeiten der zunehmenden Knappheit von öffentlichen Geldern im Gesundheitswesen, insbesondere im institutionellen Bereich ist zu befürchten, dass immer mehr ökonomische Überlegungen die Entscheidung über Therapie oder Therapieverzicht dominieren werden. Dies kann zur Folge haben, dass die Erhaltung der Würde des Menschen zum Beispiel bei schweren Demenzverläufen auf der Strecke bleiben könnte (Klie 2003).

Daraus ergibt sich zwingend die Fragestellung, was können die Gesellschaft, die politisch Verantwortlichen und der Mensch als Einzelner tun, damit betroffene Menschen diese Würde behalten oder wiedererlangen.

In Beantwortung der Frage was wir tun können, muss meines Erachtens Rüegger's Aussage über Würde durchaus in die Interpretationsdiskussion eingebracht werden, wo es heißt, dass insbesondere kranke und alte Menschen auf eine „Art und Weise" begleitet werden, die zum Ausdruck bringt, „dass der Betroffene von den ihn Umgebenden in allen Handlungen bis zuletzt als (eine) mit einer unverlierbaren Würde ausgestatte Person geachtet wird" (ebd. 2002, S. 108). Ein Weg in diese Richtung wird von der Hospizidee aufgezeigt.

3 Die Hospizbewegung als mögliches Konzept der Sterbebegleitung

Wie bereits oben dargestellt, möchte die überwiegende Mehrheit von Patienten am Lebensende in ihrer vertrauten Umgebung sterben. Diesem Wunsch kann jedoch nach Burchard (2005) oft nicht entsprochen werden, da die Angehörigen meist nicht in der Lage sind, die Belastungen auszuhalten, die mit der Pflege eines sterbenden Menschen verbunden sind und häufig eine optimale palliativmedizinische Versorgung in der hausärztlichen Betreuung nicht gewährleistet werden kann.

Deshalb sieht die Realität so aus, dass die Mehrzahl von ihnen in Institutionen stirbt. Außerdem haben viele Menschen mit zunehmendem Alter Angst vor Sterben, Isolation und „Ausgeliefertsein an Maschinen", nicht zuletzt Angst vor Schmerzen am Lebensende (Muschaweck-Kürten 1992, S. 118). Diese Angst vor einem fremdbestimmten, schmerzhaften Sterben wird vor diesem Hintergrund von Organisationen wie der „Gesellschaft für humanes Sterben" benutzt, um an die Selbstbestimmungsrechte des Einzelnen zu appellieren. Deren Ziel heißt, wie oben bereits beschrieben, Legalisierung der aktiven Sterbehilfe.

Parallel zu der bisher üblichen monopolistischen ärztlichen Sterbebegleitung hat sich in Deutschland in den siebziger Jahren eine Hospizbewegung entwickelt, die sich als zentrale Aufgabe gesetzt hat, Sterbenden die letzte Zeit ihres Lebens in würdiger und selbst gestalteter Weise zu ermöglichen, ihr Sterben zu begleiten, ohne die verbleibende Zeit zu verkürzen (Eckart 1998).

So kann diese zentrale Aufgabe als Antwort auf anstehende Probleme am Ende des Lebensweges verstanden werden. Diese Hospizidee wird realisiert von Menschen „unterschiedlicher Überzeugungen und unterschiedlicher Motivation mit einem gemeinsamen Ziel: Die Würde des Menschen zu sichern in Zeiten schwerer Krankheit, des Sterbens und der Trauer" (Strätling & Strätling-Tölle 2001, S. 6).

Der Name „hospice" kommt aus dem Lateinischen und heißt Herberge. Hospize waren im Mittelalter Raststätten, die von Mönchen oder Nonnen geleitet, mittellose Menschen aufnahmen, Kranke und Sterbende pflegten und Pilgern zum Heiligen Land eine Herberge boten (Tausch 1996).

Nach der Säkularisation nahmen Diakonissen und Pastoren wie Theodor Fliedner im Jahr 1836 in Friedensheim oder die „Irish Sisters of Charity" in London die Betreuung von Schwerstkranken und Sterbenden wieder auf. Auf diese Art wurden nach Burgheim (2003) neue Pflegeorden gegründet.

Bei dem Wort Hospiz denken viele Menschen an den Tod und manche verbinden damit christliche Herbergen und einfache Hotels, vor allem in der Schweiz, wo diese Hospize genannt werden (Everding & Westrich 2001).

„Das Wiederaufgreifen des Wortes Hospiz beruhte dabei auf einer bewußten Rückbesinnung auf sehr frühe Versorgungskonzepte aus jenen Zeiten, als es bei fast keiner Krankheit kurative Möglichkeiten oder auch nur Behandlungsansätze gab" (Aulbert 2000, S. 17).

Der zentrale Ausgangspunkt für die Hospizbewegung und für die Palliativmedizin ist die „Philosophie vom menschenwürdigen Leben und Sterben bis zum letzten Atemzug" (Strätling, Strätling-Tölle 2001, S. 9).

Das Ziel ist die Linderung von Leiden und Schmerzen, indem die Bedeutung der Lebensqualität eines schwerkranken Menschen in den Mittelpunkt gestellt wird. Diese Art von Behandlung wird aus einer Motivation gespeist, die dem Fortschrittsglauben in unserer heutigen modernen Medizin entgegensteht.

Denn der Fortschritt stößt in Anbetracht von sterbenden und nicht mehr heilbaren Menschen an seine Grenzen und die „Euphorie grenzenlosen Heilens ist kritisch zu reflektieren" (Seitz 2002, S. 1).

Deshalb sind Wege gefragt, die einen neuen Umgang mit Sterben, Tod und Trauer ermöglichen. Das Ehepaar Strätling, Strätling-Tölle hat in seinem 2001 erschienenen Kursbuch „Hospiz" folgende Prinzipien der Sterbe- und Trauerbegleitung aufgestellt:

- die Achtung vor dem Leben und vor der menschlichen Würde;
- die Achtung vor den religiösen Überzeugungen und ethischen Wertvorstellungen des anderen;
- die Achtung vor seiner Freiheit und seiner menschlichen Selbstbestimmung (Autonomie);
- die Achtung vor seinen persönlichen Bedürfnissen und Wünschen am Lebensende (ebd. 2001, S. 9).

Deshalb möchten Hospizmitarbeiter dazu beitragen, die Hospizidee vom lange vorherrschenden Tabu bezüglich der Todes- und Sterbeproblematik zu befreien und wollen vor allem Schwerkranke mit ihren Angehörigen im Rahmen ihrer Möglichkeiten unterstützen.

Nach den Worten von Cicely Saunders, der Begründerin des ersten Hospizes in London, bedeutet „Hospiz nicht ein Gebäude, sondern Einstellungen und Fähigkeiten, die inzwischen ebenso bei der Begleitung von Patienten zu Hause, auf den Palliativstationen in Krankenhäusern und in der Arbeit von Palliativ-Teams gefunden werden können" (Hörl 1999, S. 10).

3.1 Hospizbewegung aus dem angloamerikanischen Raum

Ein biografischer Abriss des Werdeganges der Hospizinitiatorin soll im Folgenden die Hintergründe der Entstehung des Hospizgedankens erleichtern:

Cicely Saunders, die 1918 in London geboren wurde, arbeitete zunächst als Krankenschwester. Aufgrund starker Rückenprobleme ließ sie sich später als medizinische Sozialarbeiterin ausbilden und arbeitete daraufhin in verschiedenen Krankenhäusern, wo sie vor allem mit Krebspatienten in Kontakt kam. Angesichts der Erfahrungen, die sie mit diesen Patienten machte, entstand in ihr der Wunsch, sich speziell für Sterbende einsetzen zu wollen. Um dieser Aufgabe gerecht werden zu können, studierte sie bis 1957 noch Medizin. In den folgenden zehn Jahren leistete sie Pionierarbeit, die das Gesicht der Sterbebegleitung in der zweiten Hälfte des letzten Jahrhunderts grundlegend verändert hat. Im Rahmen eines Forschungsauftrages untersuchte sie in einem Team die Möglichkeiten der Schmerzbekämpfung. Zeitgleich fängt Saunders an, mit einflussreichen Persönlichkeiten aus der Medizin, der Krankenpflege, dem Sozialbereich und der Kirche Kontakt aufzunehmen, um diese für die Idee eines eigens für Sterbende eingerichteten Hauses zu gewinnen.

Da Cisely Saunders unter den Bedingungen inhumanen Sterbens in dem großen Krankensaal der Großstadt von London litt, wo nicht nur räumliche Enge, sondern auch die Orientierung an der „technischen Medizin als Reparaturwerkstatt, in der das Sterben als Scheitern der ärztlichen Bemühungen empfunden wurde" (Burgheim 2003, S. 3), wurde am 24.07.1967 das von ihr gegründete „St. Christopher`s Hospice" eröffnet und gilt somit als Ausgangspunkt der modernen Hospizbewegung (Hörl 1999, S. 6).

Mit Saunders`s Konzept des „total pain" machte sie deutlich, dass der Schmerz nicht nur körperliche, sondern ebenso emotionale, psychosoziale und spirituelle Ursachen hat. Somit kann sie als „Vorreiterin der ganzheitlichen Palliativ Care" bezeichnet werden (Burgheim 2003, S. 3).

Die Hospizidee fand im englischsprachigen Raum rasche Ausbreitung und wurde durch Hausbetreuungsdienste, den so genannten Home Care Service und Tageskliniken erweitert, um dem Wunsch von Schwerkranken und Sterbenden zu entsprechen, in der vertrauten Umgebung verbleiben zu können.

Das erste amerikanische Hospiz wurde 1974 unter Mitwirkung von Elisabeth Kübler-Ross in New Haven gegründet. Bereits 1975 entstand weltweit die erste Palliativstation am Royal Victoria Hospital in Montreal in Kanada.

In den eben beschriebenen Ländern spielen Hospize mit ihren unterschiedlichen Organisationsformen eine bedeutende Rolle bei der Versorgung Schwerkranker und Sterbender. In Großbritannien gelten heute die Hospize als ein fester Bestandteil des bestehenden Gesundheitssystems (Kirschner 1996).

Betrachtet man Studienergebnisse, um Vor- und Nachteile des Hospizkonzeptes beurteilen zu können, worin Hospiz- und Krankenhauspatienten verglichen wurden, so fällt nach Seal (1991) auf, dass deutliche methodische Schwierigkeiten bei der Definition und Einordnung wichtiger Parameter wie Kommunikation, Empathie oder Zufriedenheit vorliegen, ohne eindeutig signifikante Ergebnisse zu erhalten.

Andere Studien haben sich mit der Belastung der Mitarbeiter von Hospizen und verschiedener Krankenhausstationen bezüglich der beruflichen Zufriedenheit befasst. Die Annahme, dass die Belastungssituation und die damit einhergehende berufliche Unzufriedenheit auf Hospizstationen größer seien als auf anderen Stationen, erwies sich als unzutreffend. Es konnte vielmehr gezeigt werden, dass insbesondere die Zufriedenheit unter den Hospizangestellten am größten war, was vor allem auf strukturelle Maßnahmen innerhalb dieser Stationen, sowie auf ein besonderes Personal-Patienten-Verhältnis zurückzuführen ist. Außerdem gehen die Autoren dieser Studie davon aus, dass Pflegekräfte, die auf Hospizstationen arbeiten, eine spezielle Vorbereitung im Umgang mit Sterbenden und deren Angehörigen erhalten, was sich wiederum günstig auf die Berufszufriedenheit auswirke (Gray-Toft, Anderson 1981).

3.2 Hospizbewegung in Deutschland

Die Hospizbewegung in der Bundesrepublik Deutschland kam erst mit Verspätung in das Bewusstsein der Bevölkerung. In Westeuropa war es einer der letzten Staaten, die „sich dieser neuen Idee geöffnet haben" (Student 1999, S. 43).

Dabei orientiert sich die deutsche Hospizbewegung stark an Ländern wie Großbritannien, den Vereinigten Staaten von Amerika und Skandinavien, da sich diese dort schon länger etablieren konnte. In Deutschland wurde das „St. Christopher's Hospice" durch den im Fernsehen gezeigten Film „Noch 16 Tage ..." des Jesuitenpaters Reinhold Iblacker bekannt. Pater Iblacker drehte 1971 in Saunders Hospiz mit einem Fernsehteam eine Dokumentation über die letzten sechzehn Lebenstage eines Menschen. Dieser Film löste erstmals eine breitere Bewegung aus und führte insofern zu Missdeutungen, als in Deutschland lange der Begriff „Sterbeklinik" synonym für Hospiz verwendet wurde (Iblacker & Braun 1971).

Das Bundesministerium für Jugend, Familie und Gesundheit führte im Jahr 1978 eine Anfrage bei Kirchen, Wohlfahrtsverbänden, Krankenhausgesellschaften und Personen mit profunden Kenntnissen dieser Materie durch, um ein Meinungsbild über die eventuell als Modell gedachte Errichtung von solchen so genannten Sterbekliniken zu erhalten. Die Förderung von Modellversuchen wurde von 92 % der einbezogenen Verbände und Institutionen abgelehnt. Die Ablehnung lag in der Aussage begründet, dass das Sterben in eigens dafür vorgesehenen Kliniken als ein inhumanes Ausgliedern aus der Gesellschaft interpretiert wurde. Zudem glaubte man, dass die Konfrontation mit Sterben und Tod eine zu große psychische Belastung für Pflegende und auch Patienten sei (Jelen 1980). Aus diesen Stellungnahmen wird deutlich, dass keine inhaltliche Auseinandersetzung mit den bereits etablierten Hospizen in anderen Ländern stattgefunden hat (Jelen 1980).

In dieser Zeit der kontroversen Diskussionen über die Einrichtung von Hospizen bewirkten weitere Publikationen wie zum Beispiel von Elisabeth Kübler-Ross, dass ein Umdenken im Umgang mit den Schwerkranken und Sterbenden in Gang gesetzt wurde, gerade weil es die psychische Seite der Krisen und Sterbeprozesse aufzeigt. Ihr Buch „On Death and Dying", das 1969 mit dem deutschen Titel „Gespräche mit Sterbenden" erschien, fand großes Interesse (Schmitz-Scherzer 1996). Ihre Bücher gehören heute zum Allgemeinwissen, um durch emotionale Begleitung Sterbenden diesen Weg zu erleichtern.

Dennoch dauerte es fast noch zwanzig Jahre, bis der Hospizbegriff und der Hospizgedanke sich hierzulande durchsetzten und erste falsche Vorstellungen von einem Sterbe-Haus und einer Sterbe-Klinik korrigiert werden konnten. Nach Burgheim sind bis heute „immer noch Vorstellungen in den Köpfen, Hospiz sei ein Haus mit der Gefahr, dass dorthin Sterbende abgeschoben werden" (2001, S. 4).

So geriet die moderne Hospizbewegung in Deutschland in den 70er Jahren wegen der „Etikettierung" von Hospizen als Sterbekliniken und einer inhaltlichen „Nicht-Auseinandersetzung" in ein schlechtes Licht. Trotz dieser Schwierigkeiten konnte durch das große Engagement einiger „Pioniere" der längst überfällige Aufschwung erreicht werden, wenn auch noch lange nicht in ausreichender Zahl (Seitz & Seitz 2002, S. 219). Als erstes deutsches Hospiz wird das „Haus Hörn" in Aachen durch Pastor Dr. Türks gegründet. Die bereits 1983 neu errichtete Palliativstation in Köln ruft erst vier Jahre später ein „großes Presseecho" hervor (Seitz & Seitz 2002, S. 138).

1988 wurde die „Deutsche Hospizhilfe" – ein gemeinnütziger Verein – auf Initiative der Journalistin Renate Wiedemann mit dem Ziel gegründet, den Hospizgedanken in der Bundesrepublik Deutschland durch gezielte Öffentlichkeitsarbeit bekannt zu machen und die sich vielerorts bildenden Initiativen wirkungsvoll durch Spendensammlungen zu unterstützen (Seitz & Seitz 2002, S. 183).

Die „Deutsche Hospizhilfe" hat folgende Ziele festgelegt:

„eine Lobby für alte und sterbende Menschen und ihre Angehörigen zu bilden,
- die Öffentlichkeit über Ziele der Hospiz-Bewegung zu informieren und die inzwischen Hunderte von Hospiz-Initiativen finanziell durch Spendensammlungen zu unterstützen,
- ärztliche Ausbildung in Sterbebegleitung und Schmerztherapie zu fördern, damit diese bald zur Grundausbildung eines jeden Mediziners gehören,
- zur Alters- und Sterbeforschung anzuregen" (Wiedemann 1996, in: Beutel & Tausch, S. 204).

Seitz und Seitz (2002) meinen in ihrem Buch über „Die moderne Hospizbewegung in Deutschland auf dem Weg ins öffentliche Bewusstsein", aufgrund von Recherchen im Zeitraum von 1970 bis 2000 in führenden überregionalen Presseorganen, dass „insgesamt die mediale Präsenz des Hospizgedankens in Deutschland jedoch wesentlich geringer als die sehr emotionalisierte Diskussion um Euthanasie und Sterbehilfe" dargestellt wurde (ebd. S. 139).

In den 90er Jahren hat sich die Hospizbewegung in Deutschland durch eine Welle von Gründungen zur Bürgerbewegung entwickelt und somit einen großen Anteil an der „Enttabuisierung von Sterben und Tod" beigetragen (ebd. S. 219).

In diesem Zusammenhang spricht Burgheim von einem wahren Gründungsboom von Hospizgruppen mit einem „ungeahnten und auch sehr fruchtbaren Ausmaß", so dass manche sogar von „Wildwuchs und krebsartigem Wachstum" bezüglich der vielen Neugründungen sprechen. Inzwischen gibt es über 600 Hospizgruppen, die in 16 Landesarbeitsgemeinschaften, vier Dachorganisationen und in der Bundesarbeitsgemeinschaft Hospiz zusammengefasst und organisiert sind (2001, S. 5).

Die zunehmende Versachlichung in öffentlichen Diskussionen zeigt sich in der nun richtigen Verwendung des Begriffs „Hospiz". Diese „dynamische" Entwicklung im Laufe von etwa zehn Jahren, die durchaus optimistisch bewertet werden kann, geht parallel mit einer schwierigen finanziellen Lage einher. Im Jahr 2000 ist die Finanzierung von Hospizen mit ihren weiteren Initiativen, wie die ambulante Hospizarbeit, noch nicht restlos geregelt. (Seitz & Seitz 2002, S. 139 - 140), auch wenn Gesundheitsminister im Jahr 2000 einmütig beschlossen haben, dass auch die ambulante Hospizarbeit finanziell und bundesweit abzusichern ist. Im Sommer 2001 wurde dies vom Bundesrat beschlossen und ist somit durch die in den Bundestag eingebrachten Gesetze realisiert worden (Burgheim 2001, S. 5).

Nach dem „Gründungsboom" und der Einrichtung organisatorischer Strukturen wird eine „Konsolidierung, die Qualitätsentwicklung und Qualitätssicherung eine wichtige Aufgabe sein". Dazu hat die Bundesarbeitsgemeinschaft Hospiz einen Ausschuss eingesetzt, der sich damit eingehend auseinander zu setzen hat. Dies wird durch industriell geprägte Begriffe wie „Top Quality Management" (TQM) ausgedrückt (ebd. S. 5). Die Liste von Qualitätskriterien wird demnach unmittelbare Auswirkungen auf Strukturen haben und besonders folgenreich sich in der Ausbildung der Ehrenamtlichen bemerkbar machen (ebd. S. 6).

Große Gefahr besteht nach Seitz & Seitz (2002) für die moderne Hospizbewegung dann, wenn sie ihre ehrenamtliche Komponente nicht mehr behaupten kann und dadurch zum „bloßen Element des staatlichen Gesundheitswesens oder zum Spielball von Funktionärsinteressen und -querelen" wird (ebd. S. 220).

Es kann konstatiert werden, dass die Hospizbewegung auf ihrem bisherigen Weg in unserer säkularisierten und individualisierten Gesellschaft einen Wertewandel herbeigeführt hat, indem sie Tod und Sterben als ein ganzheitliches Konzept verstanden und auch mit Idealismus umgesetzt hat. Damit diese Bewegung ihre gesellschaftsverändernde Kraft nicht verliert, muss sie an einer Integration von Palliativmedizin und Hospizarbeit festhalten, weiterhin die aktive Sterbehilfe ablehnen, außerdem an Konzepten arbeiten, um die zukünftigen Herausforderungen bewältigen zu können (ebd. S. 220).

3.3 Grundprinzipien von Hospizarbeit

Die Grundsätze der Hospizarbeit in Deutschland sind in der Satzung der Bundesarbeitsgemeinschaft Hospiz zur Förderung von ambulanten, teilstationären und stationären Hospizen, und Palliativmedizin e. V. wie folgt festgelegt:

„Im Mittelpunkt der Hospizarbeit stehen der sterbende Mensch und die ihm Nahe-stehenden. Sie benötigen gleichermaßen Aufmerksamkeit, Fürsorge und Wahrhaftigkeit. Die Hospizarbeit richtet sich bei ihrer Hilfe und ihrer Organisation nach den Bedürfnissen und Rechten der Sterbenden, ihrer Angehörigen und Freunde.

1. Die Hospizbewegung betrachtet das menschliche Leben von seinem Beginn bis zu seinem Tode als ein Ganzes. Sterben ist Leben – Leben vor dem Tod. Die Hospizarbeit zielt vor allem auf Fürsorge und lindernde Hilfe, nicht auf lebensverlängernde Maßnahmen. Diese lebensbejahende Grundidee schließt aktive Sterbehilfe aus.

2. Sterben zu Hause zu ermöglichen ist die vorrangige Zielperspektive der Hospizarbeit, die durch den teilstationären und stationären Bereich ergänzt wird, wenn eine palliative Versorgung zu Hause nicht zu leisten ist.

3. Das Hospiz in seinen vielfältigen Gestaltungsformen kann eigenständige Aufgaben im bestehenden Gesundheits- und Sozialsystem übernehmen und gegebenenfalls in enger Kooperation mit den bereits bestehenden Diensten eine kontinuierliche Versorgung sterbender Menschen gewährleisten.

4. Zur Hospizarbeit gehört als wesentlicher Bestandteil der Dienst Ehrenamtlicher. Sie sollen gut vorbereitet, befähigt und in regelmäßigen Treffen begleitet werden. Durch ihr Engagement leisten sie einen unverzichtbaren Beitrag zur Teilnahme des Sterbenden und der ihm Nahestehenden am Leben des Gemeinwesens.

5. Professionelle Unterstützung geschieht durch ein multidisziplinäres Hospizteam von Ärzten, Pflegekräften, Seelsorgern, Sozialarbeitern, Ehrenamtlichen u. a. Für diese Tätigkeiten benötigen sie eine sorgfältige Aus-, Fort-, und Weiterbildung, fortgesetzte Supervision und Freiräume für eine persönliche Auseinandersetzung mit Sterben, Tod und Trauer.

6. Das multidisziplinäre Hospizteam verfügt über spezielle Kenntnisse und Erfahrungen in der medizinischen, pflegerischen, sozialen und spirituellen Beeinflussung belastender Symptome, welche das Sterben begleiten können, zum Beispiel in der Schmerzbehandlung und Symptomkontrolle.

7. Zur Sterbebegleitung gehört im notwendigen Umfang auch die Trauerbegleitung" (Jahresbericht Christophorus Hospiz e. V. 2001, S. 2).

Nach diesen Grundsätzen arbeiten mit unterschiedlichen Akzenten die verschiedenen Hospizeinrichtungen in Deutschland.

Es lässt sich feststellen, dass in den letzten zwanzig Jahren eine Hospizbewegung in Deutschland entstanden ist, eine Bewegung, die längstens überfällig den sterbenden Menschen mit seinen Bedürfnissen in den Mittelpunkt setzt.

In der Hospizbewegung kommt es zum Ausdruck eigener Nöte, individueller Fragen bezüglich der Sterbe- und Trauerbegleitung, sowie der übergreifenden Verbindung der unterschiedlichsten Menschen (Roß 2002).

Diese Problematik greift der Arzt und Psychotherapeut J.-C. Student auf, beeinflusst durch eigene leidvolle Erfahrung. Student beschreibt sehr einfühlsam seinen Wandel vom schulmedizinisch denkenden und handelnden, zum fürsorglich begleitenden Arzt, hervorgerufen durch den Tod seiner Tochter. „Es geht mir heute weniger darum, Menschen wieder gesund zu machen, schon gar nicht um jeden Preis. Aber es scheint mir ein lohnendes Ziel zu sein, Menschen die Möglichkeit zu geben, wieder *heil* zu werden, gerade im Sterben" (Student 1999, S. 20). Diese Aussage ist meines Erachtens im Grunde genommen die Inhaltsformel der Hospizarbeit.

Dennoch sei den kritischen Ausführungen von Roß an dieser Stelle bezüglich des vorherrschenden Missverständnisses vom „guten Tod" zugestimmt, da auch im Hospiz nicht immer „das edle, schöne Sterben möglich ist" (ebd. 2002, S. 149). Enttäuschung, Trauer und Ohnmacht müssen auch im Hospiz als ungelöste Fragen des zu Ende gehenden Lebens unbeantwortet bleiben.

Hospizarbeit und Palliativmedizin haben eine gemeinsame Wurzel und nach Bausewein (2001) auch ein gemeinsames Ziel, nämlich die Betreuung und Begleitung von Patienten in der letzten Lebensphase, sowie die „Thematisierung und Enttabuisierung von Sterben, Tod und Trauer in unserer Gesellschaft" (ebd. S. 5).

Nach den bisherigen Ausführungen sind Aufgaben und Ziele der Hospizbewegung in den verschiedenen Ländern gleich, dennoch unterscheidet sich zum Teil die praktische Umsetzung erheblich. Betrachtet man zum Beispiel die Aufnahmekriterien für amerikanische, englische und deutsche Hospize, so wird diese Unterschiedlichkeit deutlich (Huseboe & Klaschik 2000, S. 21 - 22).

Aufnahmekriterien für amerikanische Hospize:

- „Die Lebenserwartung der Patienten darf nicht über 6 Monate betragen.
- Patienten und Angehörige müssen über den terminalen Zustand aufgeklärt sein.
- Alle Hospizpatienten müssen eine pflegende Bezugsperson haben.
- Die Hospizversorgung sollte aus Kostengründen zu Hause erfolgen.
- Hospizpatienten erhalten weniger ärztliche Betreuung.

Aufnahmekriterien für britische Hospize:

- Patienten mit weit fortgeschrittener, fortschreitender, inkurabler Erkrankung.
- Die Aufnahme der Patienten ist nicht an die Lebenserwartung von 6 Monaten gebunden.
- Patienten und Angehörige müssen nicht über den terminalen Zustand aufgeklärt sein, wenngleich dies wünschenswert ist.
- Hospizpatienten müssen keine pflegende Bezugsperson haben.
- Hospizarbeit ist intensive Arbeit für Patienten und Angehörige, die mehr ärztliche Betreuung benötigen" (Twycross 1990, in: Huseboe & Klaschik 2000, S. 21).

In Deutschland wurde nach einer Rahmenvereinbarung im Jahre 1998/1999 zwischen den Spitzenverbänden der Krankenkassen und der Bundesarbeitsgemeinschaft Hospiz, sowie weiteren caritativen Organisationen Aufnahmekriterien für ein stationäres Hospiz wie folgt festgelegt:

Aufnahmekriterien in Deutschland:

- der Patient leidet an einer Erkrankung,
- „die progredient verläuft und bereits ein fortgeschrittenes Stadium erreicht hat und
- bei der eine Heilung ausgeschlossen und eine palliativ-medizinische Behandlung notwendig oder vom Patienten erwünscht und
- die lediglich eine begrenzte Lebenserwartung von Wochen oder wenigen Monaten zu erwarten lässt und
- eine Krankenhausbehandlung im Sinne des § 39 SGB V nicht erforderlich ist" (Huseboe & Klaschik 2000, S. 22).

Nach Huseboe & Klaschik sind diese Rahmenbedingungen als ein „großer Schritt zur Qualitätssicherung" in deutschen Hospizen zu betrachten (ebd. S. 23). Auf internationaler Ebene kann jedoch mit Burgheim (2003) festgestellt werden, dass es bislang noch kein länderübergreifendes Gremium gibt, das sich für eine Qualitätssicherung einsetzt. Des weiteren beklagt er das Fehlen von Hospiz-Gütesiegeln und verbindlichen Qualitätsstandards, mit fatalen Folgen, da sich unter den „Mantel der Hospiz- oder Palliativ-Bewegung auch Organisationen schmuggeln, wie die Schweizer EXIT-Hospize, die eine gezielte und aktive Suizid-Nachhilfe vertreten, indem sie die Helfer mit wirksamem Selbsttötungsmaterial ausstatten, damit sie den Selbsttötungswilligen mit entsprechenden Mitteln behilflich sein können" (ebd. S. 4 - 5).

Mit dem Punkt „Hospizbewegung als mögliches Konzept der Sterbebegleitung" kann zusammenfassend und gleichzeitig zum nächsten Punkt überleitend als vorläufiges Ergebnis festgehalten werden, dass mit der Eröffnung des St. Christopher`s Hospices in London im Jahr 1967 durch Cicely Saunders eine starke, weltweite Bewegung in Gang gesetzt wurde. Diese Bewegung hat sich der Verbesserung der Situation sterbender und trauernder Menschen verschrieben. Auffallend daran ist, dass die Länder, die diese Idee aufgegriffen haben, „jeweils ganz eigene Wege entwickelten, um das Hospizkonzept unter ihren jeweiligen gesellschaftlichen Bedingungen zu realisieren". In der Bundesrepublik Deutschland hat sich das Hospizkonzept im Vergleich zu den anderen Ländern relativ spät etabliert. Dabei entdeckte es von Anfang an als „ideales Gestaltungsziel die stationäre Hospizeinrichtung" (Student & Bürger 2002, S. 52). Eine weitere Besonderheit besteht nach eben zitierten Autoren in der Entwicklung von Palliativstationen, die sich dem Hospizkonzept verpflichtet fühlen und Ziele verfolgen, die im folgenden Kapitel näher erläutert werden.

4 Entwicklung der Palliativmedizin

Neue Konzepte in der Behandlung Schwerstkranker und Sterbender zu entwickeln, ist in den 60er Jahren entscheidend von zwei Ärztinnen, Elisabeth Kübler-Ross und Cicely Saunders, ins Bewusstsein gerufen worden.

Kübler-Ross zeigte in ihren Interviews mit Sterbenden deren Lebenskrisen, Ängste und Leiden in den letzten Monaten ihres Lebens. Wir wissen seit ihren Untersuchungen, wie „sehr Sterbende die Kommunikation über Fragen, die mit ihrem Leben, Sterben und Tod zusammenhängen, benötigen und wie hilfreich es ist, wenn man sich diesen Fragen stellt" (Aulbert 2000, S. 17). Saunders gründete zur gleichen Zeit in London das erste Hospiz der modernen Hospizbewegung, das als Ursprung der Palliativmedizin dargestellt werden kann. Durch ihre medizinischen Bemühungen konnte sie zeigen, wie sich schmerzhafte Symptome durch ein ganzheitliches Betreuungskonzept, das den Kranken und seine Angehörigen einbezieht, lindern lassen und somit die elementaren Bedürfnisse Schwerstkranker und Sterbender erfüllen kann (Aulbert 2000).

Die Hospizidee und die Palliativmedizin haben durch ihr ganzheitliches Betreuungskonzept wesentlich dazu beigetragen, dem Patienten, bis zu seinem Tod, ein Leben in Würde zu ermöglichen.
Die Wurzeln der Palliativentwicklung sind denen der Hospizarbeit ähnlich, deshalb werden häufig bei der Beschreibung dieser Einrichtungen beide Begriffe zusammen erwähnt. Wie bereits oben ausgeführt, galt das „St. Christopher's Hospice" in London als Ausgangspunkt der modernen Hospizbewegung. Die Hospizidee hat sich in Großbritannien sehr schnell ausgebreitet und andere Länder folgten dieser Idee. Im Jahre 1975 wurde weltweit die erste Palliativstation am Royal Victoria-Hospital in Kanada eröffnet. Der Gründer dieses Hospitals, Belfour Mount benutzte als erster in diesem Zusammenhang den Begriff „palliativ". Belfour Mount bot gleichzeitig Hausbetreuungsdienste und ein Hospital Consulting-Team an, was als Palliative Care Service bezeichnet werden kann. Die Begriffe „Palliative Care" oder „Hospice Care" sind nicht auf spezielle Einrichtungen beschränkt, sondern versuchen die Idee von einem menschenwürdigen Sterben zu verwirklichen. Die Palliativmedizin ist durch eine Integration der Hospizidee in die vorherrschende Schulmedizin entstanden (Huseboe und Klaschik 2000, S. 4).

Im Gegensatz zu Großbritannien benötigte es in fast allen europäischen Ländern geraume Zeit, bis sich Ende der 80er Jahre aus einzelnen Initiativen eine gezielte Dynamik entwickelte. 1989 wurde die European Association for Palliative Care (EACP) gegründet, die bereits 1995 mehr als 12.000 Mitglieder zählt (ebd. 2000).

Erste Kontakte zwischen Deutschland und Großbritannien entstanden Ende der 60er Jahre durch Seelsorger und Ärzte.

Trotzdem dauerte es noch bis 1983, ehe die erste Palliativstation an der Universitätsklinik in Köln durch P. Zielinski und Prof. Dr. Dr. Pichelmaier eröffnet werden konnte (Seitz & Seitz 2001).

Obwohl es in den 80ger Jahren zur Gründung zahlreicher Hospizinitiativen kam, existierten 1990 nur drei Palliativstationen (siehe Tabelle 2, in: Klaschik 2001, S. 10).

stationär	Palliativstationen	Hospize
1983	1	0
1986	1	1
1990	3	3
1993	18	11
1996	28	30
1998	34	40
1999	55	65
2000	65	81

Tab. 2: Entwicklung der Palliativstationen und Hospize in Deutschland von 1983 bis zum Frühjahr 2000
(In: Klaschik 2001, S. 10)

Die Entwicklung der Palliativmedizin und Hospizidee wurde entscheidend durch die Deutsche Krebshilfe, durch kirchliche, karitative und politische Einrichtungen, aber auch durch die pharmazeutische Industrie gefördert (Huseboe & Klaschik 2000).

Die Palliativmedizin und die Hospizbewegung zeigten nach Huseboe und Klaschik (2000) eine unabhängig voneinander ablaufende Entwicklung, wodurch eine Zusammenarbeit lange Zeit erschwert wurde. Die Ursachen liegen nach Meinung beider Autoren unter anderem darin begründet, dass Hospizinitiativen keine Dringlichkeit darin sahen, Ärzte mit einzubinden, besonders dann nicht, wenn diese Einrichtungen von ehrenamtlichen Laien gegründet und geleitet wurden. Deshalb wurde aus palliativmedizinischer Sicht die zum Teil „unzureichende ärztliche Präsenz in den deutschen Hospizen" kritisiert (ebd. 2000, S. 7).

Außerdem bestand im Gegensatz zur Palliativmedizin, die sich frühzeitig um einheitliche Qualitätskriterien bezüglich der Personalstruktur sowie deren Aufgaben und Ziele bemühte, in der inhaltlichen und praktischen Ausführung von Hospizarbeit keine Einheitlichkeit (Huseboe & Klaschik 2000).

Burgheim (2003, S. 4) sieht die getrennte Entwicklung der Hospizbewegung und der Palliativstationen in dem „weitgehend unstimmigen Verhältnis von Pflege und Medizin bzw. mit der Medizinisierung des Sozialen und Pflegerischen" begründet. Vor allem im deutschsprachigen Raum ist eine „fatale Fehlentwicklung" zu erkennen. Dieses „teilweise und tendenzielle Gegeneinander und Aneinander-Vorbei" sei international nicht nachvollziehbar.

1994 wurde die Deutsche Gesellschaft für Palliativmedizin auf der Grundlage international anerkannter Zielsetzungen für Palliativmedizin gegründet. Trotz dieser eben beschriebenen Unterschiedlichkeiten, sehen Student und Bürger (2002) auch Gemeinsamkeiten von stationärem Hospiz und Palliativstationen.

Für das Jahr 2000 existierten in Deutschland 65 Palliativstationen, was umgerechnet heißt, dass sechs Palliativbetten pro einer Million Einwohner zur Verfügung stehen. Deshalb können nur 2 - 3 % der Patienten, die an einer unheilbaren Krebserkrankung leiden, auf einer Palliativstation betreut werden. Nach Kettler (2002) wird dieser Zustand als absolute Unterversorgung beschrieben. Nach Untersuchungen des Institutes für sozialmedizinische Forschung in Bochum müssten 50 Palliativbetten für eine Million Einwohner eingefordert werden.

Des Weiteren wird von oben genannten Autoren bemängelt, dass die stationäre Versorgung von nichtheilbaren Tumorpatienten an Deutschen Universitätskliniken zu wenig thematisiert wird. 1999 existieren in Deutschland von den 55 Palliativstationen nur vier an Universitätskliniken. Zum Wintersemester 1999 wurde an der Bonner Universität der erste Lehrstuhl für Palliativmedizin eingerichtet.

Für die Zukunft werden palliative Konzepte für alle Berufsgruppen benötigt, welche mit Menschen arbeiten, die von unheilbaren Krankheiten betroffen sind (ebd. 2002).

Die Entwicklung der Palliativmedizin in Europa lässt sich im Gegensatz zu Deutschland auch an der sprunghaften Expansion der im Jahr 1988 gegründeten European Association for Palliative Care (EAPC) darstellen. 1988 wurde die EAPC mit 42 Gründungsmitgliedern aus neun europäischen Ländern ins Leben gerufen und wies bereits 1991 433 Mitglieder auf. 1992 gelang dieser Vereinigung ein weiterer großer Schritt, indem sie nationale Palliativgesellschaften als kollektive Mitglieder aufnahm. So gehörten 1999 21 Palliativgesellschaften der EAPC an, die fast 25.000 Mitglieder zählte. In der EAPC sind insgesamt 29 Länder vertreten.

Hauptaufgabe der EAPC besteht in der Sammlung von Datenbanken mit Personen, die an einer Weiterentwicklung der Palliativmedizin interessiert sind, indem diese internationale Kontakte zu verschiedenen Organisationen knüpfen, wie zum Beispiel der International Association for the Study of Pain (I.A.S.P.), der Weltgesundheitsorganisation (WHO) oder der European School of Oncology (Nauck 2000).

Die EAPC organisiert neben Kongressen, auf denen wichtige Aspekte der Palliativmedizin erörtert und veröffentlicht werden, seit 1995 Arbeitsgruppen mit Mitgliedern aus unterschiedlichen europäischen Ländern, um Netzwerke für Ausbildung, Ethik sowie Forschung in der Palliativmedizin aufzubauen (Blumhuber et al. 1997).

Als Fazit kann mit Nauck festgestellt werden, dass wir in Deutschland ebenso, wie zum Beispiel in Großbritannien, flächendeckend Zentren für Palliativmedizin benötigen, in denen neben der unmittelbaren Patientenversorgung sowohl im stationären als auch im ambulanten Bereich Forschung und Lehre angeboten werden.

Des weiteren fordert Nauck, dass palliativmedizinische Konsiliarteams in den Krankenhäusern eingerichtet werden sollten, um die Grundlagen der Palliativmedizin in Krankenhäusern ohne Palliativstationen zu erarbeiten und damit zu einer besseren Versorgung von Schwerstkranken an solchen Häusern beizutragen (Klaschik & Nauck 1998).

Betrachtet man die demographischen Entwicklungen sowie die Charakteristika von sterbenden Menschen in unserer heutigen Gesellschaft, so fällt auf, dass Sterben immer mehr zu einem Phänomen des hohen Alters wird. Unsere Gesellschaft steht deshalb vor der Herausforderung, „den Lebensweg der immer älter werdenden Sterbenden bis zuletzt in Würde zu begleiten" (Heller et al. 2003, S. 361). Deshalb muss eine palliativmedizinische Ausrichtung geriatrischen Patienten bei Bedarf zur Verfügung stehen.

4.1 Begriffsbestimmung

Palliative Therapie ist möglicherweise die älteste medizinische Disziplin überhaupt, da es in den vergangenen Jahrhunderten bei kaum einer Krankheit einen kurativen Ansatz gab (Huseboe & Klaschik 2000).

Die heutige Auffassung des Arztes, von seinem Wesen und seiner Aufgabe ist einem Wandel unterworfen und schafft dadurch „Zwiespalt", da sie nach Nager „heiltechnisch verkürzt" ist, das bedeutet Reduzierung medizinischen Handelns auf rational naturwissenschaftlicher Erkenntnis beruhenden Wissens.

In Urzeiten war die Idee des Arztes vom animistischen Denken archaischer Kulturen geprägt, wo durch Magie und Schamanentum geheilt wurde. Später hat die Heilkunde oft das Weltbild großer Kulturreligionen übernommen, indem die Ärzte „priesterliche Züge" trugen. Bei den hippokratischen Medizinern gingen ärztliche Kunst und die philanthropische Arztrolle als Freund „untrennbar Hand in Hand". Bei Sokrates und Plato spielte der Arzt als Pädagoge eine zentrale Rolle. Im Christentum der Frühzeit und des Mittelalters ist der Arzt vorwiegend „barmherziger Samariter" (Nager 2003, S. 13). Seit dem 19. Jahrhundert hat sich die Aufgabe des Arztes immer mehr zum kenntnisreicheren naturwissenschaftlichen und kopflastig agierenden Experten für medizinische Probleme verändert, wobei die wichtige emotionale Verbindungskomponente zum Patienten zu versickern droht. Gefragt ist in der heutigen technisierten Zeit aber die komplementäre Handlungsweise des Arztes, die in der Palliativen Behandlungsform der Schwerstkranken ihre Erfüllung sieht.

Der Begriff „Palliativmedizin" ist ein international verwendeter Begriff für den medizinischen Teil der Hospizarbeit. Die WHO hat 1990 den Begriff wie folgt formuliert:

„Palliativmedizin ist die aktive, ganzheitliche Behandlung von Patienten mit einer progredienten, weit fortgeschrittenen Erkrankung und einer begrenzten Lebenserwartung zu der Zeit, in der die Erkrankung nicht mehr auf eine kurative Behandlung anspricht und die Beherrschung der Schmerzen, anderer Krankheitsbeschwerden, psychologischer, sozialer und spiritueller Probleme höchste Priorität besitzt" (Bausewein et al. 2000, S. 2).

Ein weiterer im palliativmedizinischen Sprachgebrauch häufig verwendeter Begriff ist „Palliative Care".

Begriffsbestimmung

Die Definition von „Palliative Care" wurde von der EAPC erarbeitet, später von der World Health Organisation (WHO) übernommen und weiterentwickelt. Obwohl „Palliative Care" innerhalb Europas ein anerkannter und expandierender Bereich der Gesundheitsversorgung ist, wird nach Have et al. (2001, S. 103) weiterhin darüber diskutiert, „was Palliative Care beinhaltet, wo sie einsetzen soll und wo ihre Grenzen liegen". Palliative-Care-Ansätze und -Organisationsformen sind regional, national und kulturell verschieden, so dass sich diese Unterschiede in der beruflichen Praxis widerspiegeln (Clark et al. 2000). Die WHO veröffentlichte im Jahr 2002 eine modifizierte Version, die wie folgt lautet:

„Palliative Care ist ein Ansatz zur Verbesserung der Lebensqualität von Patienten und deren Familien, die mit den Problemen einer lebensbedrohenden Erkrankung konfrontiert sind. Er beinhaltet das Vorbeugen und Lindern von Leiden, und zwar durch frühzeitiges Erkennen, einwandfreier Einschätzung und Behandlung von Schmerzen sowie anderen belastenden Problemen körperlicher, psychosozialer und spiritueller Art" (Sepulveda et al. 2002). Demnach bedeutet Palliative Care:

- Sorgt für die Linderung von Schmerzen und anderen quälenden Symptomen.
- Bejaht das Leben und betrachtet das Sterben als einen normalen Prozess.
- Beabsichtigt weder den Tod zu beschleunigen noch ihn hinauszuzögern.
- Integriert die psychologischen und spirituellen Aspekte der Betreuung.
- Bietet Unterstützungsmöglichkeiten für Patienten an, damit sie ihr Leben bis zum Tod so aktiv wie möglich gestalten können.
- Bietet Unterstützungsmöglichkeiten an für Angehörige im Umgang mit der Krankheit und der Bewältigung des schmerzlichen Verlusts des Patienten.
- Wendet eine teamorientierte Annäherung an, die sich den Bedürfnissen der Patienten und deren Familien widmet, einschließlich einer – falls notwendig – den Verlust aufarbeitenden Therapie.
- Versucht die Lebensqualität zu verbessern und den Krankheitsverlauf positiv zu beeinflussen.
- Kommt schon früh im Krankheitsstadium zum Einsatz, wenn in Verbindung mit anderen Therapien eine Lebensverlängerung angestrebt wird, zum Beispiel bei Chemo- oder Strahlentherapie und verfügt über die notwendigen diagnostischen Strategien zur effizienteren Einschätzung und Behandlung von belastenden Komplikationen.

Mit diesen Erklärungen des Palliativbegriffes wird der ganzheitliche Ansatz der Behandlungsintention deutlich ausgedrückt.

Als übergeordnetes Ziel der Palliativmedizin lässt sich nach Aulbert die Erhaltung oder Verbesserung der Lebensqualität von Menschen in der letzten Lebensphase umschreiben. Dieser humanitäre und ganzheitliche Betreuungsansatz in der palliativen Betreuung von Sterbenden greift Behandlungskonzepte auf, die schon seit vielen hundert Jahren praktiziert worden sind. Neu dagegen sind Behandlungskonzepte bei schwersten chronischen Schmerzen. Ziel muss sein, ein Leben vor dem Tod in Würde leben zu können bei weitest gehender Beschwerdefreiheit im Beistand von Familienangehörigen, Freunden und berufsmäßigen Begleitern. Dabei steht die persönliche Autonomie des Patienten mit seinen ihm noch verbliebenen physischen und psychischen Ressourcen im Mittelpunkt. Diese vielfältigen Aufgaben können nach Meinung des

Autors nur in einem ganzheitlichen Betreuungskonzept, vertreten durch ein multidisziplinäres Team, erfüllt werden. Dieses Team darf, wenn dieser Ansatz gelingen soll, jedoch nicht eigenständig und unabhängig voneinander dem Patienten seine jeweils spezifische Kompetenz zur Verfügung stellen, denn dies würde nach Aulbert den „Patienten in eine Vielzahl von Teilbedürfnissen auftrennen, für die der/die jeweilige Fachmann/Fachfrau da wäre und in die Pflicht gerufen würde – eine schreckliche Vorstellung von Zerrissenheit" (Aulbert 2000, S. 26). Gefordert ist dagegen ein Ineinandergreifen der verschiedenen Berufsgruppen und Disziplinen, die sich zu einem Team formieren, was wiederum eine Kommunikationskultur in der Palliativbetreuung voraussetzt. Aulbert meint mit dem Begriff „Kommunikation", dass das Team gemeinsam versucht, die Bedürfnisse des Patienten zu erkennen und im Team entsprechende Reaktionen darauf zu entwickeln (ebd. 2000).

Betrachtet man Patienten, die auf Palliativstationen betreut und behandelt werden, so fällt auf, dass die Diagnosen zum großen Teil bösartige Neubildungen beinhalten. Nach Klaschik ist das Ziel der Palliativmedizin definitionsgemäß „nicht auf die Behandlung von Patienten mit unheilbaren Tumorerkrankungen beschränkt". Sie schließt daher auch solche mit AIDS, neurologischen, kardialen, respiratorischen oder auch renalen Erkrankungen in der Finalphase in ihr Behandlungskonzept mit ein. Aus diesem Grunde benötigen diese Kranken das gleiche Ausmaß an Umsorgung, Pflege und Begleitung wie Tumorpatienten. Dabei weist Klaschik aber darauf hin, dass aus überlieferter Tradition in den meisten Palliativeinrichtungen überwiegend Tumorpatienten betreut werden (Klaschik 2001, S. 7).

Zusammenfassend kann festgestellt werden, dass sich die Inhalte der Palliativmedizin vom Hauptziel her ableiten lassen, welches die gesamten Behandlungs- und Betreuungsmaßnahmen für Menschen mit unheilbarer und weit fortgeschrittener Erkrankung und begrenzter Lebenserwartung beinhaltet, um die Lebensqualität des Patienten zu verbessern (Meier-Baumgartner 2000).

4.2 Organisationsformen einer Palliativen Betreuung

Man unterscheidet nach Klaschik bei den Organisationsformen zwischen stationären, teilstationären und ambulanten Diensten. Wie bereits erwähnt, arbeitet die Palliativmedizin im interdisziplinären Team, um unheilbar Kranke sowie deren Angehörige bei der Krankheitsbewältigung zu unterstützen.

Zur Schmerzreduktion und Symptomkontrolle, die sich als notwendig erweisen, da sich durch die verschiedenen Krankheitsbilder erhebliche Belastungen für den Patienten einstellen, gehört eine „Integration der psychischen, geistig-seelischen und sozialen Bedürfnisse der Patienten und ihrer Angehörigen" (Huseboe & Klaschik 2000, S. 17).

Die weiter oben dargestellten Ziele sind in den unterschiedlichen Organisationsformen verwirklichbar, wie zum Beispiel in ambulanten Palliativdiensten. Ambulante Palliativdienste arbeiten in Kooperation mit Hausärzten, Palliativstationen, schmerztherapeutischen Einrichtungen, Hospizen und Krankenhäusern zusammen, um Patienten und deren Angehörige zu Hause zu betreuen. Diese Betreuung findet entsprechend der bereits erwähnten WHO-Definition statt. Diese ambulanten Palliativdienste sind Ergänzungen zu bereits bestehenden Diensten wie beispielsweise Sozialstationen von Diakonie und Caritas. Das Betreuungsteam wird von palliativ-medizinisch geschulten Professionellen und Ehrenamtlichen gestellt. Aufgaben dieses Teams sind nach Klaschik:

„Überwachung der vom Hausarzt eingeleiteten Schmerztherapie und Symptomkontrolle bezüglich Wirkung, Nebenwirkung und Regelmäßigkeit,
- spezielle Palliativpflege,
- Anleitung und Qualifizierung von Familie, Freunden, Ehrenamtlichen und Sozialstationen in pflegerischen und schmerztherapeutischen Maßnahmen und Techniken,
- psychosoziale Betreuung von Patienten und Angehörigen, sozialrechtliche Beratung, Trauerarbeit" (ebd. 2000, S. 18).

Wie eingangs durch Ergebnisse von Tausch und anderen belegt, wollen die meisten Patienten so lange wie möglich im häuslichen Bereich die letzte Lebenszeit verbringen. Deshalb sind meines Erachtens der Ausbau und die Umsetzung von ambulanten Palliativdiensten zu fördern. Ein beispielhaftes Modellprojekt hierzu lieferte die Landesärztekammer Mecklenburg-Vorpommern, wo drei ambulante „Palliative-Care-Teams", die mit je einem Brückenarzt und einer Brückenschwester besetzt waren, in den Jahren 1997 - 2000 über 500 Schwerstkranke ambulant und stationär in Zusammenarbeit mit niedergelassenen und Klinikärzten versorgt haben (Ärzte Zeitung Nr. 68, 2002).

Als problematisch wird von Klaschik (2000) in diesem Zusammenhang die prekäre finanzielle Situation des Gesundheitswesens beschrieben, da ein großer Teil der zu leistenden häuslichen Tätigkeiten nicht über die Krankenkassen abzurechnen ist. Bislang wird lediglich die Grund- und Behandlungspflege von den Krankenkassen als Leistung übernommen, wohingegen eine psychosoziale Betreuung nicht abgerechnet werden kann (ebd.).

Trotz optimaler Vorbereitung eines ambulanten Teams zur Betreuung eines Schwerkranken beziehungsweise Sterbenden im häuslichen Umfeld treten immer wieder typische Schwierigkeiten auf. Dabei ist der häufigste Problembereich in der körperlichen und psychischen Erschöpfung vor allem des pflegenden Partners zu sehen. Weitere Schwierigkeiten sehen Bausewein et al. (2000) in der mangelnden Kommunikation im Team, zum Beispiel, wenn zu viele Personen die Schwerkranken betreuen müssen und dadurch keine regelmäßigen Besprechungen stattfinden können. Ein weiterer gewichtiger Grund kann die insuffiziente Symptomkontrolle beziehungsweise akute Symptomverschlechterung bei den Patienten sein.

Eine andere Form von Palliativbetreuung sind Tageshospize, die jedoch in Deutschland am wenigsten vertreten sind. Zwei Tageshospizmodelle unterscheiden sich gegenwärtig darin, dass eines sich mehr auf psychosoziale Aufgaben wie Beschäftigungstherapie, Krankheitsbewältigung und Kontaktangebote konzentriert. Das andere Modell bietet ein intensives medizinisches Angebot mit Schmerztherapie, Symptomkontrolle und Physiotherapie an. In der Regel sind Tageshospize integrative Teile eines stationären Hospizes, einer Palliativstation oder eines ambulanten Hausbetreuungsdienstes. Das Betreuungsteam setzt sich genauso wie im ambulanten Palliativdienst zusammen. Das Aufgabengebiet ist eine Entlastung der Angehörigen und eine Rehabilitation der Patienten, wobei Rehabilitation wegen der progredienten Erkrankung begrenzt ist. Das Ziel der Arbeit eines Tageshospizes lässt sich beschreiben als ein Aufrechterhalten von Unabhängigkeit, körperlichem und seelischem Wohlbefinden sowie die Würde und Selbstachtung eines Sterbenden so lange wie möglich zu erhalten (Bausewein et al. 2000.).

Bei der Wahl der Unterbringung und Versorgung des schwerkranken Patienten muss immer der betreffende Mensch im Mittelpunkt stehen. Deshalb gibt es nach Bausewein auch Gründe, die gegen eine stationäre Einweisung sprechen, wie zum Beispiel:

- „Große physische Belastung durch den Transport
- Trennung des Schwerkranken aus seiner vertrauten Umgebung
- Wecken falscher Hoffnungen (z. B. auf eine weitere spezifische Behandlung)
- Falls keine Einweisung in eine Palliativstation möglich ist und deswegen die Aufnahme in ein Akutkrankenhaus erfolgt: Risiko sinnloser Diagnostik und Therapie durch Klinikärzte, die den Patienten nicht kennen und palliativmedizinisch unerfahren sind" (ebd. 2000, S. 30).

Dagegen gibt es genauso wichtige Gründe, die für eine stationäre Einweisung in eine Palliativstation sprechen. Diese Station ist neben dem Hospiz eine zusätzliche Umsetzung der Hospizidee im stationären Sektor, die entweder in ein Krankenhaus integriert oder diesem angegliedert ist. Nach Klaschik spricht eine Reihe von Gründen dafür, dass Palliativstationen in Krankenhäuser integriert werden sollten. Als Grund führt er unter anderem die zunehmende Institutionalisierung von sterbenden Menschen in unserer heutigen Zeit auf. Des Weiteren sprechen für die Aufnahme in jene Station, die besonders komplizierten Krankheitsbilder der Betroffenen, wie zum Beispiel die der Tumorerkrankung oder die schwerwiegende Infektionserkrankung Aids (ebd. 2000).

In ähnlicher Weise nennt Bausewein Einweisungsgründe, wo Menschen an nicht beherrschbaren Symptomen wie schwerste Schmerzen, unstillbares Erbrechen oder Atemnot-Angst-Syndromen leiden. Darüber hinaus kann es auch der Wunsch des Patienten nach intensiver medizinischer Betreuung sein. Nicht zu vernachlässigen ist das Fehlen eines tragfähigen sozialen Umfeldes oder eine zunehmende Erschöpfung der pflegenden Angehörigen (ebd. 2000).

4.3 Inhalte der Palliativbetreuung

Die kurative Medizin legt ihren Behandlungsschwerpunkt auf die „Heilung" und Lebenserhaltung beziehungsweise Lebensverlängerung. Der Begriff „curare" kommt aus dem Lateinischen und heißt „heilen". Dabei muss der Tod eines Patienten, dessen Vermeidung oberstes Handlungsziel eines Arztes ist, so lange wie möglich hinausgezögert werden und gilt häufig immer noch als ärztliches „Versagen" (Bausewein et al. 2000, S. 2).

In der Palliativbehandlung geht es jedoch hauptsächlich um die Linderung von Leiden. Der Begriff „palliare" (lindern) ist an anderer Stelle bereits erklärt. In diesem palliativen Denken wird das Sterben als eine wichtige Zeit des Lebens betrachtet und deshalb weder hinausgezögert noch verkürzt. Im Mittelpunkt der Behandlung und Betreuung von Menschen mit Krankheiten, die progredient und irreversibel zum Tode führen, steht das Wohlbefinden im physischen, psychischen, sozialen und spirituellen Bereich. Daraus ergibt sich, dass als Ziel der Behandlung anzustreben ist, eine bestmögliche Lebensqualität für den Patienten und seine Angehörigen zu erreichen. Zu diesem Konzept gehört auch, dass neben den medizinischen Behandlungen die Familie des Betroffenen Unterstützung sowohl im Krankenhaus als auch zu Hause erfährt und in der Trauerphase begleitet wird (ebd.).

Cicely Saunders hat bereits 1977 folgende Grundsätze der Palliativmedizin formuliert:

„Behandlung des Patienten in der Umgebung seiner Wahl (ambulant, stationär, zu Hause, Pflegeheim etc.)

- Beachtung der physischen, psychischen, sozialen und seelsorgerlichen Bedürfnisse von Patient, Angehörigen und Behandlungsteam
- „high person low technology"
- Individuelle Behandlung jedes Patienten im multidisziplinären Team rund um die Uhr
- Offenheit und Wahrhaftigkeit als Grundlage des Vertrauensverhältnisses unter allen Beteiligten
- Symptomkontrolle (Schmerzen und andere Symptome) durch den Spezialisten (intensive medizinische Betreuung)
- Fachliche Pflege durch speziell geschulte Pflegekräfte
- Integration von Ehrenamtlichen
- Zentrale Koordination des Teams
- Kontinuierliche Betreuung (24-Stunden-Bereitschaft) des Patienten und seiner Angehörigen bis zum Tod bzw. in der Trauerzeit
- Bejahung des Lebens. Akzeptanz von Sterben und Tod als Teil des Lebens. Der Tod wird weder beschleunigt noch hinausgezögert. Aktive Sterbehilfe wird strikt abgelehnt
- Forschung, Dokumentation und Auswertung der Behandlungsergebnisse
- Unterricht und Ausbildung von Ärzten, Pflegekräften, Sozialarbeitern, Seelsorgern und Ehrenamtlichen" (Bausewein et al. 2000 S. 3 - 4).

Durch diese von Saunders formulierten Grundsätze wird deutlich, dass für sie Menschen bis „zuletzt" zählten. Ihre Idee hat ein längst überfälliges revolutionäres Umdenken über Sterbebegleitung, Tod und Trauer eingeleitet (Hörl 1999).

4.3.1 Palliativ-Care-Konzepte

Der Begriff „palliativ" leitet sich vom lateinischen „Pallium", der „Mantel", Sinnbild der Ganzheitlichkeit in der Betreuung ab. Nach Horlemann (2001) bezieht sich die Vollständigkeit in der Begegnung mit dem Sterbenskranken auf die „Vision eines allumfassenden Verständnisses der Lebenssituation vor dem Hintergrund der persönlichen Biographie und Beziehungen". Diese Betrachtungsweise orientiert sich zunächst nach den Bedürfnissen des Kranken, die nicht den institutionellen Ansprüchen untergeordnet werden sollen. Da im Gegensatz zur kurativen Behandlung der Schwerpunkt der Palliation nicht auf „Heilung", sondern auf dem Lindern von Schmerzen und Leiden liegt, wird der letzte Lebensabschnitt als „Gestaltungsauftrag" wahrgenommen (ebd. S. 2).

Grundsätze einer palliativmedizinischen Betreuung, wie sie Saunders bereits 1977 formuliert hat (siehe Punkt 4.3), können nur in einem interdisziplinären Team umgesetzt und realisiert werden. Da der Schmerz eines schwerkranken Menschen als mehrdimensional (physisch, psychisch, sozial, spirituell) betrachtet werden muss, arbeiten verschiedene Berufsgruppen multidisziplinär miteinander. Hierbei wird das gemeinsame Ziel des palliativmedizinischen interdisziplinären Teams, die „bedürfnisorientierte Suche" nach Erhalt und Verbesserung der Lebensqualität des Schwerkranken und seiner Familie, „wichtiger als die berufliche Stellung" und „Positionen in Hierarchien" erachtet (Horlemann, 2001, S. 3). Das Team, das sehr sensibel auf Veränderungen im Zustand und in den sozialen Beziehungen des kranken Menschen achtet, benötigt deshalb umfassende Kompetenzen, die durch unterschiedliche Teilnehmer eingebracht werden. Hierzu sollen im Einzelnen noch die Kompetenzen des jeweilig involvierten Mediziners analysiert werden.

4.3.2 Medizinische und pflegerische Versorgung im stationären Bereich

Die Hauptaufgaben des Arztes auf einer Palliativstation sind in erster Linie Linderung von körperlichen Beschwerden, was die Grundlage für jede weitere palliativmedizinische Betreuung ist. Dies setzt ein gesichertes Wissen über die Entstehung von Symptomen, Erfahrung in der Symptomkontrolle, Therapiemöglichkeiten und besonders in der individuell variablen Schmerztherapie voraus. Darüber hinaus muss der Arzt die Informationen über Krankheit, Zustand und Prognose des Patienten an das Team weitergeben können. Diese sind in besonderem Maße sensibel an die Patienten und deren Angehörige zu vermitteln. Des Weiteren sollte der Arzt die Kommunikation zwischen Patient und Angehörigen sowie im Team fördern, um Gegensätze und Missverständnisse zu verhindern.

Letztendlich übernimmt der Arzt die Führung im interdisziplinären Team und ist für einen Konsens bezüglich der Betreuung des Kranken verantwortlich. Damit diese Ziele und Aufgaben gelingen, sollte er über kommunikative Fähigkeiten verfügen, in der Gruppe konfliktfähig sein und den Patienten in seiner physischen, psychischen, sozialen und spirituellen Dimension betrachten können (Bausewein et al. 2000, S. 14 - 16).

Selbstverständlich ist bei allen Betätigungen am und mit dem Patienten ein sehr behutsames, seelsorgerliches Eingehen notwendig, da alle Patienten in den „Grenzsituationen des Lebens" das Bedürfnis haben, Pflegern, Ärzten und Physiotherapeuten auftretende „Probleme, Fragen, Befürchtungen, Gefühle und Ängste" mitzuteilen (Huseboe & Klaschik 2000, S. 317).

Nach Huseboe et al. haben die Ärzte eine besondere Aufgabe zu erfüllen, indem sie während des Krankheitsverlaufes die „Rolle des Vermittlers von schlechten und guten Nachrichten" einnehmen und deshalb sehr stark emotional gefordert sind (ebd. S. 317).

Die Pflegekräfte, die auf einer Palliativstation arbeiten, besitzen eine spezielle Zusatzqualifikation, den sogenannten „Palliativ-Carekurs".

Unter „Palliativ Care" versteht man ein ganzheitliches Betreuungskonzept für Patienten, die sich im fortgeschrittenen Stadium einer unheilbaren Erkrankung befinden. Ziel des Kurses ist es, mittels Aneignung von Inhalten, die nach einem Curriculum von Theologen, Psychologen und Medizinern ausgearbeitet wurden, die Lebensqualität der Patienten auf der Palliativstation zu verbessern oder möglichst langfristig zu erhalten.

Inhalte des Curriculums beziehen sich auf gezielte Tumorschmerztherapie, Kommunikation, Umgang mit Sterben, Tod und Trauer, spezielle Möglichkeiten der Grund- und Behandlungspflege, Entstehung und Entwicklungsstand der Hospizidee und der Palliativmedizin sowie ethische Aspekte.

Der Palliativ Care Kurs umfasst vier Wochenkurse mit insgesamt 160 Stunden, welcher durch professionelle Kräfte durchgeführt wird (Stiftung Juliusspital Würzburg, Jahresprogramm 2002, S. 5).

Da das Pflegepersonal engsten Kontakt zu Patienten und deren Angehörigen unterhält, sind solche spezifischen Qualifikationen zur adäquaten Aufgabenerfüllung notwendig.

Die Pflegekräfte helfen den Patienten, mit den individuellen Auswirkungen und Folgen der fortgeschrittenen Erkrankung zurechtzukommen und den dabei möglicherweise erlebten Kontrollverlust so gering wie möglich zu halten. Insbesondere unterstützen die Pflegekräfte Alltagsfunktionen der schwerstkranken Patienten wie zum Beispiel die Körperpflege, Nahrungsaufnahme und Mobilität (Bausewein et al. 2000, S. 14).

4.3.2.1 Physiotherapie

Das Bundesministerium für Gesundheit, das 1992 ein Modellprogramm zur Verbesserung der Versorgung Krebskranker initiierte, untersuchte in diesem Zusammenhang 16 Palliativeinheiten. Im wissenschaftlichen Abschlußbericht ist auch über die Notwendigkeit eines Physiotherapeuten auf einer Palliativstation die Rede, was sich merkwürdigerweise nur auf einen Satz beschränkt, obwohl seit langem bekannt ist, dass jeder chronisch Kranke von einer gezielten individuellen Physiotherapie Erleichterung erfährt. Dies bestätigt die Aussage von Fulton & Else (1998, S. 819), die eine unabdingbare Zusammenarbeit im Palliativteam auch mit den Physiotherapeuten festmachen.

Die Notwendigkeit eines Physiotherapeuten auf einer Palliativstation ergibt sich aus der multimorbiden Patientengruppierung, wobei unter anderem klinische Symptome wie Schmerzen, Immobilität, Obstipationen, Parästhesien, Kontrakturen, Atmungsstörungen und vieles mehr als Begleiterkrankungen auftreten können, was eine zusätzliche schwerwiegende Belastung für den ohnehin schwerkranken Patienten bedeutet.

Durch die therapeutische Arbeit, die oft unter sehr engem körperlichem Kontakt stattfindet, kann eine ergänzende positive psychosoziale Wirkung beim Patienten erreicht werden. Dabei sollte die physiotherapeutische Arbeit interdisziplinäre Ziele verfolgen. Dem Patienten müssen die therapeutischen Möglichkeiten erklärt und angeboten werden, denn sein verbleibendes Leben soll „unter den Zeichen des nahen Sterbens möglichst in Kraft und Würde mittels physiotherapeutischer und bewegungstherapeutischer Interventionen individuell" angepasst und ermöglicht werden (Schüle & Nieland 2000, S. 336).

Physiotherapeutische Interventionen auf einer Palliativstation können nach Schüle und Nieland in aktive und passive Maßnahmen eingeteilt werden. Demnach kann Physiotherapie eine Schmerztherapie durch leichte tonussenkende Massagen, Übungen aus der Rückenschule, manuelle Sensibilitätsschulung mit Igelball oder Eis, Bewegungsbad, funktionelle Bewegungslehre oder spezielle propriozeptive neuromuskuläre Fazilitation unterstützen. Die zitierten Autoren gehen davon aus, dass durch diese Maßnahmen auch Medikamente eingespart werden können, was allerdings in einer evaluierten Studie durch verlässliche Daten noch nachzuweisen wäre.

Des Weiteren kann mit Hilfe der Physiotherapie eine bewusste positive Körperwahrnehmung durch die aktive Form von Atemtherapie, Dehn- und Entspannungsübungen erreicht werden. Dazu schreiben Schüle und Nieland, „diese positive Erfahrung des Körpers zu vermitteln, der ihn ja ganz offensichtlich im Stich gelassen hat, fordert häufig eine hohe Sensibilität vom Therapeuten" (ebd. S. 338).

An anderer Stelle wird auf die Bedeutung von Mobilisations- und Gehübungen verwiesen, da diese nach Roller die „Hoffnung auf ein sinnerfülltes Leben bis zum Tod unterstützen" (Roller et al. 2000, S. 236). Dabei sollten Angehörige nach Möglichkeit in die Therapie mit einbezogen werden, indem sie beispielsweise angeleitet werden, schmerzlindernde Massagen am vertrauten Patienten durchzuführen.

Kloke bestätigt erneut die Wirkung nichtmedikamentöser Verfahren zur Schmerztherapie, indem sie 150 Tumorpatienten mit alternativen Therapiemethoden auf Schmerzreduktion hin untersucht und befragt hat. Demnach können durch physikalische Maßnahmen gerade bei Beteiligung des Halte- und Bewegungsapparates zum Beispiel der Einsatz von „Orthesen und Prothesen in erheblichem Ausmaß zur Rehabilitation des Patienten beitragen, indem sie den bewegungsmodifizierten Schmerz verringern" (Kloke 2003, S. 19).

Vom Physiotherapeuten sind große Flexibilität und Einfühlungsvermögen gefordert. Immer wieder muss dabei bedacht werden, dass der „Erfolg, der gestern erreicht wurde und auf dem weiter aufgebaut werden sollte, heute vielleicht gar nicht mehr gefragt ist und eine unvermittelte Änderung des Konzepts erforderlich ist. Hier hat der Wille des Patienten immer Priorität" (Schüle & Nieland 2000, S. 339).

In dieser Situation nimmt der Physiotherapeut zusätzlich die Rolle eines psychosozialen Betreuers ein, was also nicht nur dem Seelsorger alleine obliegt, sondern in der Regel auf alle Teammitglieder übergreift.

Die Erfahrungen zeigen, dass Physiotherapie Teil einer palliativmedizinischen Behandlung ist und immer individuell auf den Patienten abgestimmt sein muss.

Nach Roller (et al. 2000) sollten auf jeder Palliativstation rehabilitative Therapien angeboten werden mit dem Ziel, die „Selbständigkeit des Schwerkranken wiederherzustellen bzw. so lange wie möglich zu erhalten und damit seine Lebensqualität zu bessern" (ebd. S. 234). Dabei darf der Begriff „Rehabilitation" nicht als eine „Wiedereingliederung in das Berufsleben" verstanden werden, sondern als eine Maßnahme zur Verminderung von Schmerzen und anderen unangenehmen Symp-tomen wie zum Beispiel Atemnot, woraus durchaus eine Verbesserung der Krankheitsbewältigung resultieren kann.

Mit dem essentiellen Bedürfnis nach Schmerzvermeidung geht gerade von schwerkranken und sterbenden Menschen der Wunsch nach spiritueller oder religiöser Begleitung aus. Dieses Bedürfnis nach religiöser oder spiritueller Begleitung wird nicht von allen Patienten ausgesprochen und hängt wesentlich von der Biographie des Betroffenen ab.

4.3.2.2 Seelsorgerliche Begleitung

Medizin ist in ihrem Tun immer auf den einzelnen Menschen gerichtet der nach Hilfe verlangt. Das Menschenbild hat somit zentrale Bedeutung, um Entscheidungen und Handlungsweisen im Bezug auf menschliche Krankheit zu verstehen. Seelsorge an Kranken gehört zunächst in den Aufgabenbereich der christlichen Kirchen. Seit vielen Jahren werden Seelsorger für diesen Dienst speziell unterrichtet und ausgebildet. Seelsorge ist jedoch nicht nur einer „bestimmten Berufsgruppe vorbehalten", sondern gerade aus dem Verständnis heraus, dass jeder „Mensch seinen göttlichen Auftrag in dieser Welt hat und für seine Mitmenschen Verantwortung trägt", kann jeder zum Seelsorger werden (Steiger & Salomon 2000, S. 879).

Die Beschäftigten einer Palliativstation sind häufig ebenso seelsorglich tätig und dennoch ist gerade auf einer Krankenstation, wo schwerstkranke Menschen manchmal ihre letzten Tage und Wochen verbringen müssen, ein eigens dafür bestimmter Seelsorger notwendig.

Gedanken zur menschlichen Existenz und Religion spielen gerade in schwierigen Lebenssituationen eine besondere Rolle. Für den Patienten auf einer Palliativstation bedeutet die Auseinandersetzung mit dem bevorstehenden Tod oft eine Verstärkung von Ohnmacht- und Einsamkeitsgefühlen. Fragen über den Sinn des Lebens und der Abschied vom Leben werden für den betreffenden Menschen als zentral erlebt. Die Aufgaben eines Seelsorgers können bei sterbenden Menschen recht vielfältig sein. Viele Sterbende wünschen einen seelsorgerisch-religiösen Beistand angesichts des herannahenden Todes auch dann, wenn sie zeitlebens keine engere Beziehung zu einer Religion hatten. Diese seelsorgerische Hilfe darf jedoch „nicht bedeuten, den Versuch zu unternehmen, noch in letzter Minute eine Bekehrung zu erzwingen" (Huseboe & Klaschik 2000, S. 315).

Ein Seelsorger sollte nach Pieper (2001, S. 48) den Menschen als „unendlich wertvoll annehmen", ihm dabei Nähe anbieten und auf seine individuell auftretenden Fragen und Bedürfnisse eingehen. Sterbende Menschen brauchen die Gewissheit, dass sie in ihrem Glauben oder Nichtglauben respektiert werden.

Viele Menschen wünschen, dass sie keine Schmerzen mehr aushalten müssen, dass nahestehende Angehörige mit der entstehenden Situation nach dem Tode des Betroffenen zurechtkommen oder hegen Hoffnungen jedweder Art, die über den Tod hinausgehen.

Hilma Keitel, eine evangelische Pastorin schreibt, dass man die unterschiedlichen Aspekte von Hoffnung nicht voneinander trennen kann. „Die Hoffnung, nach dem Tod nicht verloren zu sein, hängt zusammen mit der Geborgenheit, die ein Mensch in seiner letzten Lebenszeit erfährt" (Keitel 2000, S. 305).

Zusammenfassend kann mit Horlemann (2001) festgestellt werden, dass der Seelsorger besondere Kompetenz für religiöse und spirituelle Fragestellungen besitzt. Er nimmt auch gegenüber den Angehörigen die Funktion des Zuhörers und Trösters wahr und ist Ansprechpartner für die Fragen nach dem Sinn des Lebens und für die Erledigung von so genannten „unerledigten" Dingen wie zum Beispiel nicht geklärte Konflikte, die zu einer möglichst versöhnlichen Lösung führen sollen, sowie für den „Umgang mit Fragen von Schuld und Vergebung" (ebd. S. 5).

Auf ein nicht zu unterschätzendes Therapieterrain soll im folgenden Abschnitt eingegangen werden.

4.3.2.3 Musik- und Kunsttherapie

Das primäre „Organ der Menschwerdung" ist das Ohr. Die Entwicklung des Innenohrs ist bereits mit fünf Monaten intrauterinen Lebens abgeschlossen und somit in der Lage, die extrem feinen Schwingungen der Zellen wahrzunehmen und dadurch bereits sehr früh hören zu können. Der Hörsinn erlischt bei den meisten Sterbenden als letztes (Delhey 2000).

Dass im Folgenden Musik- und Kunsttherapie in „einem Atemzug" genannt werden, vermindert an sich die Bedeutung beider Disziplinen. An dieser Stelle soll bewusst gemacht werden, dass mit diesen Ansätzen die Vielfalt menschlichen Erlebens Berücksichtigung findet und deshalb in das ganzheitliche Therapiekonzept einer umfassenden Palliativen Behandlung eingebunden wird.

So gesehen ist mit dem Palliativen Ansatz in der Medizin eine Chance gegeben, dass die durch „zunehmende Ausdifferenzierung menschlichen Wissens vernachlässigte Gesamtschau des Menschen wieder in die Medizin Einlaß findet" (Evertz 2000a, S. 907).

Kunst- und Musiktherapie kann als eine Möglichkeit nonverbaler Kommunikation und Krankheitsbewältigung in der Psychoonkologie betrachtet werden.

Nach Evertz (2000b, S. 343) scheint gerade die Kunsttherapie mit ihren spezifischen Möglichkeiten in der Arbeit mit Krebspatienten besonders geeignet zu sein und sich deshalb immer mehr als psychotherapeutische Disziplin zu etablieren.

Der Patient hat die Möglichkeit über spontanes Malen in Kontakt zu treten mit seinen „inneren Bildern (oder Repräsentanzen), die symbolische Aussagen über seine Denk-, Wahrnehmungs-, Handlungs- und Beziehungsmuster sind". Der Patient hat die Möglichkeit, „unliebsame, schmerzliche, schambesetzte Erinnerungen, die auch ihm selbst nicht bewusst sind, durch Symbolisierung wieder der bewussten Erinnerung zuzuführen, ohne sie direkt aussprechen zu müssen" (ebd. S. 343 - 344). Im Laufe der Therapie gibt es Gelegenheit, diese Erinnerungen auszusprechen. Die meisten Patienten erleben den symbolischen Ausdruck oft schon als entlastend und insofern auch schmerzlindernd.

Nach Evertz werden zwei Thesen diskutiert, wobei zum einen davon ausgegangen wird, dass nonverbale kreative Ausdrucksmöglichkeiten „sehr leicht direkte Regressionen in präverbale Symbolisierungsmuster und sogar in präsymbolische Körperphantasien, die als elementare synästhetische Dynamiken in abstrakter Form das Unbewusste prägen" ermöglichen und als solche umgesetzt werden können (ebd. S. 344). Zum anderen geht der eben zitierte Autor davon aus, dass die nicht bewussten „Ätiologieentwürfe des Tumorpatienten" in der unmittelbaren Auseinandersetzung mit den Vorgängen im Körper oft in die Anfänge seines Lebens reichen können. Gerade latente suizidale Dispositionen aus früheren traumatischen Erlebnissen können oft nur in verschlüsselter Form ins Bewusstsein gebracht werden (ebd. S. 344). Weniger abstrakt beschreiben Roller und Bausewein (2000) die Möglichkeiten von Krankheitsbewältigung mittels bildnerischer Darstellung. Die kunsttherapeutische Deutung eines Werkes obliegt nur dem Patienten, das heißt eine Interpretation durch Dritte sollte nicht erfolgen. Wenn der Patient danach verlangt, kann in therapeutischer Weise über das Produkt kommuniziert werden.

Musiktherapie kann genauso wie die Kunsttherapie als ein Weg zu besonderen Erfahrungen über sich selbst beschrieben und als psychotherapeutisches oder heilpädagogisches Verfahren eingesetzt werden. Durch das bewusste Hören von Musik können körperliche und psychische Symptome beeinflusst werden. Nach Roller und Bausewein (2000) wird das Hören von Musik über das limbische System im Zentralnervensystem gesteuert. Dabei können Erinnerungen und Gefühle geweckt werden. Bei schwerstkranken und sterbenden Menschen, die verbal nicht mehr ansprechbar sind, kann Musik „heilsame Prozesse in Gang setzen" (ebd. S. 248). In der Musiktherapie werden bei Sterbenden „alte, archaische Bilder" angesprochen, was in vielen Totenritualen unterschiedlicher Religionen eine zentrale Bedeutung einnimmt (ebd. 248).

Die Musikwirkung spricht beim Hörenden den sensorischen Bereich an und kann durch Schwingungen der Töne eine direkte körperliche Reaktion auslösen, die wiederum zur Entspannung beitragen kann. Des Weiteren werden durch das Hören von Musik verschiedene Emotionen ausgelöst, die als inneres Krankheitserleben zur Bewältigung (Coping) beitragen.

Eine andere Wirkungsweise der Musik beschreiben die oben zitierten Autorinnen als spirituelle Dimension, da Musik „Träger religiöser Gedanken" sein kann und folglich Zugang zu den eigenen spirituellen Bildern schafft (ebd. 249). Deshalb müssen während der Musiktherapie die Signale des Patienten beachtet werden, um unter anderem subjektiv unangenehm empfundene Situationen, wie zum Beispiel zu flache oder zu schnelle Atmung, sowie plötzlich auftretende Unruhezustände vermeiden zu können.

Selbstverständlich kann nur bei solchen Patienten Musiktherapie durchgeführt werden, die diese nicht ablehnen. Das gleiche gilt für das Malen in der Kunsttherapie. Die Musiktherapie kann aktiv oder passiv angeboten werden, was in der Individualität und im Krankheitsstadium des Einzelnen differiert.

Insgesamt kann festgehalten werden, dass durch das Zusammenarbeiten verschiedener Disziplinen der ganzheitliche Versorgungsauftrag in einer Palliativabteilung erfüllt wird.

Um als Patient für die angebotenen und realisierbaren Therapieformen offen sein zu können, ist die unten ausgeführte Schmerz- und Symptomkontrolle unabdingbare Voraussetzung.

4.3.3 Schmerz- und Symptomkontrolle

Die Diagnose einer Tumorerkrankung stellt für die betroffenen Menschen und deren Angehörige eine „einzigartige, meist schockierende und einschneidende Ausnahmesituation dar", da mit einer Krebsdiagnose häufig keine oder eine nur geringe Heilungsaussicht verbunden ist. Die Vorstellung von einem körperlichen Zerfall, von oft unerträglichen Schmerzen begleitet, belasten alle Beteiligten auch auf der psychischen Ebene (Hankemeier et al. 1995, S. 21).

Schmerztherapeuten haben eine Zuordnung von Schmerzen bei Tumorpatienten aufgestellt. Dabei wird eine Unterteilung vorgenommen, in tumorbedingte Schmerzen (60 - 90 % der Tumorschmerzpatienten), therapiebedingte Schmerzen als Folge umfangreicher standardisierter Tumortherapien, zum Beispiel nach Chemotherapien, Bestrahlungen oder Operationen (10 - 25 % der Tumorpatienten), tumorassoziierte Schmerzen, die in Begleitung einer Tumorerkrankung, wie zum Beispiel als Venenthrombose, auftreten und tumorunabhängige Schmerzen (3 - 10 % der Tumorschmerzpatienten) durch vielerlei andere symptomatische Erkrankungen, wie zum Beispiel Kopf- und Gelenkschmerzen entstanden (Twycross 1994, Bonica 1990).

Nach Lindena et al. (1994) müssen wir hierzulande von einer noch immer unzureichenden Schmerztherapie ausgehen. Stichprobenuntersuchungen haben ergeben, dass nur wenige Ärzte regelmäßig betäubungsmittelrezeptpflichtige Substanzen verschreiben, und wenn, dann häufig in unzureichender Dosierung.

Nach Schug und Zech (2000) sind weitere häufige Ursachen eine fehlende Schmerzdiagnose bei gleichzeitiger Unterschätzung der Schmerzintensität. Deshalb erfordert eine

Tumorschmerztherapie eine „gründliche Analyse von Schmerzart und Schmerzursache", die immer mit einer sorgfältigen Anamneseerhebung, einer körperlichen Untersuchung und der Erfassung des psychosozialen Status einhergehen muss. Gezielte Fragen zur Schmerzintensität und Schmerzsituation sind ebenfalls essentieller Bestandteil einer ausführlichen Anamneseerhebung. Fehleinschätzungen der Situation werden nicht selten durch das Fehlen einer gut definierten Terminologie und ungenügenden Kommunikation zwischen Arzt und Patient hervorgerufen (Schug & Zech 2000).

Wenn Patienten mit Tumorerkrankungen oder auch Patienten mit anderen, Schmerz verursachenden Krankheiten, unerträgliche Schmerzen empfinden, muss eine adäquate analgetische Therapie durchgeführt werden, um die Lebensqualität der Erkrankten zu verbessern und positiver zu gestalten. Dies setzt eine gründliche Erfassung der Schmerzintensität durch Einsatzmöglichkeiten der „Algesimetrie" in der Krebsschmerztherapie voraus, die nicht nur die Kommunikation mit dem Patienten über seine Schmerzen erleichtert, sondern im „Rahmen einer differenzierten Schmerzdiagnose einen Ausgangswert" zu bestimmen versucht (Radbruch et al. 2000, S. 436).

Eine Grundvoraussetzung dieses Ziel zu erreichen ist nach Buckmann (1998, S. 141) die effektive Kommunikation zwischen allen, an Therapie und Pflege beteiligten Kräften des jeweiligen Palliativarbeitsteams. Die potentesten Analgetika können erst optimal wirken, wenn der Schmerzcharakter des Patienten im Team analysiert und verstanden wird.

Ein wichtiger Eckpfeiler in der etablierten Schmerztherapie ist das 1986 erstmals von der Weltgesundheitsorganisation (WHO) empfohlene Stufenschema:

WHO Stufe 1. Gabe eines nichtopioidhaltigen Analgetikums (früher peripher wirksames Analgetikum genannt) z. B. Metamizol (Novalgin), nichtsteroide Analgetika (z. B. Diclofenac). Zusätzlich kann ein Adjuvans gegeben werden.

WHO Stufe 2. Gabe eines schwachen/mittelstarken Opioids (unterliegt nicht der Betäubungsmittelverschreibungsordnung), z. B. Tilidin/Naloxon oder Tramadol. Auf dieser Stufe können zusätzlich ein Medikament von Stufe 1 plus ein Adjuvans gegeben werden.

WHO Stufe 3. Gabe eines stark wirksamen Opioids (unterliegt der Betäubungsmittelverschreibungsordnung), z. B. Morphin. Auch auf dieser Stufe können zusätzlich ein Medikament von Stufe 1 plus ein Adjuvans (siehe Glossar) gegeben werden (Hankemeier et al. 2004).

Nach Ermittlung der Schmerzintensität mittels numerischer, visueller oder deskriptiver Analogskalen wird anschließend die Schmerztherapie ausgerichtet:

Visuelle Analogskala (VAS)

|―――――――――――――――――――――――――――|

Kein Schmerz   Stärkster
                                      vorstellbarer
                                      Schmerz

Numerische Analogskala (NAS)

|―|―|―|―|―|―|―|―|―|―|

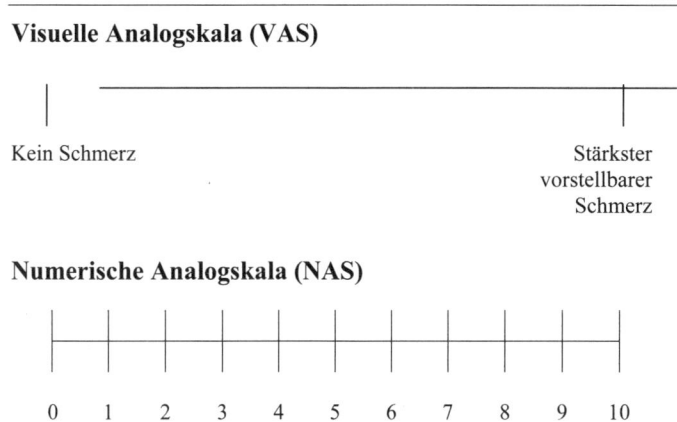

0   1   2   3   4   5   6   7   8   9   10

Verbale Ratingskala (VRS)

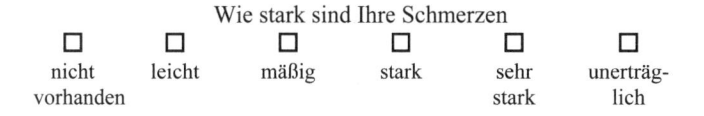

Wie stark sind Ihre Schmerzen

☐   ☐   ☐   ☐   ☐   ☐
nicht   leicht   mäßig   stark   sehr   unerträg-
vorhanden   stark   lich

Abb. 4 Schmerz-Ratingskalen zur Schmerzmessung
(Aus: Hankemeier et al.2004)

Wichtig erscheint der Hinweis, dass Menschen, die unter starken, oft unerträglichen Schmerzen leiden, keine Lebensqualität empfinden können und deshalb oft den Wunsch nach einer „Lösung" äußern. Diese Aussage wird immer wieder von Medizinern bestätigt, die auf Palliativstationen arbeiten. Nach Thill (2001, S. 203) verursachen chronische physische Schmerzen bei vielen Patienten Depressionen, Verzweiflung, soziale Ausgrenzung und Gedanken über die Sinnlosigkeit eines solchen Daseins mit suizidalen Gefühlen.

Betrachtet man die Ausführungen von Punkt 2.2.2 über den Versuch, den Begriff „Menschenwürde" zu beschreiben, so wird deutlich, dass eine adäquate Schmerztherapie ein würdevolles Leben mit möglichst hoher Lebensqualität bei schwerstkranken Menschen erreichen kann.

Nach Aussage von Diemer (2002) lässt sich konstatieren, dass eine symptomangepasste ausreichende Schmerztherapie bei Patienten mit sehr starken Schmerzen zu einem würdevollen Leben mit verbesserter Lebensqualität führt. Hierbei ist zu diskutieren, ob nicht durch eine suffiziente Schmerztherapie eine Lebensverlängerung zu erreichen sei, „nämlich, dass durch Abbau von Stress und bessere Lebensqualität dem möglicherweise auftretenden Wunsch zu sterben vorgebeugt wird" (Diemer 2002, S. 12).

Der Schmerzmediziner und -forscher Lukas Radbruch, Leiter des Lehrstuhls für Palliativmedizin in Aachen, ist der Meinung, dass bei richtiger Anwendung von Opiaten

90 bis 95 % der Patienten bis zum Lebensende eine zufrieden stellende Behandlung erfahren können. Für fünf bis zehn Prozent der Patienten, die trotz Therapie weiterhin Schmerzen haben, kann nach seiner Aussage ein künstlicher Schlaf mit Medikamenten produziert werden, der je nach Dauer des Krankheitsverlaufes wieder rückgängig gemacht werden kann. Diese Methode ist in den Vereinigten Staaten und in anderen Ländern verbreiteter als in der Bundesrepublik Deutschland, aber in Einzelfällen, die zunehmend häufiger werden, kommt dieses Behandlungsprinzip auch hier zur Anwendung. Radbruch betont in diesem Zusammenhang, dass auch hierzulande niemand Angst haben muss, am Ende seines Lebens qualvoll zu sterben (Publik-Forum 2002, Nr. 21 S. 8 - 9).

Die Voraussetzung für eine erfolgreiche Schmerztherapie ist das Erkennen und Zuordnen der Schmerzursache. Im Jahr 1990 hat der Weltärztebund eine Erklärung veröffentlicht, die sich mit dem Endstadium einer zum Tode führenden Krankheit mit starken, anhaltenden Schmerzen beschäftigt. In diesem Statement kommt deutlich zum Ausdruck, dass der behandelnde Arzt sich der „Dynamik von Schmerzen" bewusst sein und alles dafür tun muss, um ein unnötiges Leiden zu lindern. Weiterhin soll die Behandlung den individuellen Bedürfnissen des Patienten angepasst sein, damit höchstes Wohlbefinden erreicht werden kann. Die Wirksamkeit, Wirkungsdauer und Nebenwirkungen der verfügbaren Schmerzmittel muss der behandelnde Arzt für die richtige Therapie kennen, um ein „Höchstmaß an Schmerzbefreiung" für den Patienten zu erreichen (Huseboe & Klaschik 2000, S. 252).

Die Lebensqualität eines Patienten kann nach Aulbert (2000) dadurch verbessert werden, dass eine möglichst umfassende Symptomkontrolle stattfindet. Denn eine wirksame und konsequente Behandlung von quälenden Symptomen, ist eine „wesentliche Voraussetzung für eine Lebensqualität im Angesicht einer unheilbaren chronisch fortschreitenden Erkrankung" (ebd. S. 20). Die quälenden Symptome, wie zum Beispiel starke Schmerzen erschweren die notwendige Krankheitsverarbeitung. Anhand von Daten aus zehn Studien mit insgesamt 12.438 Patienten stehen folgende Symptome in der Palliativmedizin im Vordergrund:

Schmerzen	70,3 %
Mundtrockenheit	67,6 %
Anorexie	60,9 %
Schwäche	46,8 %
Verstopfung	44,7 %
Luftnot	42,3 %
Übelkeit	36,2 %
Schlaflosigkeit	34,2 %
Schwitzen	25,3 %
Schluckbeschwerden	23,2 %
Urologische Symptome	21,0 %

Neuropsychiatrische Symptome (Agitiertheit, Desorientiertheit)	19,8 %
Erbrechen	18,5 %
Dermatologische Symptome (Juckreiz, Dekubitus)	16,3 %
Dyspepsie (Verdauungsstörungen)	11,3 %
Diarrhoe	7,6 %

Tab. 3: Begleitsymptome in der Palliativmedizin

Die Besonderheit in der Palliativmedizin gegenüber der Akutmedizin sieht Aulbert in der spezifischen Situation des Patienten in der Terminalphase, also die Zeit des nahe bevorstehenden Todes sowie die gehäuft auftretenden, schwer therapierbaren Begleiterkrankungen und die „physisch, psychisch und ethisch begründete geringe Zumutbarkeit belastender Therapien" (Aulbert 2000, S. 21).

Deshalb sollten vor jeder Therapieentscheidung wichtige Fragen über die Zumutbarkeit einer Therapie, über möglichst zu verhindernde Komplikationen und über eine effektive Schmerz- und Beschwerdelinderung geklärt werden.

Die Auseinandersetzung mit diesen Fragen muss im Team stattfinden. Die verschiedenen Berufsgruppen und Disziplinen müssen, um bei den Patienten therapeutischen Erfolg zu verzeichnen, aufeinander aufbauen, sich gegenseitig einbeziehen und zu einem „lebendigen Team" werden. Dies setzt eine offene Kommunikation untereinander und mit dem Patienten voraus (Aulbert et al. 2000).

4.3.4 Kommunikation im interdisziplinären Team

Wie anfangs dargestellt, gehört zu einer ganzheitlichen Schmerztherapie und Symptomkontrolle die Unterstützung und Hilfe bei der Krankheitsbewältigung und Krankheitsverarbeitung. Im Wesentlichen liegt das Ziel bei der Verarbeitung von Verlusten im physischen und psychischen Bereich, was einer Trauerarbeit gleich kommt. Nach Aulbert (2000, S. 23) bestimmt das subjektive Krankheitserleben und die subjektive Wertung der „unabänderlichen Behinderungen und Einbußen" entscheidend die Krankheitsverarbeitung und Krankheitsbewältigung und dadurch die Lebensqualität des schwerstkranken und sterbenden Menschen. Er meint, dass das Leben trotz Behinderung wertvoll erlebt und bewertet werden kann. Hier sieht er die Aufgabe der Betreuenden auf einer Palliativstation, den Betroffenen zu helfen, dass diese mit den Verlusten leben lernen und eine Sichtweise für das gewinnen, was noch möglich oder machbar ist.

Nach Roller (2000, S. 82) ist das verbale und nonverbale Gespräch in der Kommunikation der wichtigste Teil der Betreuung von schwerkranken und sterbenden Menschen, da diese oft aufgrund des progredienten Krankheitsprozesses nicht mehr am gesellschaftlichen Leben teilhaben können. Eine offene und wahrhaftige Kommunikation ermöglicht neben der sachlichen Information einen Raum für Gefühle und vermittelt dem Patienten mit seinen Angehörigen das Mitgefühl des begleitenden Teams. Das ganze Team einer Palliativabteilung nimmt an der Kommunikation teil und jeder Teilnehmer hat eine bestimmte Rolle in diesem Kommunikationsprozess zu erfüllen.

Schwerstkranke bedürfen einer Kommunikation, die weit über verbale Mitteilungen hinausgeht.

Jonen-Thielemann (2000, S. 278) führt aus, dass nonverbale Kommunikation wie Körperhaltung, Gestik, Mimik, Stimmlage, Stimmausdruck, Blickkontakt aber auch die taktile Kommunikationsform, wie Berühren, meist unbewusst geschieht und deshalb für den Patienten eine größere Glaubwürdigkeit darstellt als die verbale. Die Autorin meint, dass Gesprächsfähigkeiten durch kritische Beobachtung analysiert und dadurch verbessert werden können. Weit mehr als eine ausgefeilte Gesprächstechnik zählt der Mensch mit seinem Menschenbild und der übermittelten Empathie (ebd. S. 279).

Gesprächssituationen können erheblich durch folgende Rahmenbedingungen beeinflusst werden:

Die Art und Weise, wie eine räumliche Situation der Ungestörtheit für viele individuelle Gespräche hergestellt wird, schafft eine Atmosphäre des Vertrauens, die auch durch nonverbale Gesten diesem Rahmen dienlich sind. Hierzu zählen zum Beispiel ein ausführlicheres Gespräch ankündigen, dafür ausreichend Zeit bereitstellen, Schweigen und längere Gesprächspausen zulassen und den Patienten namentlich ansprechen.

Neben dem Gesprächsrahmen gilt aktives Zuhören als eine sehr wichtige Regel für die Gesprächsführung, das als Grundvoraussetzung eines Arztes im Gespräch mit dem Patienten Anwendung finden sollte. Dadurch fühlt sich dieser als Person mit seinen Problemen angenommen und kann sich entspannter und gelöster dem Therapeuten öffnen.

Empathie im Sinne des einfühlsamen Verstehens bedeutet, dass das Erleben des Patienten so genau wie möglich nachvollzogen werden kann, „als ob es das eigene wäre - ohne jedoch diesen „Als-ob-Status" zu verlassen" (ebd. S. 89). Selbstverständlich spielt der benutzte Sprachstil des Betreuers, der dem des Patienten individuell angepasst sein sollte, eine gewichtige Rolle. Nach Roller (2000, S. 91) haben viele Kranke im Gespräch mit dem Palliativmediziner erstmals überhaupt die Gelegenheit, Fragen bezüglich ihrer Krankheitssituation zu stellen. Deshalb sind Patientenfragen immer vollständig zu beantworten, wobei die Regeln des aktiven Zuhörens beachtet werden sollten, ohne über die Verarbeitungsfähigkeit durch den Patienten hinwegzugehen.

Wie aber sieht es hierzulande aus, wenn Ärzte über eine bösartige Erkrankung informieren, die kaum Heilungschancen hat?

Huseboe et al. (2000, S. 107) führt in diesem Zusammenhang aus, dass Kommunikationsfähigkeit sich durch unsere Fähigkeit zur eigenen Reflexion entwickelt, insbesondere durch Eingestehen unserer eigenen „Unzulänglichkeiten". Über die Frage, ob Mediziner die Patienten über ihr Leiden aufklären sollten oder nicht, gibt es unterschiedliche Meinung. Die eine Seite möchte den Betroffenen schützen, indem sie behutsam mit Aufklärung vorgeht, die andere Seite verweist darauf, dass das Recht auf Information und Selbstbestimmung ein grundsätzliches Menschenrecht sei, das in unserer Verfassung verankert ist (ebd. S. 109).

Nach einer britischen Studie sprechen 44 % der Krankenhausärzte und 25 % der Niedergelassenen mit den Krebspatienten über ihre Diagnose (Wilkes 1984). In Deutschland existieren nur wenige vergleichbare Studien.

Nach Huseboe (2000) stehen wir vor einem Konflikt zwischen den Begriffen des Paternalismus und der Autonomie in Medizin und Ethik, wobei Paternalismus eine Einmischung in die Handlungsfreiheit eines anderen Menschen bedeutet aus Gründen, die sich auf das „Wohl und das Glücklichsein und auf die Bedürfnisse, Interessen oder Werte des anderen berufen" (Dworkin 1972 zit., in: Huseboe 2000, S. 111). Mit dem Begriff Autonomie ist gemeint, dass der Patient selbst Entscheidungen trifft. Die Tendenz geht in unserer Gesellschaft der heutigen Zeit zu mehr Aufklärung, Gleichheit und Gleichwertigkeit hin.

Die Vereinten Nationen (1948) unterstreichen das Selbstbestimmungsrecht eines jeden einzelnen. In vielen Ländern wie USA, Kanada und Skandinavien ist das Recht des Patienten, die Diagnose zu erfahren gesetzlich verankert (Buckman 1996 zit., in: Huseboe 2000, S. 111).

Somit kann die Frage der Entscheidung über eine Aufklärung nur bei dem Patienten liegen, denn solange dieser entscheidungsfähig ist, kann nur der eine Entscheidung treffen.

Aufklärungsgespräche sind für alle Beteiligten sehr problematisch, da es nach Huseboe et al. (2000, S. 127) bei Patienten zu heftigen Reaktionen wie Enttäuschung, Aggression, Wut und Trauer kommen kann.

Die emotionalen Reaktionen des Patienten sind von seiner Person, seiner Biografie, seinem sozialen Hintergrund, seinen Vorkenntnissen und Vorerfahrungen sowie von seiner momentanen psychischen Verfassung abhängig. „Jeder Mensch reagiert auf eine „schlechte Nachricht" so, wie es für ihn momentan am besten ist. Das kann von totalem Erstarren bis zu einem heftigen Gefühlsausbruch variieren und ist auch bei demselben Menschen nicht immer gleich" (Roller 2000, S. 102). Diese Reaktionen sind als Schutz vor allzu großer Angst und vor Schmerz zu werten.

Deshalb sollten im Team die Fragen besprochen werden, wie die Zukunft bezüglich Diagnostik, Therapie, Risiko und Prognose des Patienten aussehen wird und wie er sich in seiner Situation verhalten kann.

Auch wenn nach Roller (2000, S. 100) in westlichen Ländern das Recht auf Information und Autonomie des Patienten als Grundrecht verankert ist, dürfen bei einem Gespräch nicht um „jeden Preis" die Fakten offen dargelegt werden. Autonomie richtig interpretiert bedeutet, dass der Patient entscheidet, wie viel er wissen möchte. Der Arzt hat demnach Aufklärungspflicht und nicht Aufklärungsrecht. Wichtig in diesem Zusammenhang ist die Art und Weise der Nachrichtenüberbringung. Dabei ist das so genannte „Setting" als äußerer Rahmen zu beachten. Dieses beinhaltet zum Beispiel eine geeignete, ruhige Umgebung, sowie eine geeignete Zeit der Nachrichtenübermittlung, die keinesfalls am Abend stattfinden sollte, wenn anschließend niemand mehr für den Patienten zur Verfügung steht. Der Patient ist mit seinen Fragen der „Wegweiser für den Gesprächsverlauf" (ebd. 101).

Beim Überbringen einer schlechten Nachricht sollte der Arzt nach Roller (2000, S. 102) durch Gesten, wie zum Beispiel die Hand des Patienten halten, Verständnis signalisieren. Ein empathisches Schweigen kann ebenso hilfreich sein. Dagegen hält Roller von beschwichtigenden Aussagen und langen Trostreden sehr wenig. Dafür sollte der Arzt auftretende Abwehrreaktionen und Ängste des Patienten respektieren. Gerade für die Person des Arztes gilt uneingeschränkt, dass die Umsetzung der Rogers'schen Anforderungen nach Echtheit und Wahrhaftigkeit (Kongruenz), Annahme und Wertschätzung des Patienten (Akzeptanz) sowie ein tiefes einfühlendes Verstehen (Empathie) Bedingungen herstellt, die gerade bei schwerstkranken und sterbenden Menschen Entwicklungspotentiale aktiviert und so zu einer Steigerung der Lebensqualität in den letzten Tagen und Wochen beiträgt (Weinberger 1998, S. 30).

Abwehrreaktionen und Ängste, die Patienten erleben, treten beim Pflegepersonal oft noch stärker auf, da dieses meist einen intensiveren und intimeren Kontakt zu ihnen hat und somit die besten Voraussetzungen für ein sich anschließendes offenes Gespräch gegeben sind. Damit das Pflegepersonal die Grundlagen für hilfreiche Gespräche erhält, müssen immer wieder Teamsitzungen und Supervisionen stattfinden, damit dem wichtigen Thema der Kommunikation der nötige Stellenwert beigemessen werden kann, und die Bedeutung einer gut funktionierenden Kommunikationsstruktur im interdisziplinären Team erkennbar wird.

Dabei sollte dem Patienten von allen Teammitgliedern ein Ausblick auf Hoffnung gegeben werden. Hoffnung meint nach Roller (2000, S. 102) die Zusage und deren Umsetzung für eine bestmögliche Linderung der Beschwerden, liebevolle Begleitung bis zum Tod sowie das Ermöglichen eines selbstbestimmten Lebens bis zum Tod. Die Hoffnung auf Nähe zu den Angehörigen, die auf Palliativstationen „rund um die Uhr" anwesend sein können, und auch die Zusage auf Hilfe für die „Hinterbliebenen", betrachten die schwerstkranken und sterbenden Menschen als eine sehr große Erleichterung.

Nach Radbruch ist der Anspruch an Teamarbeit und Zusammenarbeit in der Palliativmedizin sehr viel höher als in anderen medizinischen Bereichen. Dies ist daraus ersichtlich, dass viele praktische Vorschläge und Impulse in der Symptombehandlung von Pflegekräften ausgehen (Zeitschrift Publik-Forum 2002, Nr. 21 S. 9).

Die Notwendigkeit einer guten Zusammenarbeit im Team wird immer wieder hervorgehoben, da nur durch die Interdisziplinarität der verschiedenen Fachgruppen das Ziel einer optimalen palliativen Behandlung an schwerstkranken und sterbenden Menschen erreicht werden kann.

Elisabeth Kübler-Ross hat mit ihren „Interviews mit Sterbenden" (1970) einen wesentlichen Beitrag zu den heutigen Kenntnissen über Kommunikation mit Schwerstkranken und Sterbenden geleistet, indem sie durch ihre Arbeit gezeigt hat, wie bedeutend das Gespräch mit diesen Menschen ist.

Der Bereich der Kommunikation mit all seinen „Facetten" ist hier nur ansatzweise dargestellt worden und kann im Rahmen dieser Arbeit nicht ausführlicher erörtert werden.

Zusammenfassend möchte ich feststellen, dass in der palliativen Situation das Gespräch mit dem Patienten und seinen Angehörigen zur zentralen Therapie wird.

Häufig bedeutet eine unheilbare Erkrankung auch für die Angehörigen eine große Belastung und führt leicht in schwere Krisen. Dabei können erhebliche Kommunikationsstörungen auftreten und verdrängte Spannungen sowie Familienkonflikte in Form von Aggressionen oder Schuldgefühlen die den Kranken zusätzlich belasten.

Abhilfe hierfür kann eine einfühlsame psychische Mitbetreuung des Patienten und seiner Angehörigen durch den Arzt oder Seelsorger schaffen. In schweren Fällen oder auf Wunsch des Patienten oder seiner Angehörigen kann diese Aufgabe auch von Seiten eines Psychotherapeuten erfüllt werden (Aulbert 2000, S. 25).

Das gesamte Team einer Palliativabteilung ist im Kommunikationsprozess gefordert. Deshalb lässt sich Kommunikation nicht nur als eine bestimmte Technik der Sprache beschreiben, sondern als eine innere Haltung, „aus der sich Handlungsfähigkeit, Flexibilität und Kreativität im Umgang mit Patient und Angehörigen ergeben" (Roller 2000, S. 123).

Kommunikation bedeutet nach Aulbert im Zusammenhang mit sterbenden Menschen, dass die Bedürfnisse des Patienten erkannt werden und im Team Reaktionen auslöst. So wird aus der Kommunikation im Betreuungsteam eine interdisziplinäre Betreuung, was wiederum in der Palliativbetreuung den Blick über die Grenzen des eigenen Fachgebietes öffnet und so die Fähigkeit vermittelt, dem Patienten auf allen Ebenen würdevoll begegnen zu können (2000, S. 27).

4.3.5 Trauerarbeit und Trauerbegleitung

Trauer ist eine normale menschliche Reaktion, wenn ein Verlust erlebt wird. Sie ist ein essentieller Teil des menschlichen Lebens. Bei einer inkurablen Erkrankung treten Verluste einer oder mehrerer Körperfunktionen auf und hierdurch Trauergefühl bereits lange vor dem Tod.

Diese Trauer betrifft vor allem die Psyche des Menschen. Wie Trauer von einem Betroffenen erlebt wird, ist sehr individuell und hängt unter anderem von der Art des Verlustes, der Persönlichkeitsstruktur und dem psychosozialen Umfeld ab.

Bereits Sigmund Freud beschrieb 1917 in seinem Aufsatz „Trauer und Melancholie" Charakteristika, wie zum Beispiel das tief greifende Erlebnis von Schmerz, die Isolation von der Außenwelt und den Verlust an Aktivität (Freud 1982).

Trauer ist ein sehr individueller Prozess und kann unterschiedliche Reaktionen im körperlichen, psychischen und psychosozialen Bereich hervorrufen, die weiter oben bereits andeutungsweise erwähnt wurden (siehe 2.2).

Die Ärztin Elisabeth Kübler-Ross gehörte zu den ersten Menschen, die sich in ihrer Arbeit mit der seelischen Situation von Sterbenden befassten (1969). Dabei beschrieb sie fünf Phasen, die Sterbende nach ihrer Erfahrung durchlaufen, beginnend mit der Mitteilung über die Diagnose einer zum Tode führenden Erkrankung:

- Die Phase des nicht wahrhaben Wollens und der Isolierung;
- die Phase des Zorns;
- die Phase des Verhandelns;
- die Phase der Depression;
- die Phase der Zustimmung.

Die Mitteilung der Diagnose wird von vielen schwerstkranken Menschen zunächst nicht sehr ernst genommen. Erst wenn diese Verleugnungshaltung nicht länger aufrechterhalten werden kann, kommt es zunächst zu einer Isolierungshaltung des Kranken. In der zweiten Phase wird der Patient von Zorn und Wut über das Unvermeidliche erfasst. Dieser Zorn richtet sich oft gegen die Personen im Umfeld, wie zum Beispiel Ärzte, Pflegepersonal aber auch Angehörige. Danach folgt die Phase des Verhandelns, sei es mit den Ärzten oder mit einer übergeordneten Instanz wie Gott oder dem Schicksal. Ist die Erkenntnis der Krankheitssituation unausweichlich, fällt der Kranke oft in eine tiefe Depression, die einerseits die Trauer über den Verlust der Gesundheit, körperlichen Vitalität, Arbeitsfähigkeit etc. beinhaltet, andererseits folgt danach eine gleichsam vorbereitende Trauer über Erfahrungen, die nicht mehr gelebt werden können. Wenn nach Kübler-Ross dem Kranken ermöglicht wird, die genannten Phasen zu durchlaufen, kann als Ergebnis dieses Prozesses der Zustand der Zustimmung erreicht werden.

In ähnlicher Weise beschreibt Verena Kast (1999) insgesamt vier Phasen, die bei dem Verlust eines geliebten Menschen, auftreten können:

- Die Phase des nicht wahrhaben Wollens;
- die Phase der aufbrechenden Emotionen;
- die Phase des Suchens und sich Trennens;
- die Phase des neuen Selbst- und Weltbezugs.

Heute werden die Phasen kritisch betrachtet, da sie den Eindruck erwecken, dass alle Menschen in ihrer letzten Lebensphase einen gleichartigen Bewältigungsprozess durchleben (Silbernagl 2001, S. 78 - 79).

Trotz berechtigter Kritik zeigen derartige Phasenbeschreibungen dennoch, dass schwerstkranke und sterbende Menschen fast immer von sehr unterschiedlichen Gefühlsstimmungen heimgesucht werden. Die Kritik richtet sich vornehmlich gegen die Phasenbeschreibungen, die möglicherweise die betreuenden Personen dazu verleiten könnten, ihre Regelmäßigkeit zu überschätzen (Koch & Schmeling 1982). Dennoch erleichtern sie nach Schmitz-Scherzer (1999, S. 409) die Orientierung im Umgang mit dem Patienten in großem Maße.

Nach Klaschik umfasst der Trauerprozess eines Patienten das Verlusterleben seiner Gegenwart, Zukunft und Vergangenheit.
Die Trauer um die Gegenwart bedeutet für den sterbenden Patienten zu verstehen, dass Kraft, Fähigkeiten, Fertigkeiten, körperliche Unversehrtheit und Autonomie keine „selbstverständlichen Zustände" sind und die gelebte Rolle in Beruf, Familie und Gesellschaft nicht mehr eingenommen werden kann (Klaschik 2001, S. 54).

Die Trauer um die Zukunft meint demnach, dass erstrebte Ziele nicht mehr verwirklicht werden können, und so das Lebensende als „vorzeitig" und als „Abbruch" erlebt wird.

Trauer um die eigene Vergangenheit bedeutet in diesem Zusammenhang, dass mit dem „Hinscheiden" auch das gelebte Leben mit all seinem Denken und Fühlen ein Ende haben wird (ebd.).

Dem gesamten Betreuungsteam fällt hierbei die Aufgabe zu, die Gefühle des Patienten in allen Schattierungen zuzulassen und sie weder durch Aufmunterung oder Beschwichtigungsmaßnahmen zu unterdrücken, noch durch Verstärkung zu vertiefen und dadurch zu verschlimmern.

Die Trauer sieht bei Angehörigen und Freunden nach Klaschik (2001) anders aus. Selbst wenn Patient und Angehöriger sich auf dem gleichen Trauerweg befinden, so sehen doch „Trauermodi und Trauertempi" anders aus. Die Trauer bezieht sich hierbei auf den Verlust des Menschen, und ein Leben ohne diesen löst oft Zukunftsängste aus.

Aus zahlreichen Beobachtungen wird von Betreuern auf Palliativstationen berichtet, dass Sterbende und Angehörige sich in ihrer jeweils eigenen Trauer befinden und zunächst allein gelassen fühlen. Betroffenen kann am besten dadurch geholfen werden, indem die Begleiter diesen in ihrer eigenen individuellen Trauer beistehen.

Der englische Psychoanalytiker John Bolby (1983) legt ein grundlegendes Phasenmodell der Trauer vor. Diese idealtypischen Abläufe lassen sich in der Praxis nicht deutlich trennen. Bolby unterscheidet zwischen den vier folgenden Phasen:

1. Phase der Betäubung, die gewöhnlich einige Stunden bis eine Woche dauert und von intensivem Ausdruck des Schmerzes – aber auch Gefühle wie Wut und Panik – unterbrochen sein kann. Eine typische Aussage der Trauernden ist: Das ist nicht wahr!
2. In der Reaktionsphase entwickelt der Betroffene eine Strategie, um das Verlorene wieder zu gewinnen. Es entstehen emotionale Reaktionen von Tränenfluss bis zur Wut über den fehlenden Erfolg bei der Suche. Dieses Stadium kann Wochen und Monate dauern.
3. In der Bearbeitungsphase kommt der Betroffene mehr und mehr in die Situation, bewusst oder unbewusst, sein Trauma zu bearbeiten. Häufig entstehen Depressionen und es fehlt oft Zukunftssinn.
4. In der Phase der Reorganisation beginnt der Trauernde stufenweise neue Bindungen aufzubauen. Dies ist der Prozess der sozialen Wiedereingliederung, Anpassung oder des Entwurfes eines neuen Lebenskonzeptes.

Grundgedanke der genannten Phasenmodelle ist, dass Trauernde sich in einer akuten Ausnahmesituation befinden und erst allmählich lernen müssen, die veränderten Gegebenheiten zu akzeptieren. Dabei kann im Wechsel sowohl regressives als auch progressives Verhalten auftreten. Nach Loos-Hilgert (2000, S. 323) liegt den Phasenmodellen eine individualpsychologische Sichtweise zugrunde. Bedeutung erfahren sie bei der systemischen Betrachtung, „indem sie diagnostisch nützlich sind zur Standortbestimmung des einzelnen Trauernden, können im Trauersystem auch Unterschiede und Gemeinsamkeiten zwischen den einzelnen exploriert werden" (Loos-Higert 2000, S. 323).

In neuerer Zeit werden zunehmend „zielorientierte Modelle" der Trauerarbeit angewandt, wobei ein weiter bestehendes Restgefühl von Trauer postuliert wird, was als normaler Trauerprozess akzeptiert und angesehen wird (Smeding et al. 2000, S. 867).

Worden (1991) hat sich mit dem Sinn des Trauerns befasst und dabei folgendes zielorientierte Modell des Trauerprozesses beschrieben:

- „Die Realität des Verlustes akzeptieren
- Den Trauerschmerz erfahren und durcharbeiten
- Sich einer Umgebung anpassen, in der der Verstorbene fehlt
- Dem Verstorbenen emotional einen neuen Platz zuweisen und das eigene Leben wieder aufnehmen" (zit. in: Smeding et al. 2000, S. 868).

Die Versuche, den Trauerverlauf zu gliedern, beruhen auf umfangreichen Studien und Erfahrungswerten, die die Trauer oft treffend beschreiben aber nicht auf jeden Trauernden zutreffen. Dennoch ist nach Scheuring (2001, S. 23) der wissenschaftliche Versuch, „eine Ordnung in dem Chaos der Gefühle zu entdecken, richtig und hilfreich", da so Trauernde erkennen können, „dass sie sich auf einem Weg befinden – und nicht am Ende des Weges, wie sie in ihrem Schmerz vielleicht glauben" (ebd. S. 23).

Klaschik geht davon aus, dass fundierte Kenntnisse über Trauer und Trauerarbeit jeder besitzen sollte, der auf einer Palliativabteilung den Umgang mit schwerstkranken und sterbenden Menschen aber auch mit trauernden Angehörigen pflegt (2000, S. 283). Er führt weiter aus, dass der sterbende Mensch in dem Maße trauert, wie es dem Fortschreiten seiner Krankheit entspricht. Dieser Kranke beklagt eine große Anzahl von Verlusten, wie zum Beispiel den Verlust von Kontrolle, Unabhängigkeit, Arbeitsunfähigkeit, Geborgenheit, Körperfunktionen, Familie und Freunde und Verlust der vertrauten Umgebung.

Klaschik erwähnt in diesem Zusammenhang, dass früher erlebte Verluste und deren Folgen in der Gegenwart wieder präsent werden und „oft einen Schlüssel zu dem jetzt bevorstehenden Trauerprozess darstellen", wobei ein solches „Schlüsselerlebnis" zu einer Blockade führen kann, die eine situationsgemäße Erfassung der Krankheitslage erschweren kann. Die Folge dieser Blockierung liegt in der Verhinderung einer „stufenweisen Verarbeitung" (ebd. S. 283).

Trauer ist notwendig und sollte von Ärzten und Pflegekräften beim Patienten nicht unterdrückt werden, denn die meisten Patienten mit einer infausten Prognose brauchen eine vorbereitende Trauer, um sich auf den bevorstehenden Lebensverlust einzustellen.

Trauerbegleitung kann als eine wichtige Säule und wesentlicher Bestandteil der Palliativmedizin betrachtet werden.

Als zentrale Aufgabe im interdisziplinären Team einer Palliativabteilung gilt es, Trauer mit seiner gesamten Komplexität zu kennen, damit bei deren Auftreten die individuellen Reaktionsweisen richtig verstanden werden. Klaschik geht davon aus, dass eine gute Betreuung von sterbenden Patienten und ihrer Angehörigen bei Ignorieren von Trauer nicht gelingen kann (Klaschik S. 283).

Trauerarbeit gelingt im interdisziplinären Team dadurch, dass mit den Betroffenen Gespräche, verbal und nonverbal, geführt werden.

Das gesamte Team einer Palliativabteilung ist nicht nur in seiner Fachkompetenz gefordert, sondern es wird zugleich ein hohes Maß an Sensibilität und Einfühlungsvermögen vorausgesetzt, damit die Linderung von Schmerzen und psychosozialem Leid bei jedem einzelnen Patienten erreicht werden kann.

Aus dem bisher Gesagten ergeben sich für die Trauerbegleitung in der Palliativmedizin nach Smeding und Aulbert (1997) vier Hauptziele:

- „Erleichterung und Unterstützung des normalen Trauerprozesses ...
- Aufdecken von Risikofaktoren für eine komplizierte Trauerreaktion
- Vorbeugung komplizierter oder krankhafter Trauerreaktionen
- Interventionen und spezifische Behandlung bei Auftreten pathologischer Trauerreaktion" (ebd. S. 866).

Entscheidend ist, dass in der palliativen Betreuung die Trauerbegleitung als eine Aufgabe für das gesamte Behandlungsteam verstanden wird und bei Auftreten von pathologischen Trauerreaktionen und Komplikationen eine Einbeziehung eines spezialisierten Psychotherapeuten für notwendig erachtet wird.

4.4 Ethische Aspekte in der Palliativmedizin

Die Palliativmedizin wurde wie bereits oben erwähnt ins Leben gerufen, um der „weitgehenden Vernachlässigung" Sterbender, insbesondere an Krebs erkrankten Menschen, entgegenzuwirken.

Die Ursachen dieser Vernachlässigung sind oben dargestellt und können im Behandlungsmodus als eine „Übermacht der mathematischen gegenüber der Herzens-Raison, der Wissenschaft gegenüber der Humanität, der naturwissenschaftlich-technischen gegenüber der geisteswissenschaftlich-humanistischen Kultur, der Pflege des Expertentums gegenüber jener der Partnerschaft" beschrieben werden (Nager 2003, S. 13).

Folglich verhinderte dieser Wandel eine ganzheitliche Wahrnehmung des Patienten. Nach Roy (2000, S. 24) entstand in „Opposition zu der Trennung von Heilung und Fürsorge, zu der Spaltung zwischen Körper, Seele und Geist des Patienten ..., zur Spaltung zwischen klinischer Objektivität und Mitgefühl ..." die Palliativmedizin, die eine adäquate Betreuung sterbender Patienten in ihrer ganzen Besonderheit zu ermöglichen versucht.

Wie bereits ausführlich erläutert, erleben in Deutschland jährlich etwa 200.000 Patienten aufgrund ihrer unheilbaren, progredienten Krebserkrankung unerträgliche Angst- und Schmerzzustände.

Im palliativen Bereich ist eine schmerz- und angstlindernde Behandlung mit „Unsicherheiten behaftet", da vor allem wegen der befürchteten Assoziation mit passiver oder gar aktiver Sterbehilfe eine zurückhaltende Einstellung bei Ärzten und Pflegepersonal entsteht (Beckmann 2002, S. 114). Eine ethische Auseinandersetzung diesbezüglich untersucht Fragen nach der „Legitimität der Ziele, der Vertretbarkeit der Mittel und der Hinnehmbarkeit der Folgen von Handlungsoptionen" (ebd. S. 114). Die philosophische Ethik bietet im Hinblick auf das moralische Fundament der Palliativmedizin einen Ansatz der „Ethics of care" sowie den einer „Ethics of justice bzw. autonomy" an, wobei der erstere als „säkularer Nachfolger der ursprünglich religiös bestimmten Caritas" betrachtet werden kann. Dieser Ansatz geht davon aus, dem Menschen in seiner Hilflosigkeit als Schwerstkranker und Sterbender „Fürsorge angedeihen" zu lassen und stellt dabei die „Legitimität des Handelns" mit dem Motiv zu helfen und Gutes zu tun in den Vordergrund.

Im Gegensatz dazu, möchte der auf Gerechtigkeit und Autonomie gegründete Ansatz dem Menschen das ihm „Zustehende" sichern, gerade im Bezug auf Sterben und Tod, so wird hier die „Legitimation des Handelns" nach Beckmann (2002) auf die Autonomie und Selbstbestimmung des Menschen gelenkt. Bei aller Unterschiedlichkeit der ethischen Ansätze und daraus folgenden Handlungslegitimationen muss meines Erachtens dem oben zitierten Autor zugestimmt werden, dass es zum ärztlichen Auftrag gehört, auftretende Schmerzen und Ängste zu lindern. Deshalb fungieren in der Palliativmedizin Autonomie und Selbstbestimmung als Voraussetzung und Ziel, da alles ärztliche Handeln – auch die „Palliation" – der vorherigen Aufklärung über das Behandlungskonzept und der freien Zustimmung des Patienten bedarf (Beckmann 2002, S. 117).

Deshalb ist es Aufgabe der European Association for Palliative Care (EAPC) sich mit Grundsatzfragen weiterhin zu beschäftigen, welche die Wichtigkeit der Betreuung von Patienten mit lebensbegrenzenden Erkrankungen in Übereinstimmung mit der „Palliativ-Care"-Definition aus dem Jahr 2002 hervorheben und fördern. „Palliative Care strebt die Reduktion bzw. Vorbeugung von Leiden und Hoffnungslosigkeit am Lebensende an. Ein wichtiges Prinzip von Palliative Care ist es, die Autonomie des Patienten zu respektieren, d. h. sie zu stärken und wiederherzustellen und nicht, sie zu zerstören" (Materstvedt L. J. et. al., in: Palliativmedizin 2004, S. 104).

Deshalb, so die Forderung, muss der Zugang zu einer hoch qualifizierten, kompetenten und multidisziplinären Palliativ-Care-Versorgung in „ganz Europa durch nationale und internationale Aktivitäten, Schwerpunktbildung und durch Betreuung von Mitteln gefördert werden" (Materstvedt 2004, S. 104). Dazu vertritt die Ethics Task Force der EAPC folgende Position:

1. „Angesichts der Tatsache, dass innerhalb Europas unterschiedliche Positionen zur Frage der Euthanasie und des ärztlich assistierten Suizids zu erkennen sind, ist eine aktive Diskussion dieses Thema zu fördern.
2. Untersuchungen über Einstellungen und Haltungen gegenüber Euthanasie und ärztlich unterstütztem Suizid in der Gesundheitsfürsorge, der Öffentlichkeit und unter Patienten, ebenso wie Studien über die dort gesammelten Erfahrungen bezüglich dieser Themen können die Diskussion weiter bereichern. Die meisten der bisher durchgeführten Studien lassen jedoch signifikante Schwächen erkennen, die berechtigten Zweifel an der Beweisgrundlage dieser Studien aufkommen lassen. Ein besser koordinierter Ansatz an diese Studien wird empfohlen.
3. Ein individuelles Ersuchen um Euthanasie bzw. ärztlich assistiertem Suizid hat komplexe Gründe, die in persönlichen, psychischen, sozialen, kulturellen, ökonomischen und demografischen Aspekten wurzeln. Im klinischen Umfeld muss solchen Nachfragen mit Respekt, sorgfältiger Aufmerksamkeit und einer offenen und sensiblen Kommunikation begegnet werden.
4. Das Erbitten von Euthanasie und ärztlich assistiertem Suizid steht nach Bereitstellung von umfassender palliativer Sterbebegleitung oft nicht mehr zur Diskussion. Personen, die nach Euthanasie bzw. ärztlich assistiertem Suizid verlangen, sollten deshalb Zugang zur Palliative-Care-Expertise haben.
5. Euthanasie bzw. ärztlich assistierter Suizid gehören nicht zu den Aufgaben von Palliative Care.
6. „Terminale" oder „palliative" Sedierung bei Menschen, deren Sterbeprozess bereits begonnen hat, ist nicht mit Euthanasie gleichzusetzen. Die Absicht terminaler Sedierung ist das Lindern unerträglichen Leidens; das Vorgehen der Einsatz eines sedierenden Medikaments zur Symptomkontrolle und das erfolgreiche Resultat die Linderung unerträglicher, belastender Symptome. Die Absicht der Euthanasie ist das Töten des Patienten, das Vorgehen die Verabreichung eines tödlichen Medikamentes und das erfolgreiche Ergebnis/Resultat der sofortige Tod. In Palliative Care kann eine milde Sedierung therapeutisch eingesetzt werden, die den Wachheitszustand des Patienten oder seine Kommunikationsfähigkeit nicht wesentlich beeinträchtigt. In seltenen Fällen kann das klar formulierte therapeutische Ziel nur durch eine tiefe Sedierung erreicht werden, mit der Folge, dass die Bewusstseinslage des Patienten stark eingeschränkt wird. In solchen Fällen muss die Tiefe der Sedierung regelmäßig neu überdacht werden. Zudem werden sedierte Patienten kontinuierlich überwacht und künstlich ernährt oder hydriert, falls dies im Krankheitsverlauf indiziert sein sollte. Generell ist eine tiefe Sedierung immer nur für einen bestimmten Zeitraum vorgesehen.
7. Die Legalisierung von Euthanasie in jedweder Gesellschaft birgt die Möglichkeit, dass
    a) wehrlose Personen unter Druck gesetzt werden können;
    b) die Weiterentwicklung von Palliative Care weniger bedeutsam erscheint und behindert wird;
    c) rechtliche Vorgaben mit persönlichen sowie professionellen Werten und Prinzipien von Ärzten und anderem Fachpersonal in der Gesundheitsfürsorge in Konflikt geraten;
    d) ein Ausweiten der klinischen Kriterien auf andere gesellschaftliche Gruppen gefordert wird oder entstehen kann;
    e) medizinisches Töten ohne Einverständnis oder gegen den Willen des Patienten zunimmt;
    f) Tötungshandlungen gesellschaftliche Akzeptanz finden.

8. Befürchtungen von Patienten, dass durch Maßnahmen innerhalb des modernen medizinischen Apparates ihr Leben unnötig verlängert wird oder unter unerträglichen Qualen endet, können zur Inbetrachtnahme von Euthanasie oder ärztlich assistiertem Suizid führen. Eine Alternative hierzu ist die Verfassung von Patientenverfügungen und Vorsorgevollmachten, um dadurch eine bessere Kommunikation und vorausschauende Betreuungsplanung zu ermöglichen und somit zur Anerkennung und Stärkung von Autonomie und Selbstbestimmung beizutragen.

9. Die Ethics Task Force fordert die EAPC und ihre Mitglieder auf, sich in direktem und offenem Dialog mit denjenigen auseinander zu setzen, die Euthanasie bzw. ärztlich assistierten Suizid in der Medizin und im Rahmen der Gesundheitsversorgung befürworten. Verständnis und Achtung anderer Sichtweisen ist allerdings nicht gleichbedeutend mit ethischer Akzeptierung von Euthanasie bzw. ärztlich assistiertem Suizid.

10. Die EAPC sollte individuelle Entscheidungen für Euthanasie bzw. ärztlich assistiertem Suizid respektieren. Doch ebenso wichtig ist es, die Aufmerksamkeit aller Gesellschaften wieder auf ihre Verantwortung für eine Betreuung alter, sterbender und schwacher Bürger zu richten. Die feste Verankerung von Palliative Care in der gesundheitlichen Regelversorgung aller europäischer Länder, unterstützt durch eine adäquate Finanzierung, Ausbildung und Forschung, ist einer der wichtigsten Schritte, den Forderungen nach Legalisierung von Euthanasie bzw. ärztlich assistiertem Suizid eine wirksame Alternative entgegenzusetzen" (Materstvedt I. J. et al. 2004 S. 104 - 105).

Auf den insgesamt drei Treffen wurden verschiedene Statements von Mitgliedern der Ethics Task Force diskutiert, ein Positionspapier formuliert und in der Universität Sion in der Schweiz verabschiedet, wo es nach Überarbeitungen im April 2002 veröffentlicht wurde. Im Juni 2003 erklärte der Vorstand der EAPC die Stellungnahme der Ethics Task Force zur offiziellen Position der EAPC, der European Association for Palliative Care.

Die Stellungnahme der EAPC zur Euthanasie und ärztlich unterstützten Suizid ist nach Klaschik von „überragender Bedeutung in der gegenwärtigen Debatte um die Legalisierung lebensbeendender, -begrenzender Handlungen. Für die Klarstellung von Begriffen, die Zuordnung von Handlungsweisen und die Forderung, hochqualifizierte, multidisziplinäre Palliative-Care-Versorgung in ganz Europa zu fordern", (Zeitschrift für Palliativmedizin 2004, S. 8), kann meines Erachtens als eine entscheidende Aufgabe in der gesundheitlichen Regelversorgung betrachtet werden.

Zwischenfazit

Zusammenfassend kann festgestellt werden, dass der demographische Wandel durch eine zunehmende Alterung in der Gesamtbevölkerung gekennzeichnet ist. Mit dieser Zunahme alter Menschen an der Gesamtgesellschaft ist besonders eine Zunahme der Gruppe der Hochaltrigen verbunden. Gleichzeitig lässt sich gegen Ende der 60er Jahre des vergangenen Jahrhunderts ein dramatischer Geburtenrückgang erkennen. Neben dem demographischen Wandel kann gleichermaßen eine Änderung in der Situation Sterbender konstatiert werden. Dies drückt sich in den gesellschaftlichen Veränderungen und Lebenseinstellungen aus. Von diesem Umbruch sind insbesondere die Familienstrukturen betroffen, wodurch die bis ins 20. Jahrhundert praktizierte Generationensolidarität infrage gestellt ist.

Die Sterbephase konzentriert sich heute im Gegensatz zu früheren Zeiten auf das hohe Alter. Dadurch ist der „alltägliche" Tod aus dem Bewusstsein der jüngeren Generation weitgehend verschwunden und die persönliche Auseinandersetzung mit dem Sterben ist fast ausschließlich den Älteren vorbehalten.

Zudem hat sich im Laufe der letzten hundert Jahre zunehmend auch das Todesursachenspektrum verändert, bedingt durch einschneidende medizinische Fortschritte. Die Folgen des demographischen Wandels und zugleich des medizinisch-technischen Fortschritts werden unterschiedlich diskutiert.

Eindeutige Aussagen gibt es jedoch bei der Feststellung, dass die Institutionalisierung des Sterbens zugenommen hat. Daraus folgt, dass Sterbebegleitung immer mehr Aufgabe des Krankenhauspersonals geworden ist, das sich diesen Aufgaben jedoch oft nicht gewachsen sieht. Erschwert werden diese Aufgaben durch die eigentliche Intention eines Krankenhauses, nämlich Leben zu erhalten. Demzufolge erleben Sterbende allzu häufig menschenunwürdige Situationen. Deshalb ist in den vergangenen Jahrzehnten die Situation von Sterbenden immer mehr in die öffentliche Kritik geraten. Diese Kritik richtete sich vornehmlich gegen die durchgeführte Form der Sterbebegleitung.

Im Zuge der Legalisierung der aktiven Sterbehilfe des niederländischen Parlaments im Jahr 2000 ist in Deutschland eine heftige Diskussion entbrannt. Hierzulande wird die aktive Sterbehilfe von Parteien, Kirchen und Ärzteverbänden abgelehnt. Einzig die Deutsche Gesellschaft für Humanes Sterben befürwortet das niederländische Gesetz, das schwerstkranke Menschen auf Verlangen durch Ärzte töten lässt.

Betrachtet man in Deutschland die Unterschiedlichkeit der Begriffe von aktiver und passiver Sterbehilfe, sowie den Begriff der Sterbebegleitung, so wird deutlich, dass zum Teil eine unklare Rechtslage und Rechtsprechung vorliegt und dadurch mancher Sterbebegleiter in ethische Konflikte geraten kann.

Von Vertretern, die sich für eine Ausweitung und Qualifizierung der palliativen Versorgung schwerstkranker Menschen einsetzen, wird eine klare Absage an den Euthanasiegedanken erteilt. Die Hauptaufgabe einer palliativen Begleitung dieser Menschen, liegt in der Reduzierung von Leid und damit dem Ermöglichen von einem Leben in Würde bis zum Tod.

In den 70er Jahren entstanden nach englischem Vorbild zunächst zögerlich erste Hospizeinrichtungen, die sich in den 90er Jahren durch eine Welle von Gründungen zu einer Bewegung entwickelt und somit einen großen Anteil an der längst überfälligen Enttabuisierung von Tod und Sterben getragen haben.

Obwohl die Wurzeln von Hospizbewegung und Palliativmedizin die gleichen sind, ging nach Meinung einiger Autoren die Entwicklung beider auseinander, was eine Zusammenarbeit lange Zeit erschwert hat. Die frühzeitige Festlegung von Qualitätskriterien bezüglich der Personalstruktur und Inhalte in der Palliativmedizin, gegenüber einer ehrenamtlich geführten Hospizarbeit, machen diese Unterschiede deutlich.

Palliativmedizinisches Handeln bedeutet eine aktive, ganzheitliche Behandlung von Patienten mit einer progredienten, weit fortgeschrittenen Erkrankung, dessen oberstes Ziel die Verbesserung der Lebensqualität von Menschen in der letzten Lebensphase beinhaltet.

In Deutschland gibt es mittlerweile verschiedene Organisationsformen einer palliativen Betreuung, die je nach Möglichkeit auf die Situation dieser Menschen eingehen. Wie bereits oben dargestellt, ist ein Orientierungs- und Bewusstseinswandel bezüglich der zunehmenden Zahl älterer Menschen in unserer gegenwärtigen Bevölkerung dringend notwendig.

Überleitend zum zweiten Teil meiner Arbeit kann festgestellt werden, dass aufgrund der demographischen Veränderungen, dem veränderten Krankheitsspektrum, der Todesursachen und des Fortschrittes in der Medizin, ein Umdenken bezüglich der oben beschriebenen Situation sterbender Menschen in unserer heutigen Gesellschaft erforderlich ist. Wir sind aufgerufen, Lösungen zu suchen und anzubieten, die schwerstkranke Menschen nicht ermuntert, „Ausschau" nach niederländischen Gesetzen zu halten.

Die Palliativmedizin kann solche Lösungen meines Erachtens erreichen, wenn sie konsequent die bereits formulierten Ziele umsetzt und die dafür notwendige Unterstützung durch die Gesellschaft erhält. Dies fordert gleichermaßen unter dem Eindruck des zukünftigen Alterungsprozesses eine genügende Berücksichtigung in Planung und Realisierung von geriatrischen Palliativinstitutionen und ambulanten Palliativdiensten. Unser Gesundheitssystem muss weiterentwickelt und optimiert werden, neben Prävention und Rehabilitation muss insbesondere Implementierung der Palliativmedizin zum selbstverständlichen Baustein avancieren.

5 Der Geriatrische Patient

Die demographische Entwicklung wird, wie bereits dargestellt, die Gesellschaft nachhaltig verändern. Die Menschen können, bedingt durch den medizinischen Fortschritt, heute mehr gesunde Lebensjahre im Rentenalter verbringen, als je eine Generation vorher. Nach dem 75. Lebensjahr häufen sich allerdings die Erkrankungen, die meist chronisch verlaufen. Außerdem ist das Risiko, an einer dementiellen Erkrankung zu sterben umso größer, je älter wir werden. Chronische Krankheiten zeichnen sich durch Irreversibilität und lebenslanger Behandlungsbedürftigkeit aus und treten insbesondere im hohen Alter noch mehrfach miteinander zusammen auf. Bisherige Modelle, die meist einer „eindimensionalen" oder „kurativen" Medizin den Vorrang gaben, werden jedoch weder den chronischen Krankheiten noch der Multimorbidität im Alter gerecht. Damit unser Gesundheitssystem weiterentwickelt und optimiert werden kann, muss neben Prävention und Rehabilitation meines Erachtens insbesondere eine flächendeckende palliative Versorgung zur selbstverständlichen Zukunftsplanung gehören, deren unverzügliche Umsetzung gewährleistet sein muss.

In diesem Kapitel geht es um Multimorbidität und Pflegebedürftigkeit im Alter sowie um schwerstkranke und sterbende Menschen, denen in letzter Konsequenz nur eine palliativmedizinische Behandlung hilfreich sein kann.

Des Weiteren werden Probleme erörtert, wie das am 1. Januar 2003 eingerichtete DRG- System und dessen Auswirkungen.

5.1 Krankheit und Multimorbidität im Alter

„Grenzziehungen zwischen normalem und krankhaftem Alter sind in der Theorie wie in der Praxis gerade bei älteren Menschen nicht selten ein schwieriges Unterfangen", da diese durch „soziale Konventionen, Wertmaßstäbe und Normalitätsstereotype" beeinflusst werden (Dritter Bericht zur Lage der älteren Generation 2001, S. 71). Alter ist demnach nicht zwangsläufig mit einer oder mehreren Krankheiten verbunden, wenngleich im höheren Lebensalter immer mehr Krankheiten auftreten. Ein „krankhaftes Alter" liegt in der Regel dann vor, wenn während des Alterungsprozesses spezifische Krankheiten und Krankheitssymptome auftreten, die dazu führen können, dass im „Vergleich zu repräsentativen Durchschnittswerten eine verkürzte Lebensspanne gleichzeitig eine eingeschränkte Lebensqualität nach sich zieht" (Dritter Bericht zur Lage der älteren Generation 2001, S. 71).

Die Berliner Altersstudie kam zu dem Ergebnis, dass 80 % der untersuchten Bevölkerung im Alter von 70 bis 104 Jahren zu einer weitgehend selbstständigen Lebensführung in der Lage sind. Dagegen waren 8 % der Untersuchten nach den Maßstäben der Pflegeversicherung „pflegebedürftig", wobei der entscheidende Anstieg der Pflegebedürftigkeit nach dem 80. Lebensjahr eintrat. Gleichzeitig hat die Berliner Altersstudie das Vorhandensein der Multimorbidität bestätigen können.

Das Entstehen der Multimorbidität lässt sich durch die Abnahme der funktionellen Reservekapazität des Individuums erklären, die nicht nur auf ein Organ oder Organsystem beschränkt ist, sondern eine Leistungseinbuße der Sinnesorgane, Abnahme der allgemeinen Kraft und auch der Reaktionsfähigkeit mit einschließt, womit auch Erkrankungen mit dem Risiko chronischer Folgen und schlimmstenfalls bleibender Behinderungen einhergehen können (Sieber et al. 2005). Dabei handelt es sich in der Regel bei den gleichzeitig nebeneinander vorkommenden Krankheiten im Alter um chronische, meist progredient verlaufende Krankheiten, die den Verlauf erheblich erschweren können, da der ältere Mensch diese Krankheiten bis an sein Lebensende haben wird.

Durch epidemiologische Datenquellen, wie zum Beispiel Daten der Kranken- und Pflegeversicherungsträger, Krankheitsregister sowie Todesursachenstatistiken lassen sich Morbiditäts- und Mortalitätsdaten bei älteren Menschen darstellen (Weyerer & Häfner 1992). In deutschen Krankenhäusern wurden 1998 16 Millionen Patienten behandelt, davon waren 17,2 Prozent 75 Jahre und älter. Der häufigste primäre Behandlungsgrund bei dieser Bevölkerungsgruppe waren Kreislauferkrankungen (33 % resp. 30 %), bös- oder gutartige Neubildungen (14 % resp. 10 %) und Erkrankungen der Verdauungsorgane (je 9 %) (Statistisches Bundesamt 2000).

Häufige Krankenhausentlassungsdiagnosen 1998 nach Alter und Geschlecht (in % aller Erkrankungen)

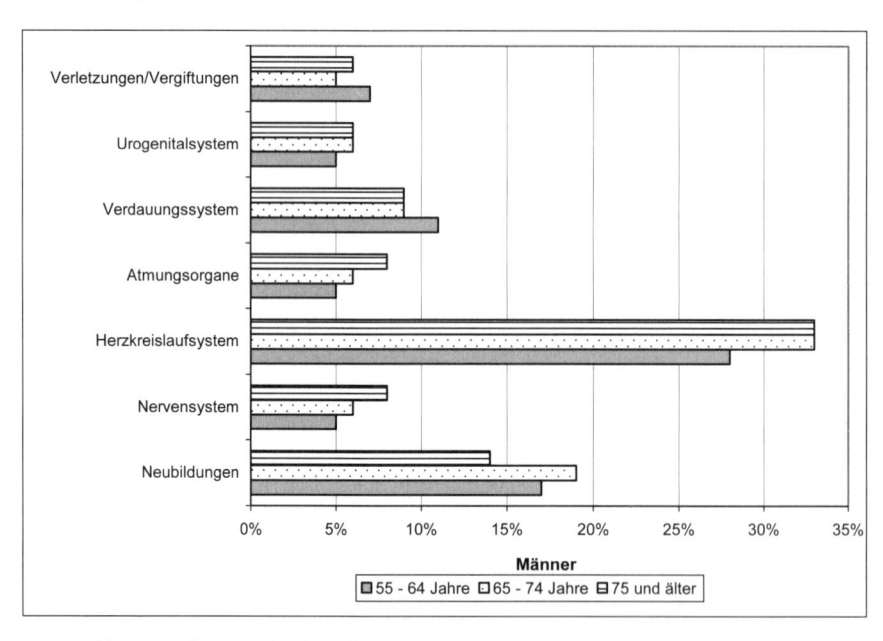

Abb. 5: Häufige Krankenhausdiagnosen 1998 (Männer) nach Alter und Geschlecht (Quelle: Statistisches Bundesamt 2000)

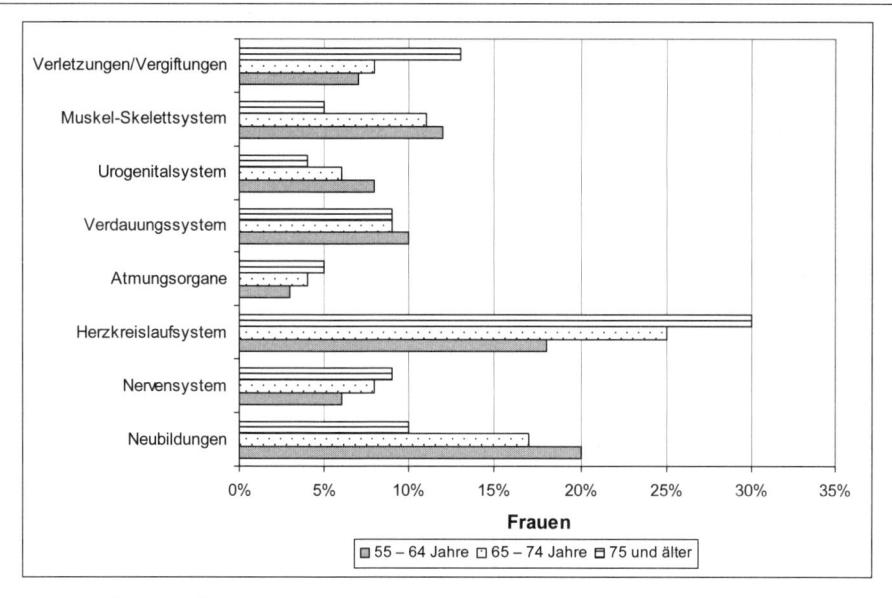

Abb. 6: Häufige Krankenhausdiagnosen 1998 (Frauen) nach Alter und Geschlecht
(Quelle: Statistisches Bundesamt 2000)

In den letzten Jahrzehnten hat sich das Krankheitsspektrum (siehe 1.5) quantitativ von den akuten hin zu den chronischen Erkrankungen stark verschoben. Besonders Menschen mit hohem und sehr hohem Alter sind durch die chronischen, meist irreversibel verlaufenden Krankheiten belastet. Häufig nehmen diese Krankheiten in ihrem Verlauf und Schweregrad mit zunehmendem Alter zu, so dass sich das Gesamtbild dieser chronischen Erkrankungen verschlechtert. Der vierte Bericht zur Lage der älteren Generation (2002, S. 138) stellt fest, dass sich bei zwei Drittel aller Todesursachen chronische Erkrankungen finden lassen. Zu den häufigen chronischen Krankheiten im Alter zählen Diabetes mellitus, Bluthochdruck, chronische obstruktive Lungenerkrankung, cerebrale Erkrankungen und Erkrankungen des Herzkreislaufsystems. Hinter dem Bild der chronischen Erkrankung beim älteren Menschen verbirgt sich ein „sehr komplexes Muster von Krankheiten" (ebd. S. 138), das sich am Beispiel des Diabetes mellitus gut erkennen lässt. Menschen, die an dieser chronischen Stoffwechselerkrankung leiden, sterben in der Regel nicht daran, sondern an so genannten Spätfolgen und -komplikationen wie an kardio-vaskulären Ereignissen. Bei Hochaltrigen mit unterschiedlichen chronischen Erkrankungen ist es oft schwierig eine Hauptdiagnose festzumachen, da die verschiedenen Krankheiten miteinander interagieren. Deshalb ist es meist problematisch eine einzige Krankheit als Todesursache auszuweisen. Datenquellen, wie zum Beispiel Todesursachen-Statistiken, Statistiken über Krankenhauseinweisungs- und -entlassungsdiagnosen sind bezüglich der Multimorbidität nur schwer interpretierbar (Vierter Bericht zur Lage der älteren Generation 2002).

5.1.1 Psychischer Gesundheitszustand

Etwa 25 % der über 65jährigen leiden an einer psychischen Störung (Dritter Bericht zur Lage der älteren Generation S. 77). In der Psychiatrie, Psychotherapie und Klinischen Psychologie werden mit psychischen Störungen Veränderungen im Erleben und Verhalten des Menschen bezeichnet, die auf Störungen des Körpers, der Psyche und der Umwelt zurückzuführen sind (Vierter Bericht zur Lage der älteren Generation 2002, S. 76). Die psychischen Störungen im Alter lassen auf verschiedene Ursachen schließen. Im Alter dominieren hirnorganische Erkrankungen, die für die „quantitativ wichtigsten psychischen Störungen, nämlich die Demenzen, verantwortlich sind und die sich zudem bei einem Großteil der akut auftretenden Verwirrtheitszustände als eine von mehreren Ursachen nachweisen lassen" (ebd. S. 78).

Der größte Risikofaktor für die Entwicklung einer Demenz ist das Lebensalter. Dabei sind die Demenz vom Alzheimer-Typ (DAT), die vaskuläre Demenz (VD) und Mischtypen häufigste Ursache progredient verlaufender seniler Demenzen. In Ländern mit hoher Lebenserwartung ist die Demenz eine der größten Herausforderungen für das Gesundheitssystem. Derzeit sind in Deutschland 1,2 Millionen an einer fortschreitenden Demenz erkrankt und 800.000 davon können dem mittelschweren und schweren Stadium zugerechnet werden, in dem keine selbstständige Lebensführung mehr möglich ist (Steinhagen-Thiessen 2003).

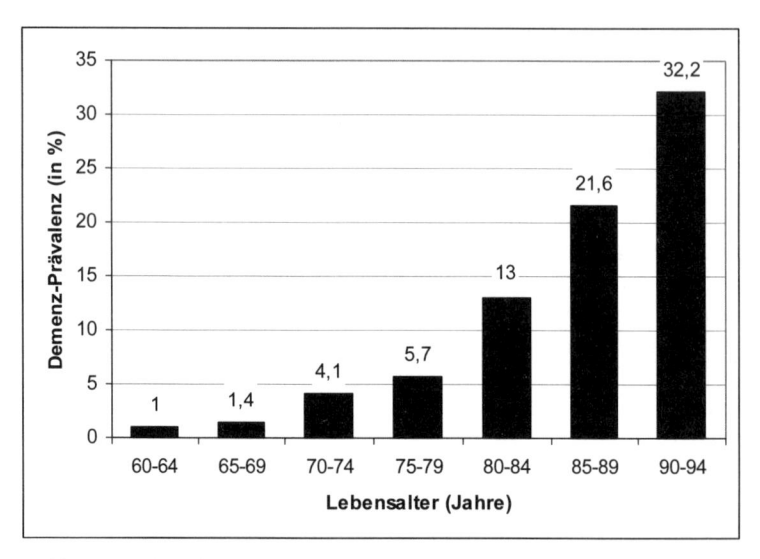

Abb. 7: Prävalenz der Demenz-Erkrankungen in Abhängigkeit vom Lebensalter

Wie aus der Abbildung ersichtlich, steigt mit zunehmendem Lebensalter die Prävalenzrate steil an, bis zu einer „Häufigkeit von etwa einem Drittel bei den 90- bis 94jährigen" (ebd. S. 5). Merkmale einer Demenz, die nach ICD-10 als Syndrom definiert ist, sind die Störungen des Gedächtnisses und anderer kognitiver Fähigkeiten (Urteilsfähigkeit, Denkvermögen) über einen Zeitraum von mindestens sechs Monaten, eine Störung der Affektkontrolle, des Antriebs sowie des Sozialverhaltens mit emotionaler Labilität, Reizbarkeit und Apathie oder eine Störung des Sozialverhaltens sowie der Ausschluss eines Delirs als alleinige Ursache von Hirnleistungsstörungen. Menschen, die an einer Alzheimer Demenz leiden, sind in den Spätphasen ausnahmslos pflegebedürftig.

Auffallend ist, dass sich die Konsultationsfrequenz bei Ärzten gerade dieser Patienten, die an schwerer Demenz leiden, deutlich verringert. Riedel-Heller et al. (2000) führen aus, dass „die mit dem Fortschreiten der Demenz abnehmende Konsultationsfrequenz" nicht dem tatsächlichen Behandlungsbedarf der Kranken entspricht. Dennoch nehmen die somatischen Erkrankungen wie bekannt, mit höherem Alter zu, wobei die Betroffenen jedoch keine Krankheitseinsicht zeigen können und nicht über „Beeinträchtigungen des Wohlbefindens oder Schmerzen" klagen. Sie weigern sich deshalb, den Arzt zu konsultieren. Die Behandlung von Patienten mit einer schweren Demenz beschränkt sich demzufolge nach Hallauer et al. (1999) in über 50 % der Fälle zunehmend auf die Verschreibung von Psychopharmaka. Die Versorgung der demenzkranken Heimbewohner ist noch dramatischer, da sich nur 42,2 % der psychisch kranken Bewohner von Heimen einer Großstadt und weniger als 25 % in ländlichen Gebieten in regelmäßiger psychiatrischer Behandlung befinden (Wolter-Henseler 2000, Steinkamp et al. 1993). Diese ungenügende Versorgung der Demenzkranken führt zu einem nicht akzeptablen Einsatz von Neuroleptika, die darüber hinaus ohne ausreichende diagnostische Abklärung und als Dauermedikation verordnet werden (Wilhelm-Gößling 1998). Diese Ausführungen belegen eine medizinische Unterversorgung für Patienten, die an dieser schweren Krankheit leiden.

Im Rahmen dieser Arbeit kann nur ansatzweise das Krankheitsbild Demenz mit seinen Folgen erörtert werden. Wichtig erscheint mir jedoch darauf hinzuweisen, dass es im Umgang mit dementen Patienten gravierende Probleme gibt, die an anderer Stelle noch beschrieben werden (siehe 5.3.).

Neben Demenzen sind depressive Störungen die häufigsten psychischen Störungen im höheren Lebensalter. Die Prävalenz der beeinträchtigenden und behandlungsbedürftigen Depression liegt in der Gruppe der über 60jährigen bei ungefähr 10 - 25 % (Beekman et al. 1999). Die Prävalenz der depressiven Episode (Major-Depression) ab dem 60. Lebensjahr wird mit 1 - 5 % beziffert (Linden et al. 1998; Lebowitz et al. 1997). Bei Personen in Pflegeeinrichtungen liegt die Häufigkeit der schweren Depressionen mit 10 - 20 % deutlich höher als in der Allgemeinbevölkerung. Im hohen Alter scheinen inkomplette Depressions-Syndrome mit bedrückter Stimmung infolge von Reaktionen auf „Handicaps" und Vereinsamung sowie hirnorganisch verursachte apathische Formen anzusteigen (Steinhagen-Thiessen & Hanke 2003, S. 91). Insgesamt nimmt damit die Häufigkeit der schweren Depressionen im höheren Lebensalter nicht zu, dagegen wachsen aber mit fortschreitendem Alter die leichteren Störungen, „insbesondere die subdiagnostischen affektiven Einbußen". Diese sind im Wesentlichen die Reaktion auf somatische Erkrankungen oder „selbst Ausdruck einer organisch bedingten depressiven Störung (Haupt 2004, S. 216). Im Folgenden sind die wichtigsten körperlichen Erkrankungen aufgeführt, die ursächlich für eine Depression in Betracht kommen (ebd.).

Ursachen	Beispielerkrankungen
Hirnerkrankungen	Degenerative, vaskuläre, raumfordernde Prozesse, Epilepsie
Entzündliche Erkrankungen	Viruspneumonie, Mononukleose, Polyarthritis, Polymyalgien
Kardiopulmonale Erkrankungen	Herzinsuffizienz, Myokardinfarkt, Koronare Herzkrankheit, Chronisch obstruktive Krankheit
Endokrine und metabolische Störungen	Hypo-/Hyperthyreose, Cushing-Syndrom, Diabetes mellitus, Nieren-/Leber-Insuffizienz, Vit.B12-Mangel, Fehlernährung
Neoplasien	Pankreaskarzinom, Lungenkarzinom, Leukämien
Drogen/Medikamente	Alkohol, Analgetika, Antihypertensiva, Digitalis, Neuroleptika, Cortison, Thiazide

Tab. 4: Ausgewählte körperliche Ursachen für depressive Störungen
(Quelle: Haupt 2004)

Die Mortalität ist im Alter nach Haupt (ebd.) bei depressiven Störungen stärker erhöht als durch eine körperliche Begleiterkrankung erklärt werden könnte.

Das „Bündnis gegen Depression e. V.", ein Projekt zur Prävention von Depression und Suizid, das im Rahmen des Kompetenznetzes „Depression, Suizidalität" entstand und vom Bundesforschungsministerium gefördert wird, will darauf aufmerksam machen, dass unzureichend behandelte Depressionen zu den wichtigsten Ursachen für Suizid gehören. Denn neuere Untersuchungen der Weltgesundheitsorganisation (Murray & Lopez 1997) zeigen die enorme Bedeutung von Depressionen in den Industrieländern. Berücksicht man die Schwere der Beeinträchtigung sowie die Dauer der Erkrankung, so liegt sie vor allen anderen körperlichen und psychiatrischen Volkskrankheiten. Demnach leiden Schätzungen zufolge ungefähr 5 % der Bevölkerung an einer behandlungsbedürftigen Depression. 15 % der an schweren Depressionen leidenden Menschen begehen einen Suizid. Psychologische Autopsiestudien zeigen, dass bei ungefähr 40 - 70 % aller Suizide eine vorliegende Depression zu den Hauptursachen zählte. Besonders erschreckend ist die hohe Zahl der Suizide im Alter.

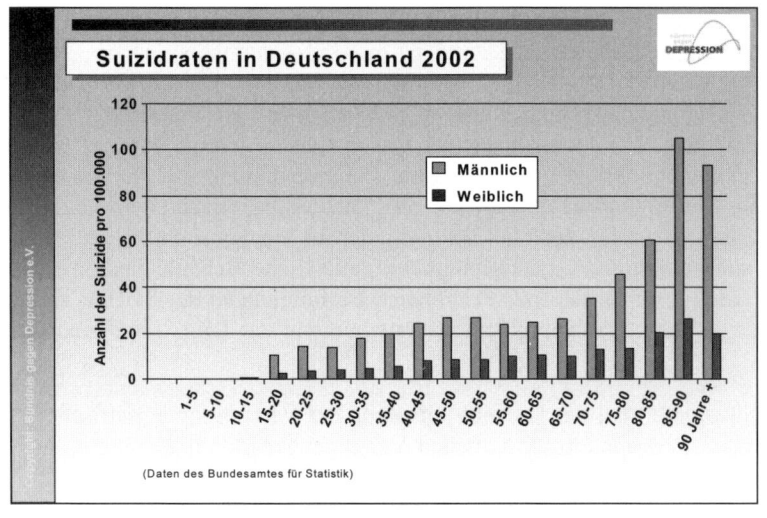

Abb. 8: Suizidraten in Deutschland 2002
(Quelle: Statistisches Bundesamt Deutschland)

Aus dieser Studie geht klar hervor, dass Suizide bei älteren Menschen wesentlich häufiger auftreten als bei jüngeren Menschen. Das Risiko, durch einen Suizid zu versterben, ist für Männer ungefähr dreimal so hoch wie für Frauen. Vor allem mit dem Alter steigt die Gefahr einer Selbsttötung deutlich an. Besonders verwitwete und geschiedene Männer im Alter zwischen 70 und 90 Jahren, die alleine leben sowie Menschen in akuten Krisen zählen zu den Risikogruppen, einen Suizid zu begehen (Hegerl 2005). Zusätzlich werden Gründe wie Angst vor Krankheit, Schmerzen, Autonomieverlust, Einsamkeit und Krankheit genannt (Wilkening und Kunz 2005, S. 15). Dass in diesem Zusammenhang manchmal vom „Bilanz"-Suizid gesprochen wird, eine Sichtweise, die im Einzelfall zutreffen mag, „die aber in der Praxis auch viele, geradezu verzweifelte Signale zu einem „anderen" Weiterleben übersieht – führt zu einer Verweigerung von Hilfe und vorschnellen Akzeptanz der genannten Zahlen, die sich in einer Akzeptanz der „Beihilfe zum Suizid" bei Bewohnern in den Altenheimeinrichtungen fortsetzt" (ebd. S. 16). Aufgrund spezifischer Probleme bei der genauen Bestimmung der Todesursache älterer Menschen dürfte die tatsächliche Suizidrate noch höher sein, zusätzlich werden suizidale Verhaltensweisen, wie das Einstellen der Nahrungszufuhr, mit der Absicht sterben zu wollen, schwer zu erfassen sein. Durch die erhöhte Multimorbidität werden bei der Dokumentation der Todesursachen suizidale Handlungen nicht immer angegeben. Es ist schwierig, Suizidversuche zuverlässig zu registrieren, da die „Bandbreite der als Suizidversuch bezeichneten Handlungen" von dem „als ernsthaft eingestuften Selbsttötungsversuch („missglückter Suizid") bis zu selbstschädigendem Verhalten, dem objektiv und auch von der Absicht her keine tödliche Wirkung unterstellt werden kann" (Vierter Bericht zur Lage der älteren Generation 2002, S. 154).

Es ist deutlich geworden, dass die zunehmende Zahl hochbetagter Menschen zu erhöhten Anforderungen an die medizinischen Versorgungssysteme führt. Trotzdem ist der geriatrische Patient ein Stiefkind der Medizin. In der medizinischen Ausbildung spiegelt sich „die nachgeordnete Rolle der Geriatrie" wider. Im universitären Lehrbetrieb ist die Geriatrie unterrepräsentiert und hat im Medizinstudium eine zu geringe Bedeutung (Hibbeler 2005). Obgleich die gleichzeitige Präsenz mehrerer Gesundheitsstörungen in unterschiedlichen Stadien eine „gleichzeitige und gleichberechtigte Anwendung und Verzahnung von Maßnahmen der Gesundheitsförderung, Prävention, Kuration, Rehabilitation und Pflege" fordern sollte (Sachverständigenrat für die Konzertierte Aktion im Gesundheitswesen 2001, S. 66). Die „erforderliche Gleichzeitigkeit dieser Maßnahmen lässt sich jedoch nur bedingt unter die leistungsrechtlichen Vorgaben des SGB V subsumieren und macht integrierte geriatrische Behandlungsformen auch besonders anfällig für in den sozialrechtlichen Bestimmungen des SGB V und des SGB XI angelegte Schnittstellenprobleme (vierter Bericht zur Lage der älteren Generation S. 226).

Eine Schwierigkeit bei der Bestandsaufnahme der Versorgung geriatrischer Patienten liegt in der Heterogenität der aktuellen Versorgungswirklichkeit. Wenn auch bereits erfolgreiche Modelle, „eine weitgehende horizontale und vertikale Integration unterschiedlicher auf Hochaltrige zielender medizinischer, pflegerischer, therapeutischer und sozialarbeiterischer-beratender Angebote" erreicht haben, so bestehen weiterhin „fragmentierte unkoordinierte Einzelinstitutionen, deren Maßnahmen häufig nicht dem heutigen geriatrischen Wissensstand" entsprechen. Deshalb ist eine einheitliche Bewertung der geriatrischen Versorgung schwer möglich (Vierter Bericht zur Lage der älteren Generation 2002, S. 226).

5.2 Die Geriatrie

Die Geriatrie sieht sich in Deutschland aufgrund des demographischen Wandels, der alle sozialen Sicherungssysteme, wie Renten- und Krankenversicherung betrifft, wachsenden Anforderungen ausgesetzt. Mit Blick auf Möglichkeiten und Grenzen der modernen Medizin, stellt sich häufig die Frage, welche Behandlung bei älteren Menschen angebracht und sinnvoll erscheint, dabei berührt das Spannungsfeld „zwischen Recht auf und Pflicht zur Behandlung" gleichermaßen ethische, rechtliche und ökonomische Fragen (Steinhagen-Thiessen 2003, S. 367). Betrachtet man die medizinische Versorgung älterer Patienten, so kann momentan von verschiedenen Defiziten ausgegangen werden, wie zum Beispiel lange „Vorverweildauern" vor der Aufnahme in eine geriatrische Einrichtung (ebd.). Häufig scheitert die Behandlung eines älteren Patienten in einer geriatrischen Klinik an den fehlenden Kapazitäten im jeweiligen Bundesland (Steinhagen-Thiessen 2003, S. 367). Weiterhin ist zu bemängeln, dass Deutschland als eines der wenigen mitteleuropäischer Länder noch keinen Facharzt oder Schwerpunkttitel für das Fach Geriatrie hat (Sieber 2005).

Hierzulande lässt sich in der Geriatrie zwischen stationären, teilstationären und ambulanten Angeboten unterscheiden. Die Anzahl stationärer geriatrischer Einrichtungen beläuft sich nach Angaben der Bundesregierung seit der Bestandaufnahme im Jahr 2000 auf insgesamt 318, was 19,4 Betten je 100.000 Einwohner ergibt. Diese Zahl reicht bei weitem nicht aus und müsste sich auf 50 bis 60 Betten je 100.000 Einwohner belaufen. Weiterhin gliedern sich die stationären Einrichtungen nach § 109 SGB V in die geriatrische Akutbehandlung und in die geriatrische Frührehabilitation sowie nach

§ 111 SGB V in die geriatrische Rehabilitation. Im Jahr 2000 gab es von den 318 Einrichtungen 184, die an Krankenhäuser angegliedert sind. Davon waren 134 geriatrische Rehabilitationseinrichtungen. Wo ein geriatrischer Patient behandelt wird, hängt unter anderem davon ab, in welchem Bundesland er lebt. Es fehlen homogene Strukturen und einheitliche Qualitätsstandards für diese Patientengruppe, so dass in allen Bundesländern der Bundesrepublik Deutschland eine gleich bleibende qualitativ identische Versorgung der geriatrischen Patienten in Frage gestellt ist (Vierter Bericht zur Lage der älteren Generation 2002, S. 226).

Für den geriatrischen Patienten, dessen Homöostase durch körperliche und psychische Veränderungen im Alter gefährdet ist, wäre eine adäquate medizinische Versorgung, ein abgestuftes Versorgungskonzept, das „ambulante, teilstationäre und stationäre Versorgungsinstitutionen integrativ miteinander verbindet", notwendig (ebd. S. 227).

Da mehr als 80 % der über 80jährigen zu Hause leben und die Wahrscheinlichkeit an Demenz zu erkranken und pflegebedürftig zu werden sehr hoch ist, benötigen wir geriatrische Praxisverbünde, in denen Hausärzte und Kliniker, Pflegende und ambulante Dienste zusammen arbeiten (Sieber 2004).

Die folgende Tabelle zeigt Elemente eines abgestuften Versorgungssystems:

	Institution	**Versorgungsauftrag**
Ambulant	Arztpraxis, Hausarzt	Medizinische Basisversorgung
	Ambulante geriatrische Rehabilitation	Rehabilitation, Behandlung, Prävention
	Ambulante Pflegedienste, Sozialstation	Pflege
	Therapeuten-Praxis	Rehabilitation und Erhaltungstherapie
	Geriatrische Beratungsstelle	Beratung zur Gesundheitsversorgung, Altenpflege
	Kurzzeitpflege	Pflege und Erhaltungstherapie
Teilstationär	Tagesklinik Akutbehandlung	Diagnostik, Rehabilitation
	Tagespflege	Aktivierende Pflege, Erhaltungsprävention, Prävention
Stationär	Allgemeinkrankenhaus	Akutbehandlung, Diagnostik, Rehabilitation
	Akut-Geriatrie und geriatrische Rehabilitation	Diagnostik, Therapie, Rehabilitation, Prävention
	Pflegeheim	Pflege, dauerhaftes Wohnen, Erhaltungstherapie
	Betreutes Wohnen	Verschiedene Betreuungsangebote

Tab. 5: Abgestuftes Versorgungssystem
(Quelle: Vierter Bericht zur Lage der älteren Generation 2002, S. 228)

Aus der obigen Darstellung ist meines Erachtens klar ersichtlich, dass zum Zeitpunkt ihrer Erstellung eine Palliative Versorgung der geriatrischen Patienten nicht angedacht war.

Die Behandlung in der Geriatrie betrachtet als Ziel sowohl die Behandlung von Krankheiten, als auch die Vermeidung und Verbesserung von Funktionseinschränkungen und berücksichtigt die damit verbundenen sozialen Beeinträchtigungen, die zu einer Chronifizierung und Verschlechterung beitragen (Vierter Altenbericht zur Lage der älteren Generation 2002, S. 243 - 244). Die Behandlung richtet sich nach den Zielen der „Wiedergewinnung, Verbesserung oder des Erhaltes einer möglichst weitgehenden Selbstständigkeit" des Patienten bei den Verrichtungen des täglichen Lebens (Meier-Baumgartner 1998, S. 244).

Seit der Bestandsaufnahme geriatrischer Einrichtungen im Jahr 2000 hat sich im Gesundheitssystem vieles verändert. So hat die Einführung des DRG-Systems in der Geriatrie Spuren hinterlassen, die nachfolgend erörtert werden (Hibbeler 2005).

5.2.1 DRG-System

Ein wesentlicher Punkt des GKV Gesundheitsreformgesetzes 2000 vom 22.12.1999 (siehe Glossar) war die Entscheidung für die Einführung eines durchgängig leistungsorientierten und pauschalisierenden Entgeltsystems für die Vergütung von Krankenhausleistungen (Braun 2003). Seit Januar 2003 ist mit Ausnahme der Psychiatrie und Rehabilitationseinrichtungen das neue Entgeltsystem für Krankenhäuser mit der Bezeichnung „DRG", das Diagnosis Related Groups heißt, eingeführt worden. Dieses Entgeltsystem hat das bisherige Vergütungssystem aus Fallpauschalen, Sonderentgelten und Tagespflegesätzen durch ein durchgängiges System diagnosebezogener Fallpauschalen abgelöst. Die Fallgruppenbestimmung geht auf das in Australien verwendete Klassifikationssystem zurück. In DRG-Systemen werden Patienten beziehungsweise Behandlungsfälle nach der vorliegenden Hauptdiagnose einer bestimmten Fallgruppe zugeordnet. Die Vergütung der Behandlung richtet sich nach vorher festgelegten einheitlichen Fallgruppenpauschalen (Vierter Bericht zur Lage der älteren Generation). Im Gegensatz zu Australien wird in Deutschland die geriatrische Versorgung generell mit in das DRG-System aufgenommen, was demnach problematisch zu bewerten ist, da hierzulande im Unterschied zu Australien das geriatrische Versorgungsangebot anders aufgebaut und strukturiert ist. Zudem ist es für die Geriatrie durch diese unterschiedliche Versorgungsstruktur „deutlich schwieriger als für andere Disziplinen, national einheitliche DRG's und Vergütungsformen zu definieren, die den derzeitigen Versorgungsstrukturen" mit seinen Patienten gerecht werden (ebd. S. 248). Des Weiteren wird in diesem Zusammenhang erwähnt, dass seit der Einführung des DRG-Systems eine erhöhte Zuweisung von Patienten in Alten- und Pflegeheime beobachtet wird und eine „Selektion von ökonomisch günstigen Patientinnen und Patienten („Rosinenpickerei") in nichtgeriatrischen Fachabteilungen" stattfindet. Von der zuständigen Kommission wird zudem befürchtet, dass „ohne Berücksichtigung der spezifischen Bedürfnisse bei Festlegung von diagnosebezogenen Fallpauschalen für alte und hochaltrige Patientinnen und Patienten zusätzliche Qualitätseinbußen in der Versorgung zu erwarten sind". Ein großes Problem besteht darin, dass die Geriatrie sich bei der Einführung des DRG-Systems damit konfrontiert sieht, dass sie nach einem Vergütungssystem beurteilt wird, das „mehr an Einzeldiagnosen und Invasivität von Maßnahmen als nach dem Ergebnis eines notwendig komplexen Behandlungsmanagements von überwiegend multimorbiden" Patienten, ausgerichtet ist (ebd. S. 248). Es ist nach Meinung vieler Experten schwierig, den geriatrischen Patienten mit einer Vielzahl gesundheitlicher Probleme „kostenadäquat" in einer Diagnosegruppe abzubilden, denn die Hauptdiagnose spiegelt nicht immer den medizinischen und pflegerischen Aufwand wider (Hibbeler 2005, S. 1728). Selbst die Rehabilitationskliniken sind indirekt von der Einführung des DRG-Systems betroffen, da die Patienten, bedingt durch kürzere Liegezeiten im Akutkrankenhaus, in einem „weniger stabilen Zustand" in den geriatrischen Rehabilitationseinrichtungen aufgenommen werden müssen und deshalb einen höheren pflegerischen und medizinischen Aufwand benötigen. Durch das gleichzeitige Senken von Liegezeiten und Tagespflegesätzen sehen sich zunehmend zahlreiche Rehabilitationskliniken in ihrer Existenz bedroht (ebd.).

Trotz einiger guter Ansätze wie die seit 1995 eingeführte „Rahmenkonzeption zur Entwicklung der geriatrischen Rehabilitation in der Gesetzlichen Krankenversicherung", die sich für eine wohnortnahe und frühzeitige Rehabilitationsmaßnahme ausspricht und die Neuerung im ambulanten ärztlichen Bereich durch die Einführung des „EBM 2000 plus", das ein „hausärztlich-geriatrisches Basisassessment" beinhaltet, gerät die Geriatrie durch eine „verfehlte Finanzierungspolitik" in Gefahr. Bislang fehlt in vielen Bundesländern ein einheitliches Geriatriekonzept und auf Bundesebene gibt es bislang noch keine zufrieden stellende Antwort auf die wachsende Bevölkerungsgruppe der hilfsbedürftigen Hochbetagten, die bis zum Tod auf Hilfe angewiesen sein wird (Hibbeler 2005, S. 1728).

So kann festgestellt werden, dass für Erkrankungen im Alter generell und für Hochaltrigkeit im besonderen Maße zutrifft, dass diese durch Multimorbidität, Chronizität und oft auch durch Progressivität gekennzeichnet sind. Dabei ist das Zusammenwirken von psychischen, somatischen und sozialen Bedingungen charakteristisch. Deshalb kann die Zielsetzung oft nicht mehr die „restitutio ad integrum, sondern muss die „restitutio ad optimum" im Hinblick auf Selbstständigkeit, Selbsthilfe und Selbstbestimmung sein. „Barrieren" im Gesundheits- und Sozialsystem wie „Koordinationsschwächen in den Gesetzen zur sozialen und gesundheitlichen Sicherung" verstärken diese massiv. Deutlich wird dies in der Schnittstellenproblematik zwischen SGB V und SGB XI, zwischen Kranken- und Pflegeversicherung mit der Folge, dass eine unerlässliche Behandlungskontinuität für alte, insbesondere schwerkranke Menschen, nicht immer gewährleistet ist (Vierter Altenbericht zur Lage der älteren Generation 2002, S. 249).

5.3 Pflegerische Versorgung

Aufgrund des demographischen Wandels wird die Gesamtzahl der Pflegebedürftigen ansteigen. Die Zahl pflegebedürftiger Menschen in Deutschland liegt bei etwa 1,9 Millionen, die nach Nikolaus (2003) in den nächsten 20 Jahren noch eine weitere Million pflegebedürftiger Menschen hinzubekommen wird. Im Jahr 1996 lebten insgesamt

450.000 Menschen in Pflegeeinrichtungen und zusätzlich 200.000 ältere Menschen in Altenheimen. Die Struktur der Heimbewohner hat sich seit der Einführung der Pflegeversicherung verändert. 1996 lebten bis zu einem Viertel der Bewohner ohne pflegeversicherungsrelevanten ADL-Hilfsbedarf (siehe Glossar) im Heim. Diese Zahl ist seitdem drastisch gesunken. Viele Pflegeeinrichtungen bemühen sich, trotz erheblicher finanzieller Einschränkungen, den veränderten Voraussetzungen gerecht zu werden. Leider kamen die meisten Verbesserungsbestrebungen über die Strukturqualität der Einrichtungen nicht hinaus. Durch das geringe medizinische, pflegerische und psychosoziale Interesse bei Alten- und Pflegeheimbewohnern von Seiten der Familienmedizin und der Geriatrie, gibt es nach Nikolaus (ebd.) bislang „wenige Daten in Deutschland zur Prozessqualität und noch weniger zur Ergebnisqualität". Bei einer Querschnittserhebung in sieben Pflegeeinrichtungen wurde durch Becker et al. (2003, in: Nikolaus ebd. S. 253) die deutsche Version des amerikanischen Instrumentes „Minimum Data Set" (siehe Glossar) benutzt, um Probleme und Ressourcen einer nicht selektierten Heimbewohnerpopulation zu beschreiben. Von den 769 Bewohnern wiesen 608 eine Einschränkung in der Mobilität auf, 461 zeigten eine Harninkontinenz und 323 litten an depressiven Symptomen. In 54 Fällen wurden die Patienten fixiert. Dabei kam es nach unsachgemäßer sowie nicht ausreichend überwachter Fixierung zu insgesamt sechs Todesfällen. Todesursächlich waren strangulationsbedingte Erstickungsvorgänge. Mohsenian et al. gehen von einer erheblichen Dunkelziffer entsprechender Not- und Todesfälle aus, die die Folge von Fixierungsmaßnahmen sind (in: Nikolaus 2003, S 253 - 254). Weitere Studien bestätigen die Annahme, dass Bewohner von Alten- und Pflegeheimen eine nicht optimale medizinische Versorgung erhalten.

Specht-Leible et al. (2003) untersuchten in ihrer Studie Ursachen, die eine Krankenhausbehandlung von Alten- und Pflegeheimbewohnern notwendig machen. Die überwiegende Mehrzahl der eingewiesenen Patienten war harninkontinent und dement, fast die Hälfte war stuhlinkontinent und jeder vierte Bewohner hatte bei Aufnahme einen Dekubitus. Dabei kommen sie zum Ergebnis, dass ein nicht unerheblicher Teil der stationären Krankenhausaufenthalte von Heimbewohnern vermeidbar gewesen wäre, da viele medizinische Probleme in einem Pflegeheim ebenso gut behandelt werden könnten wie in einer Akutklinik. Da dies unter den gegebenen Bedingungen nicht verwirklicht werden kann, „scheint es dringlich, die hierfür notwendigen Voraussetzungen der Heimbewohner zu schaffen", da diese vielfach den Wunsch äußern, nach Möglichkeit im Heim betreut zu werden (ebd. S. 278).

Die Sachverständigenkommission des vierten Berichtes zur Lage der älteren Generation erwähnt, dass bezüglich der Pflege Hochaltriger in Deutschland die klinische Pflegeforschung vergleichsweise „rudimentär" entwickelt ist und für viele Bereiche „weder systematisch untersucht, was pflegerische Maßnahmen bewirken können, noch welche Methoden und Kompetenzen dafür erforderlich sind", ebenso können nur wenige quantitative Aussagen gemacht werden (Müller-Mundt et al. 2000). Genauso defizitär bearbeitet ist das Thema Schmerz mit all seinen Dimensionen im Pflegebereich (ebd.).

Eine besondere Herausforderung ist dabei die Betreuung von demenzerkrankten Menschen. Der deutlich steigende Anteil pflegebedürftiger Menschen im neunten Jahrzehnt ist auch auf die zunehmende Zahl demenzkranker Menschen zurückzuführen. Mit steigendem Alter nimmt die Häufigkeit schwerer Demenzen zu. Nach Hafner und Meier (2000) findet sich im Mittel ab dem 65. Lebensjahr eine Verdoppelung der Prävalenz alle fünf Jahre.

Die Hauptursache für auftretende Schwierigkeiten in der Behandlung und Betreuung schwer kranker und sterbender Hochbetagter sieht Kojer (2002) im Bereich der Kommunikation. In der palliativmedizinischen Abteilung des Geriatriezentrums am Wienerwald in Wien werden derzeit 238 Patienten mit einem Durchschnittsalter von 84 Jahren bis zu ihrem Tod betreut. Von diesen Patienten leiden mehr als 60 % an Demenz und etwa 30 % sind aufgrund ihres schwachen physischen Zustandes schwer kontaktierbar. Diese Menschen haben oft schon lange Zeit vor ihrem Tod verlernt, Wünsche und Bedürfnisse mitzuteilen. Deshalb sollte das Verhalten eines schwer dementen Menschen genau beobachtet werden, weil jede Verhaltensänderung ein Hinweis darauf sein kann, dass er unter anderem auch Schmerzen hat (ebd).

Nach Kunz (2003) fehlen für die Behandlung von Patienten mit fortgeschrittener Demenz „evidenzbasierte Daten", die für verbesserte diagnostische und therapeutische Entscheidungen des Patienten eine Grundlage schaffen. Es liegen kaum Daten über die Lebensqualität Demenzkranker vor, „über die Konsequenzen von therapeutischen Entscheidungen bei fortgeschrittener Demenz" (S. 356). In der Pflege dementer Patienten basieren nach Kunz viele Entscheidungen auf nicht wissenschaftlicher Grundlage, sondern eher auf „sehr persönlichen, oft durch die eigene Geschichte und Weltanschauung geprägten Ansichten aller Beteiligten" (ebd.). Deshalb fordert er, dass nicht „messbare Werte", die er als „Values Based Medicine" bezeichnet, in den Vordergrund gerückt werden. Values des Demenzkranken könnten demnach Integration, Entfaltung, Sicherheit und Geborgenheit, Akzeptanz, Befriedigung der Grundbedürfnisse und die Möglichkeit sein, den eigenen Rhythmus leben zu können. Bei fortgeschrittener Demenz treten Werte in den Vordergrund, die bei einer erschwerten Kommunikation oft zu wenig Berücksichtigung finden, jedoch für den Patienten von großer Bedeutung sind:

- „Linderung von Schmerzen
- Zuwendung statt technische Hilfe
- Respektierung des Willens, auch wenn er averbal ausgedrückt wird
- Teilhaben am Leben
- Lebensqualität statt reine Lebensverlängerung" (Kunz 2003).

Mit Kunz kann zugestimmt werden, wenn in diesen Stadien für ihn die entscheidende Frage nicht mehr lautet "Was kann ich für die Krankheit tun?" sondern „Was kann ich für den Patienten tun?" (ebd.).

5.4 Hochaltrigkeit, Sterben und Tod

Jede Art der Pflege sollte neben spezifischen, „körperbezogenen Zielen" grundsätzlich zwei Dimensionen enthalten, die für den Umgang insbesondere mit hochaltrigen Menschen von immenser Bedeutung sind: „Der Respekt vor und die Förderung der Autonomie im Zusammenhang mit der Gestaltung einer Pflegebeziehung" (Vierter Bericht zur Lage der älteren Generation 2002, S. 275). Die Beziehungsgestaltung wird umso wichtiger, je langfristiger eine Pflege angelegt ist, je abhängiger die Pflegebedürftigen sind und je gestörter die Realitätsbezogenheit der Pflegebedürftigen gegenüber ihrer Umwelt ist. Demenziell erkrankte ältere Menschen, die einer intensiven Pflege bedürfen, erfordern hier die höchste Qualifikation (Bartholomeyczik 1999, in: Vierter Bericht zur Lage der älteren Generation 2002, S. 275). Aufgrund der Tatsache, dass die meisten Pflegeheimbewohner unter Multimorbidität leiden, ist davon auszugehen, dass viele davon chronische Schmerzen haben. Erhebungen haben gezeigt, dass 80 % der hochaltrigen Pflegeheimbewohner unter chronischen Schmerzen leiden (Ferrell et al. 1990, Groux-Frehner et al. 1996). Eine weitere Untersuchung in einem schweizerischen Pflegeheim zeigte, dass nur 38 % eine festverordnete Analgetikatherapie erhielten (Kunz 2003). Im Gegensatz dazu erhielten kognitiv kompetente Patienten, die ihre Schmerzen äußern konnten, regelmäßig Schmerzmittel (ebd.). In Berücksichtigung der Tatsache, dass ein Patient mit einer fortgeschrittenen Demenz nicht mehr in der Lage ist, Schmerzen zu verbalisieren, ist es notwendig, vermehrt auf „indirekte Schmerzhinweise" zu achten. So können beispielsweise aggressive Verhaltensweisen wie Schreien, Stöhnen oder körperliche Abwehrhaltungen Ausdruck von Schmerzen sein (Feldt et al. (1998).

Ein weiteres Problem ergibt sich aus der Nahrungsaufnahme bei dementen und schwerstkranken Patienten. Kunz weist darauf hin, dass bei Verweigerung von Nahrung der Einsatz von Ernährungssonden in jedem Falle sehr gut zu überdenken ist, da eine „höhere Kalorienmenge" selten mehr „Lebensqualität" für den Patienten bedeutet. Der sterbende Patient trinkt oft nichts mehr, da das Durstgefühl erlischt oder vor allem auf trockenen Schleimhäuten im Mundbereich beruht. Deshalb ist eine Flüssigkeitszufuhr mittels Infusion nur dann angezeigt, wenn der Patient Trinkversuche unternimmt aber dazu nicht mehr imstande ist. Oft werden Sonden oder Infusionen vom Patienten selbst entfernt, worauf „Zwangsmaßnahmen" wie eine „Fixation" der Hände zur Diskussion steht (Kunz 2003, S. 357 - 358). Die Sachverständigenkommission für den Vierten Altenbericht, die sich mit „Risiken, Lebensqualität und Versorgung Hochaltriger unter besonderer Berücksichtigung demenzieller Erkrankungen" auseinandersetzt, vertritt beim Thema der Lebensverlängerung und Leidensminderung den Standpunkt, dass „eine altersrelativierte Begrenzung ärztlich-medizinischer Maßnahmen ethisch nicht zu rechtfertigen ist". Dies darf aber nicht bedeuten, dass „unaufhaltbar zu Ende gehendes Leben mit allen technisch möglichen, etwa intensivmedizinischen und operativen Mitteln" verlängert wird. Die ärztlichen Richtlinien zur Sterbehilfe erlauben den Verzicht auf intensivtherapeutische Maßnahmen, „wenn durch diese nur das Leiden des Kranken verlängert würde, und sie erlauben palliativmedizinische Maßnahmen, z. B. die Gabe von Schmerz- und Beruhigungsmitteln, auch wenn hierdurch das Risiko einer Lebensverkürzung eingegangen wird" (ebd. S. 358).

Durch den überproportionalen Zuwachs an Menschen im höheren Lebensalter, gemessen an der Gesamtpopulation der Bundesrepublik Deutschland, wird der Gesundheitszustand und die gesundheitliche Versorgung der Menschen eine zunehmende Rolle spielen. Der dritte Altenbericht zeigt, dass durch die zu verzeichnende Verlängerung des Lebens besonders in der letzten Lebensphase mit einer altersspezifischen Multimorbidität und Chronizität zu rechnen ist. Dementsprechend nimmt der Pflegebedarf in Abhängigkeit vom Alter zu (Dritter Bericht zur Lage der älteren Generation 2001, S. 84), was durch Meier-Baumgartner bestätigt wird, denn die Geriatrie als auch die Palliativmedizin werden aufgrund der demographischen Veränderung an Bedeutung gewinnen. Dabei beeinflussen sich die Zunahme der Lebenserwartung und die Zunahme der Krebserkrankungen gegenseitig. Krebs ist statistisch gesehen eine Erkrankung des höheren Lebensalters. So entfielen im Jahr 1996 70 % der Todesfälle an bösartigen Neubildungen auf Patienten, die über 65 Jahre oder älter waren sowie 41,4 % auf Patienten mit 75 oder mehr Jahren (Meier-Baumgartner 2000, S. 141).

Da die Haupterkrankung der Geriatrie nicht eine einzelne Krankheit ist, sondern in den meisten Fällen mehrere Erkrankungen vorliegen, die gleichzeitig bestehen (Multimorbidität) und mit entsprechenden Behinderungen und Schmerzen einhergehen, sind Betreuer nötig, die eine kompetente Berufsausbildung besitzen. Die Schmerztherapie in der Geriatrie gestaltet sich nach Meier-Baumgartner (2000) noch schwieriger als die Schmerztherapie der Krebsbehandlung, da in der Regel vor allem Schmerzen aus dem Bewegungsapparat weniger konsequent ernst genommen werden als bei Karzinompatienten.

Dieses Dilemma drückt sich deutlich in statistischen Zahlen aus, denn mehr als 30 % der 80- bis 85jährigen Menschen werden hierzulande in stationären Einrichtungen betreut (Dritter Bericht zur Lage der älteren Generation 2001, S. 85). Zusätzlich konnte in einer Studie gezeigt werden, dass insbesondere Demenzen mit großem Abstand der wichtigste Einweisungsgrund in ein Pflegeheim sind (Vierter Altenbericht 2002, S. 168).

Aus diesem Grund muss meines Erachtens der Bereich Pflegeheimmedizin den wissenschaftlich tätigen und politisch verantwortlichen Institutionen dringend bewusst gemacht und nicht nur mit der Errichtung einer Pflegeversicherung abgehandelt werden. Hiernach sind nicht nur eine „professionelle und dokumentierte Pflege" gefordert, sondern Inhalte, die Pflegekräfte auswählen lässt, die ihre Arbeit mit den älteren Menschen ernst nehmen und langfristig motiviert bleiben (Meier-Baumgartner 2000, S. 144).

Leider ist es in der Realität immer noch so, dass die Mehrzahl des Pflegepersonals in Alten- und Pflegeheimen keine adäquate fachbezogene Berufsausbildung besitzt und nur sehr selten fest angestellte Ärzte vorhanden sind. Deshalb kann nach Sandgathe-Huseboe davon ausgegangen werden, dass es „oft dem Zufall überlassen" bleibt, ob schwerkranke und sterbende Patienten die „notwendige Information, die kompetente Schmerztherapie und Symptomlinderung in der letzten Lebensphase erhalten" (Sandgathe Huseboe 2000, S. 337).

Diesen Teil abschließend, kann mit Meier-Baumgartner resümiert werden, dass geriatrisches Handeln an jedem Einsatzort durch die „beschränkte Lebensdauer, durch die Chronizität der Beschwerden" beeinflusst und Geriatrie der Versuch ist, „nach Klärung der Diagnose, wenn keine kurative Behandlung möglich ist, durch eine palliative bzw. symptomatische Therapie Lebensqualität zu ermöglichen" (ebd. S. 142). Damit dieses Ziel erreicht werden kann, benötigt man in der Geriatrie und hier besonders im Bereich des Pflegeheimes ein kompetentes Team von Mitarbeitern, das ähnlich wie auf einer Palliativstation das Hauptziel verfolgt, nämlich die Verbesserung der Lebensqualität des Patienten.

6 Empirische Untersuchung – Palliativbetreuung in der Geriatrie

6.1 Untersuchungsmethode

6.1.1 Gewinnung der Stichprobe

Zur Gewinnung der Stichprobe – teilnehmende Pflegeheime und Geriatrische Kliniken – nutzte ich einerseits die Kontakte zu Palliativmedizinern und dem Pflegeheimleiter des Juliusspitals in Würzburg, die ich bereits im Rahmen meiner Diplomarbeit (Thema: Palliative Maßnahmen – eine Notwendigkeit unserer heutigen Zeit – betrachtet am Beispiel der Palliativstation in der Stiftung Juliusspital Würzburg, 2003) knüpfen konnte.

Andererseits entnahm ich Adressen verschiedener Pflegeheime in ganz Deutschland dem Buch „Altenheime in Deutschland", Altenheim Adressbuch 2004 (Vincentzverlag), in dem alle Einrichtungen der stationären Altenhilfe aufgelistet sind. Die Adressen der Geriatrischen Kliniken erhielt ich von Frau A. Quicker von der Bundesarbeitsgemeinschaft der Klinisch–Geriatrischen Einrichtungen e. V. (BAG), Geschäftsstelle des Evangelischen Geriatriezentrums in Berlin, (Reinickendorfer Str. 61, 13347).

Aus diesen beiden Quellen wählte ich nach dem Zufallsprinzip 400 Heime und 100 Kliniken aus. Es war davon auszugehen, dass nur ein Teil der Fragebögen beantwortet werden würde. Durch die umfangreiche Ausgangsstichprobe sollte gewährleistet sein, dass zum Schluss eine genügend große Stichprobe von mindestens 100 Heimen/Kliniken für die Auswertung zur Verfügung stand.

6.1.2 Der Fragebogen

Die Basis für den Fragebogen bildeten einerseits meine eigenen Erfahrungen, die ich in der Arztpraxis meines Mannes durch Patienten- und Angehörigengespräche sammeln konnte, wobei allzu häufig die Defizite der Palliativen Versorgung von geriatrischen Patienten in den Kliniken und Heimen zum Ausdruck kamen. Zusätzlich kann ich aus meiner jetzigen Tätigkeit in einer Geriatrischen Rehabilitationsklinik aktuelle und themenbezogene Erfahrungen mit einbauen. Zum Anderen erhielt ich wertvolle Informationen durch Gespräche mit Professionellen in der Geriatrie wie zum Beispiel Frau Dr. Marina Kojer (Ärztin und Psychologin), welche die 1. Medizinische Abteilung für Palliativmedizinische Geriatrie im Geriatriezentrum am Wienerwald leitete sowie durch weitere Ärzte und Alten- beziehungsweise Krankenpfleger, die in der Geriatrie tätig sind.

Zunächst entwarf ich einen Fragebogen, den ich zur Durchsicht verschiedenen Heimleitern, Palliativmedizinern und Chefärzten geriatrischer Rehabilitationskliniken vorlegte, verbunden mit der Bitte um kritische Rückmeldungen und Anregungen.

Aufgrund der etwas unterschiedlichen Gegebenheiten in Pflegeheimen und Geriatrischen Kliniken verwendete ich schließlich zwei Fragebögen, einen für die Pflegeheime mit 21 Fragen und einen für die Geriatrischen Kliniken mit 25 Fragen. Die Fragebögen enthielten überwiegend geschlossene Fragen und wurden durch wenige offene Fragen ergänzt. In einer kurzen Instruktion bat ich die Pflegedienstleiter beziehungsweise Chefärzte, sich zunächst bei den Antworten auf die letzten 12 Monate zu beziehen. Weiterhin wurde eine anonymisierte Auswertung der Antworten zugesichert. In beiden Versionen des Fragebogens wurde anschließend nach der Lage des Heims/der Klinik und nach einer Palliativstation in der Stadt gefragt, nach Alter und Aufenthaltsdauer der Patienten, nach Begleitsymptomatik, Verwendung von Opioiden, künstlicher Ernährung und Flüssigkeitssubstitution. Weitere Fragen thematisierten den Stellenwert Palliativer Maßnahmen, die Häufigkeit von Patientenverfügungen, den Sterbeort der Heimbewohner beziehungsweise Klinikpatienten, eine etwaige Zusatzausbildung der Ärzte und Pflegekräfte in Palliativmedizin und die Einstellung der Befragten zur aktiven Sterbehilfe.

Darüber hinaus wurde im Fragebogen der Pflegeheime nach der ärztlichen Versorgung der Heimbewohner gefragt. Da die Ärzte die Patienten meist ambulant betreuen, erschien mir hier die Gestaltung des Kontaktes zwischen Arzt und Patienten aber auch zwischen Ärzten und Pflegekräften bedeutsam. Denn nur bei guter Zusammenarbeit zwischen allen Beteiligten ist eine angemessene Versorgung der Heimbewohner möglich. Im Fragebogen zu den Geriatrischen Kliniken wurde zusätzlich nach der Anwendung des WHO-Stufenschemas bei der Schmerztherapie gefragt, das eine angemessene Behandlung von Schmerzen gewährleisten soll. Weiterhin wurden die Auswirkungen der DRG's thematisiert. Diese reglementieren die ärztliche Behandlung stark und könnten sich daher möglicherweise negativ auf die zeitintensive Versorgung von Palliativpatienten auswirken.

DRG`s werden allerdings nur in Geriatrischen Kliniken angewendet. Somit konnten die entsprechenden Fragen 20 bis 24 des Fragebogens nur in diesen Kliniken gestellt und ausgewertet werden, nicht aber in den ebenfalls in der Stichprobe enthaltenen Rehabilitationskliniken.

6.1.3 Untersuchungsablauf

Die Fragebögen wurden im August und September 2004 zusammen mit einem standardisierten Anschreiben (siehe Anhang) direkt an die Pflegedienst- und/oder Heimleiter beziehungsweise Chefärzte der zufällig ausgewählten 400 Heime und 100 Kliniken mit der Post verschickt. In dem Anschreiben, das auch von Prof. Dr. Kaiser, Institut für Psychogerontologie der Friedrich-Alexander-Universität Erlangen-Nürnberg unterzeichnet war, stellte ich mich und meine geplante Untersuchung kurz vor, bat Pflegedienst- und/oder Heimleiter beziehungsweise Chefärzte um ihre Mithilfe und um

Rücksendung des ausgefüllten Fragebogens innerhalb vier bis sechs Wochen. Ein freigemachter Rückumschlag wurde beigelegt.

Bis Ende 2004 wurden 205 auswertbare Fragebögen von Pflegedienstleitern und 67 von Chefärzten zurückgeschickt. Dies entspricht einem Rücklauf von insgesamt 54 % (Heime: 51,3 %, Kliniken: 67 %). Somit nahmen insgesamt an der Untersuchung 205 Pflegeheime und 67 Kliniken (45 Geriatrische – und 22 Geriatrische Rehabilitationskliniken) teil. Die Unterscheidung zwischen Geriatrischen - und Geriatrischen Rehabilitationskliniken ist für die vorliegende Untersuchung nur hinsichtlich der Anwendung der DRG´s von Bedeutung (vgl. Kapitel 5.2.1). Der Einfachheit halber wird daher im Folgenden nicht weiter zwischen Geriatrischen Kliniken und Geriatrischen Rehabilitationskliniken unterschieden, sondern nur von „Geriatrischen Kliniken" gesprochen.

6.1.4 Auswertung des Datenmaterials

Die Auswertung erfolgte mit dem Statistikprogramm SPSS 12.

Zunächst wurden die Häufigkeiten getrennt nach Pflegeheimen und geriatrischen Kliniken ausgezählt. Da die Heim- beziehungsweise Klinikleiter befragt wurden, ist die Basis für die Ergebnisdarstellung jeweils die Zahl der Heime beziehungsweise Kliniken.

Bei Frage 7 beziehungsweise 8 („Werden Opioide verwendet?") wurden aufgrund der geringen Zahl von Mehrfachnennungen diese bei der Auswertung nicht berücksichtigt. Die Angaben zu den Befunden, bei denen Opioide verabreicht wurden (offene Frage 7 bzw. 8), wurden zusammengefasst in die Kategorien 1 = CA-Schmerzen, 2 = Schmerzen des Bewegungsapparates und Osteoporose, 3 = Zustand nach Operationen, 4 = Zustand nach Frakturen und 5 = multiple Diagnosen/Ursachen und 6 = Sonstiges (z. B. Schmerzen ohne nähere Beschreibung, sonstige Erkrankungen). „Multiple Diagnosen" bedeutet in diesem Zusammenhang, dass bei diesen Patienten mehrere verschiedene Schmerzursachen wie Krebs, Osteoporose und ähnliches gleichzeitig vorhanden waren.

Zum Berechnen der Zusammenhänge zwischen ordinal skalierten Variablen wurde der Spearman-Rangkorrelationskoeffizient benutzt. Unterschiede zwischen unabhängigen Stichproben wurde mit Hilfe des Chi-Quadrat-Tests (χ^2) überprüft. Die kritische Signifikanzgrenze wurde in Anlehnung an die üblichen Gepflogenheiten auf $p \leq 0,05$ festgelegt.

Bei Chi-Quadrat-Tests (χ^2) dürfen höchstens 20 % der Zellen eine erwartete Häufigkeit < 5 aufweisen (Bühl & Zöfel, 1999). Bei der folgenden Ergebnisdarstellung wird jeweils in einer Fußnote darauf hingewiesen, wenn diese 20 % überschritten wurden. Die entsprechenden Ergebnisse sind in diesem Fall nur unter Vorbehalt interpretierbar.

Nicht alle Fragen wurden von allen Befragten beantwortet, daher ist bei allen Ergebnissen auch die Anzahl der gültigen Antworten notiert.

6.2 Aktuelle Ergebnisse der Fragebogenuntersuchung in Pflegeheimen (n = 205)

6.2.1 Größe und Lage

Die Anzahl der Heimplätze betrug in 39,1 % der Heime bis zu 100 Plätze, 29,7 % der Heime hatten bis zu 150 Plätze, unter 50 und über 150 Plätze hatten 16,8 beziehungsweise 14,4 % der Heime (Abbildung 9).

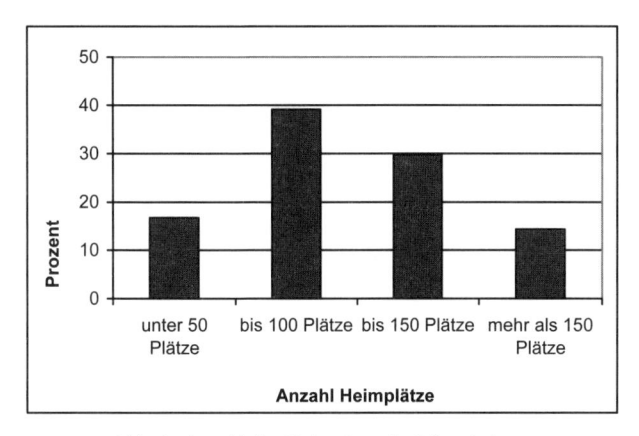

Abb. 9: Anzahl der Heimplätze in Pflegeheimen
(n = 205)

Der überwiegende Teil der Heime lag in kleineren Orten wie Landgemeinden (30,2 %) oder Orten bis 50.000 Einwohnern (33,7 %). In Orten mit über 100.000 Einwohnern lagen 27,3 % der Heime (Abbildung 10).

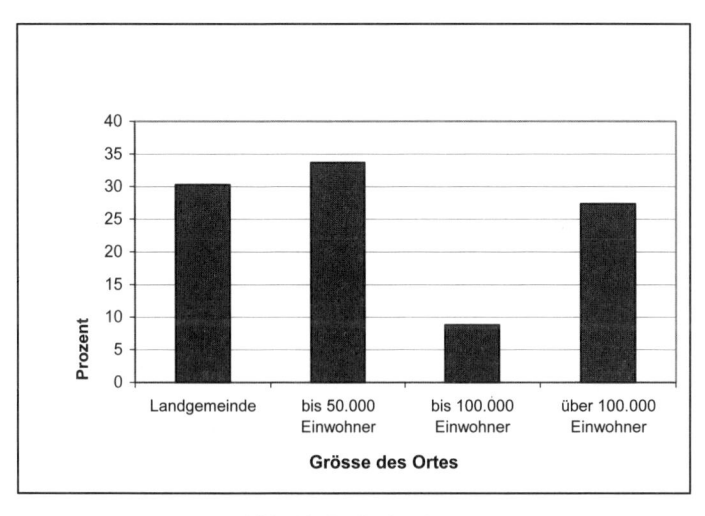

Abb. 10: Größe des Ortes
(Pflegeheime, n = 205)

6.2.2 Palliativstationen

Eine Palliativstation war in 29,2 % der Städte/Gemeinden vorhanden, in denen die hier untersuchten Heime lagen, in 61,4 % der Städte/Gemeinden gab es keine Palliativstation (Abbildung 11).

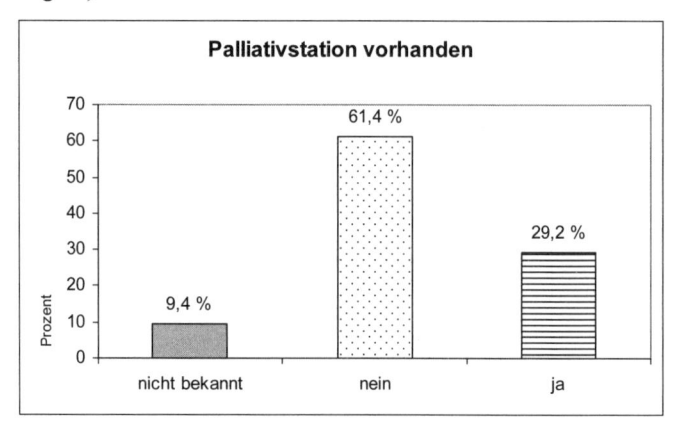

Abb. 11: Palliativstationen vorhanden
(n = 202)

Hinsichtlich des Vorhandenseins einer Palliativstation unterschieden sich Orte unterschiedlicher Größe höchst signifikant (χ^2 = 119,16***, df = 3 und p = ,000). Je größer der Ort war, in dem das Heim lag, desto mehr Palliativstationen gab es. So war nur in einem Heim (1,8 %) der 56 Landgemeinden eine Palliativstation zu finden, während von den 51 Heimen in Orten mit über 100.000 Einwohnern 45 (88,2 %) eine Palliativstation hatten (Abbildung 12).

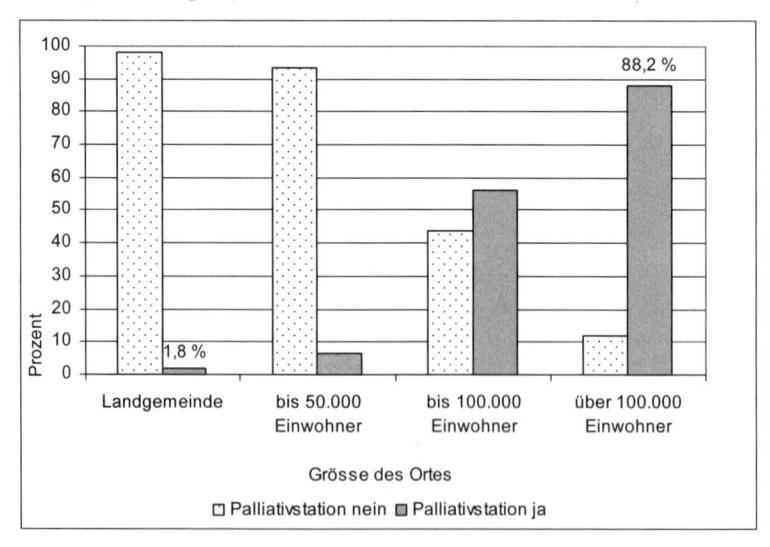

Abb. 12: Größe des Ortes und Vorhandensein einer Palliativstation
(Pflegeheime, n = 183)

6.2.3 Alter, Aufenthaltsdauer und Sterbeort der Heimbewohner

Das durchschnittliche Alter der Heimbewohner lag zwischen 68 und 91 Jahren, im Mittel 83,2 Jahre (SD = 4,14, Abbildung 13).

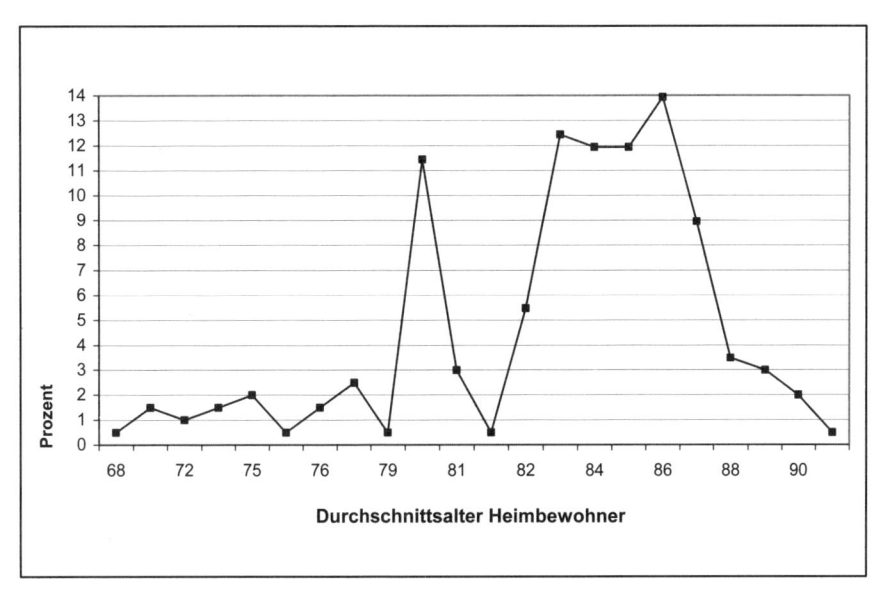

Abb. 13: Durchschnittliches Alter der Heimbewohner
(n = 201)

In dem Heim hielten sich die Bewohner zwischen durchschnittlich 4 und 96 Monaten, im Mittel 32,6 Monate (SD = 18,7) auf, also etwa 2,5 Jahre (ohne Abbildung).

Die folgende Abbildung zeigt den Anteil der Heimbewohner, die im Heim sterben:

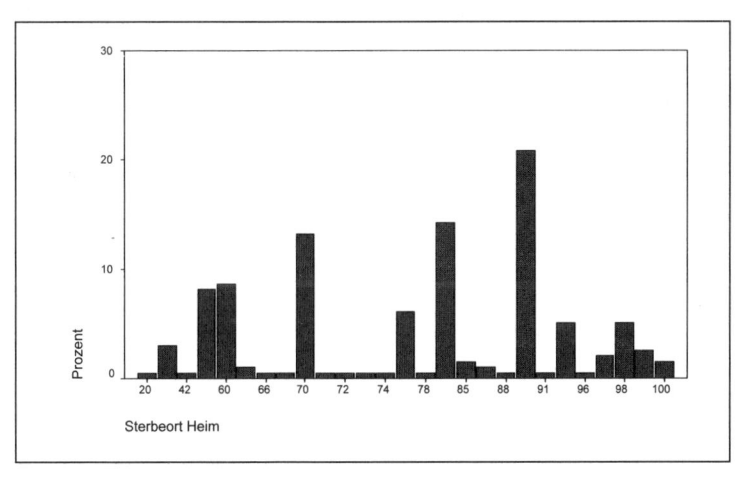

Abb. 14: Anteil der Heimbewohner, die im Heim sterben
(n = 197)

Im Durchschnitt verstarben mit 77,3 % (zwischen 20 - 100 %) deutlich mehr Heimbewohner im Heim als in einer Klinik mit nur durchschnittlich 22,5 % (0 - 80 %). Abbildung 14 und Abbildung 15 zeigen somit eine große Spannbreite bezüglich des Sterbeortes zwischen den untersuchten Pflegeheimen.

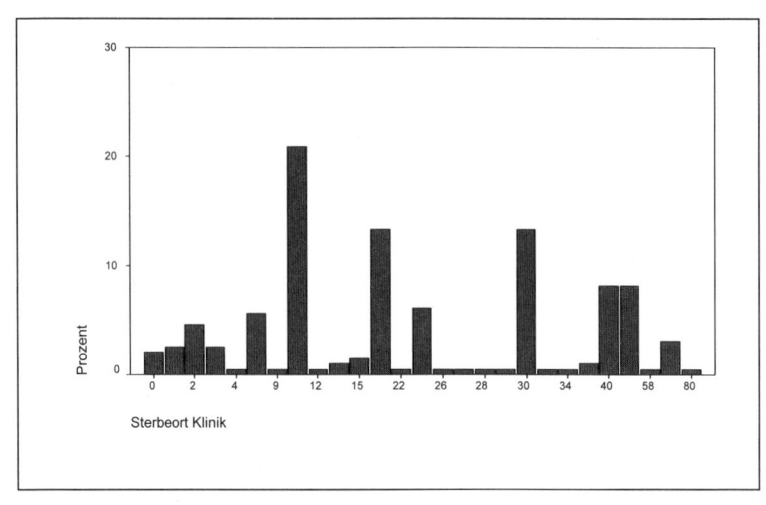

Abb. 15: Anteil der Heimbewohner, die in einer Klinik sterben
(n = 196)

Die Anwesenheit der Angehörigen (ohne Abbildung) bei terminalen Patienten rund um die Uhr war mit 97,1 % in fast allen Heimen möglich (n = 205).

6.2.4 Begleitsymptomatik, Ernährung und Flüssigkeit

Eine Therapie der Begleitsymptome benötigten 153 bzw. 77,7 % der Patienten (n = 197).

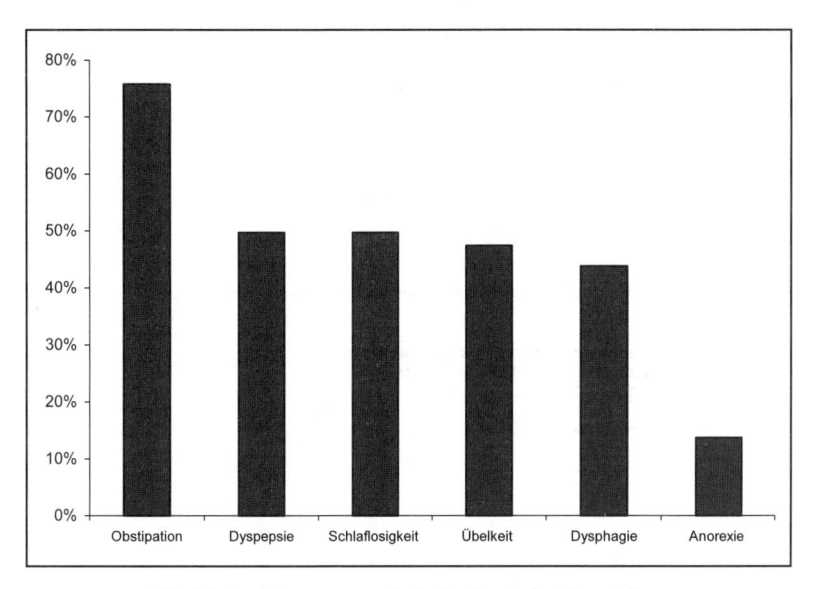

Abb. 16: Begleitsymptomatik der Patienten in Pflegeheimen
(n = 153, Mehrfachnennungen)

Durchschnittlich hatten die Heimbewohner, bei denen eine Therapie der Begleitsymptomatik notwendig war, zwischen ein und sieben Symptome, im Mittel 3,5 (SD = 1,55). Mit 75,8 % am häufigsten litten die Heimbewohner unter Obstipation. Dyspepsie, Dysphagie, Schlaflosigkeit und Übelkeit traten bei knapp der Hälfte (43,3 - 49,7 %) der Heimbewohner auf, bei 13,7 % zusätzlich Anorexie (Abbildung 16). Weitere Begleitsymptome waren Atemnot, Desorientierung, Kachexie, Unruhe und Mundtrockenheit (jeweils 1 Nennung).

Zwischen 0 und 37 % der Patienten, durchschnittlich 8,65 % wurden künstlich ernährt. In 5,4 % der Heime wurde gar kein Heimbewohner künstlich ernährt (Abbildung 17). Eine parenterale Flüssigkeitssubstitution erhielten zwischen 0 und 50 % der Patienten, durchschnittlich 6,73 %. In 30,7 % der Heime gab es keinen Heimbewohner mit Flüssigkeitssubstitution (Abbildung 18).

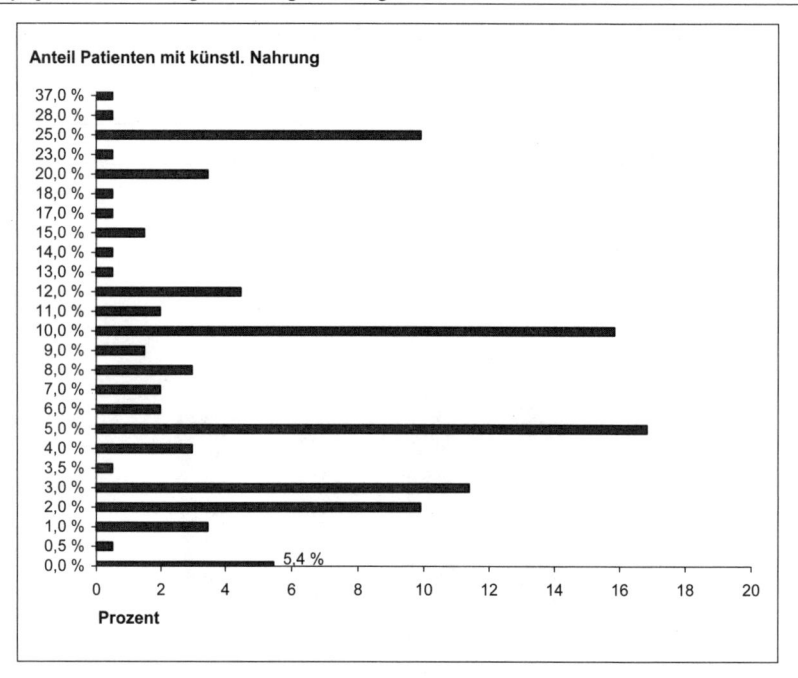

Abb. 17: Anteil der Heimbewohner mit künstlicher Nahrung in Prozent (n = 202)

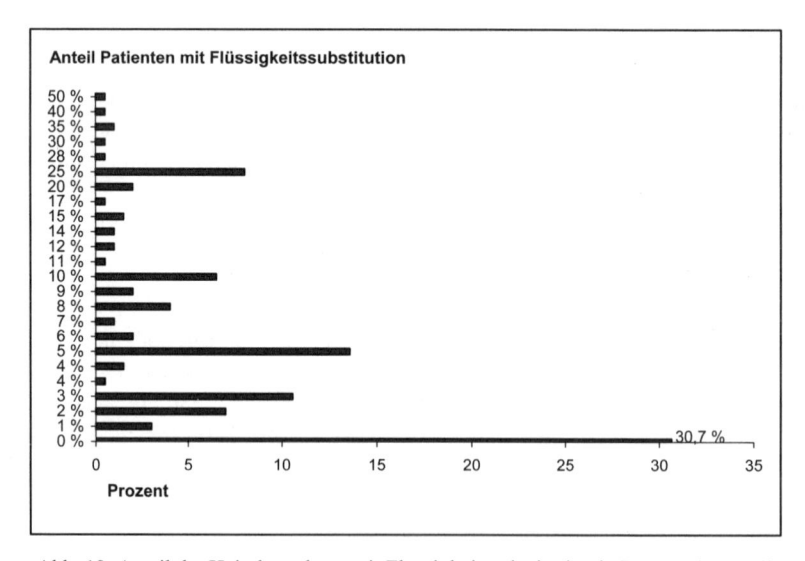

Abb. 18: Anteil der Heimbewohner mit Flüssigkeitssubstitution in Prozent (n = 199)

6.2.5 Schmerztherapie

Eine kontinuierliche Schmerztherapie benötigten die Bewohner in 78,4 % (160) der Heime (n = 204). Der Anteil der Patienten, die eine Schmerztherapie erhielten, betrug in diesen Heimen zwischen 1 und 90 % durchschnittlich jedoch nur 21,5 % (Abbildung 19). Es ist also eine große Spannbreite hinsichtlich der Anzahl der Patienten mit Schmerztherapie zwischen den einzelnen Heimen erkennbar.

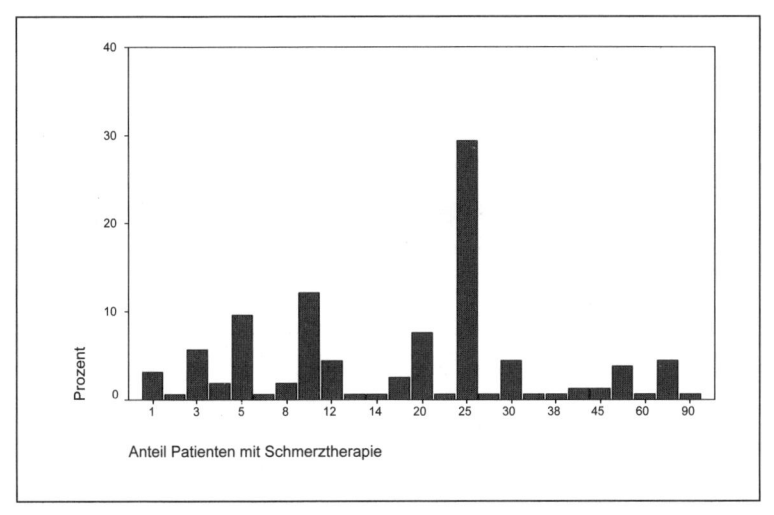

Abb. 19: Anteil der Patienten mit Schmerztherapie in Pflegeheimen (n = 157)

In 48,5 % der Heime wurden mittelstarke Opioide verordnet, in 31,5 % starke. Insgesamt wurden somit in 80,5 % der Heime Opioide verwendet (Abbildung 20).

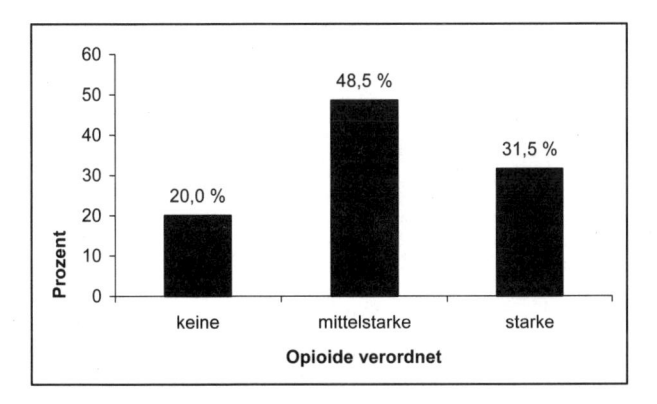

Abb. 20: Verwendung von Opioiden in Pflegeheimen (n = 200)

In über der Hälfte der Heime (52,2 %) wurden Opioide zur Behandlung von kanzerogenen Schmerzen eingesetzt, gefolgt von multiplen Diagnosen in 24,8 % und sonstigen Erkrankungen in 17,7 %. Schmerzen des Bewegungsapparates und Osteoporose spielten mit 5,3 % eine eher untergeordnete Rolle hinsichtlich des Einsatzes von Opioiden zur Schmerzbekämpfung (Abbildung 21).

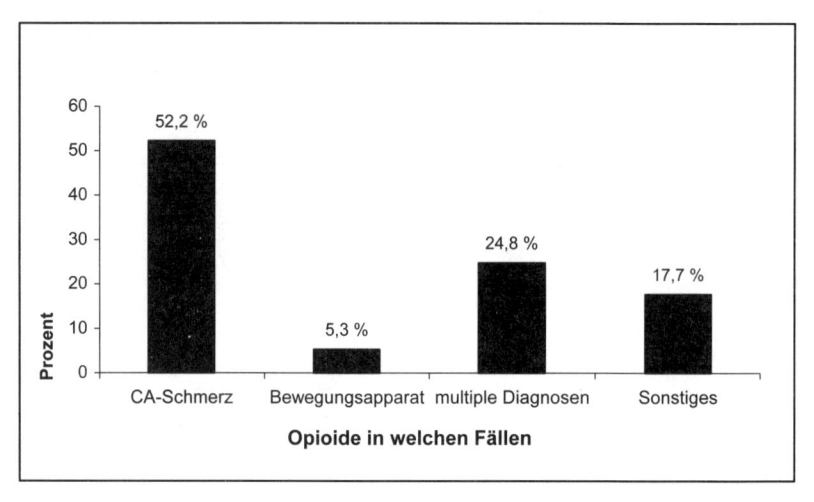

Abb. 21: Verwendung von Opioiden in Pflegeheimen: Behandlungsanlass (n = 113)

6.2.6 Stellenwert palliativer Maßnahmen

In der Hälfte der angeschriebenen Heime (50,2 %) hatten palliative Behandlungsmaßnahmen einen hohen Stellenwert, in 31,8 % der Heime einen mittleren und in 17,9 % einen geringen (Abbildung 22).

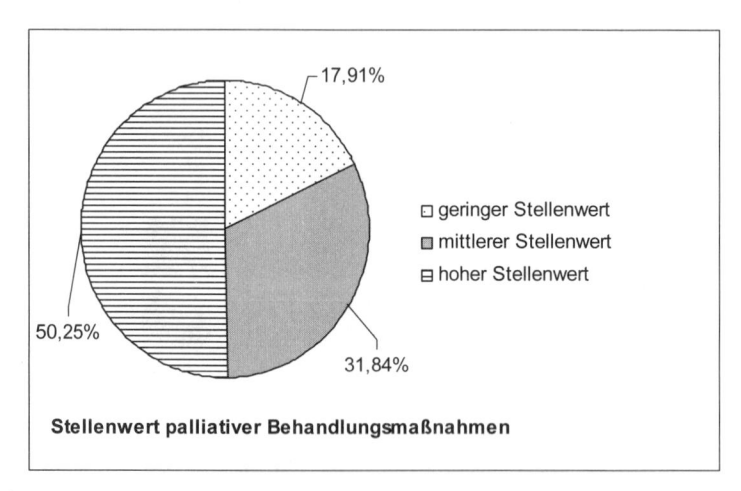

Abb. 22: Stellenwert palliativer Behandlungsmaßnahmen in Pflegeheimen (n = 201)

Der Zusammenhang zwischen dem Stellenwert palliativer Maßnahmen und der Beurteilung der Notwendigkeit einer Schmerztherapie war mit r = 0,16 gering positiv und mit p = ,053 (n = 154) fast signifikant. Je höher der Stellenwert palliativer Maßnahmen in der Einrichtung war, desto größer war tendenziell auch der Anteil der Patienten, die nach den Angaben der Heim- bzw. Pflegedienstleiter eine Schmerztherapie benötigten.

Einen Zusammenhang zwischen dem Anteil der Heimbewohner, die in Heim oder Klinik starben, und dem Stellenwert palliativer Maßnahmen im Heim gab es nicht.

		Sterbeort Heim	Sterbeort Klinik
Stellenwert palliativer Behandlungsmaßnahmen	r	,007	-,014
	p	,920	,848
	n	194	193

Tab. 6: Zusammenhang zwischen dem Stellenwert palliativer Maßnahmen und dem Sterbeort der Heimbewohner

(Pearson-Korrelationen)

6.2.7 Patientenverfügungen und Sterbehilfe

Mit 65,4 % wurde ein Großteil der befragten Heim- und Pflegedienstleiter weniger häufig bei Therapieentscheidungen mit Patientenverfügungen konfrontiert. Sehr häufig hatten sich knapp ein Drittel der Befragten (27,8 %) damit auseinander zu setzen, keinen Stellenwert hatten Patientenverfügungen nur bei 6,8 %.

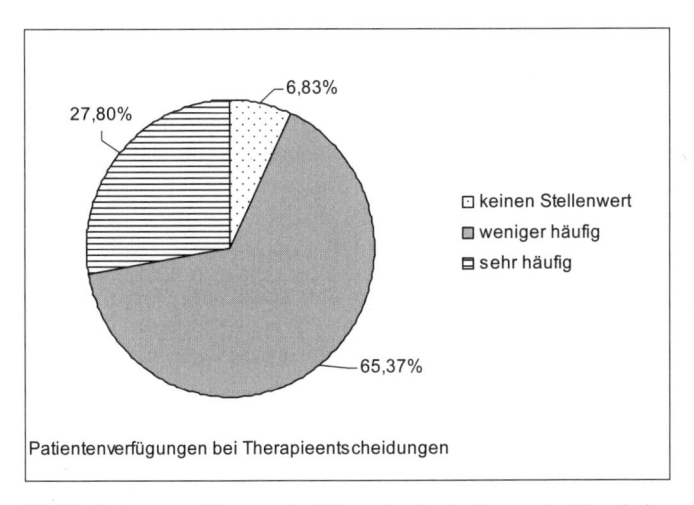

Abb. 23: Patientenverfügungen bei Therapieentscheidungen in Pflegeheimen
(n = 205)

Auf die Frage nach der persönlichen Meinung bezüglich der aktiven Sterbehilfe antworteten über die Hälfte (55,3 %) der befragten Heim- und Pflegdienstleiter, dass sie eine aktive Sterbehilfe ablehnen würden. Für eine gesetzliche Sterbehilfe sprachen sich 21,6 % aus, unschlüssig waren 23,2 % (Abbildung 24).

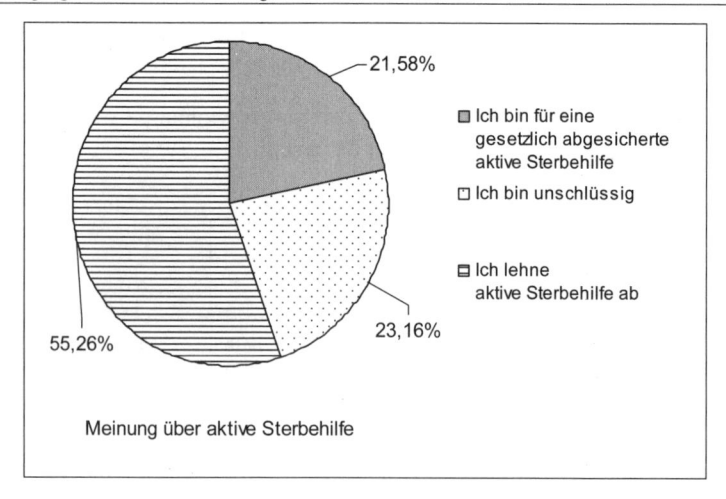

Abb. 24: Meinung zu aktiver Sterbehilfe in Pflegeheimen
(n = 190)

Weiterhin waren fünf Befragte der Meinung, dass im Einzelfall über aktive Sterbehilfe entschieden werden sollte unter Einbeziehung der Kontakte mit Ärzten, Betreuern und Angehörigen. Vier Personen fanden einen menschenwürdigen Umgang beziehungsweise eine Sterbebegleitung als sinnvoller, drei Personen waren der Ansicht, dass sich die Betroffenen selbst entscheiden sollten (Tabelle 7).

Zwischen der Häufigkeit der Konfrontation mit Patientenverfügungen und der Einstellung zur aktiven Sterbehilfe gab es mit r = - 0,15* einen kleinen, mit p = ,043 signifikanten negativen Zusammenhang: Je häufiger die Befragten mit Patientenverfügungen konfrontiert wurden, desto größer war die Ablehnung der aktiven Sterbehilfe.

Nennungen	Anzahl
Es sollte im Einzelfall entschieden werden / im Kontakt mit Ärzten, Betreuern und Angehörigen / mit Einverständnis der Betroffenen	5
Menschenwürdiger Umgang und palliativmedizinische Betreuung wäre besser / sinnvoll / Sterbebegleitung / im Hospiz	4
Der Einzelne muss selbst für sich entscheiden / Betroffene sollten rechtsverbindlich entscheiden	3
Passive Sterbehilfe könnte ausreichen	2
Gott soll entscheiden	1
Patientenverfügung muss berücksichtigt werden	1
Mutmaßlicher Wille erscheint willkürlich	1
Meinungen sind unterschiedlich	1

Tab. 7: Weitere Ansichten über die aktive Sterbehilfe in Pflegeheimen
(offene Frage, n = 18)

6.2.8 Ärzte und Pflegekräfte

6.2.8.1 Kontakt zwischen Ärzten und Pflegekräften

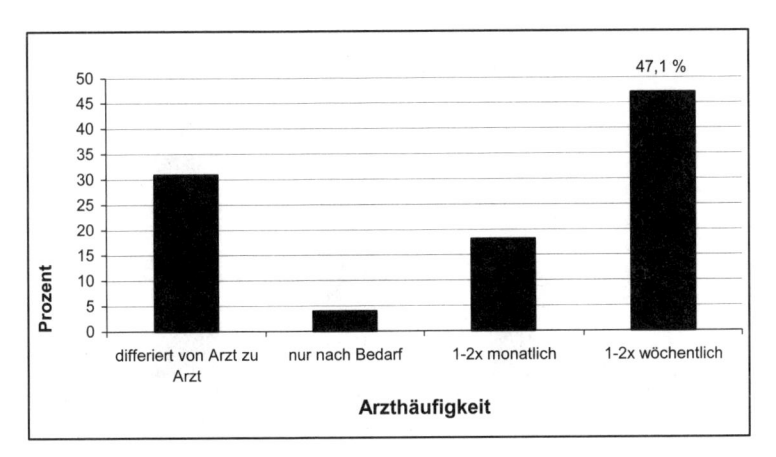

Abb. 25: Häufigkeit der Arztbesuche in Pflegeheimen
(n = 204)

Mit 47,1 % in fast der Hälfte der Heime besuchten die Ärzte die Pflegeheimbewohner ein- bis zweimal wöchentlich, in etwa einem Drittel der Heime (30,9 %) differierte die Besuchshäufigkeit von Arzt zu Arzt. In 18 % der Heime kamen die Ärzte ein- bis zweimal monatlich, in 3,9 % nur nach Bedarf (Abbildung 25). Mit 72,5 % beurteilte die überwiegende Zahl der befragten Heim- und Pflegedienstleiter den ärztlichen Kontakt zu den Patienten als ausreichend (n = 200).

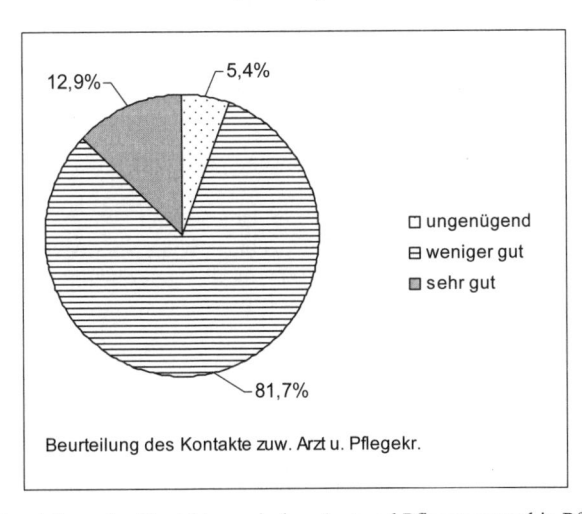

Abb. 26: Beurteilung des Kontaktes zwischen Arzt und Pflegepersonal in Pflegeheimen
(n = 202)

Den Kontakt zwischen Arzt und Pflegekräften stuften mit 81,7 % die meisten Heim- und Pflegedienstleiter als weniger gut ein, nur 12,9 % als sehr gut und 5,4 % als ungenügend (Abbildung 26).

Bei der Frage, welche Gründe für den „ungenügend empfundenen" Kontakt der Ärzteschaft zum Pflegepersonal vorliegen, wurde wie folgt geantwortet:

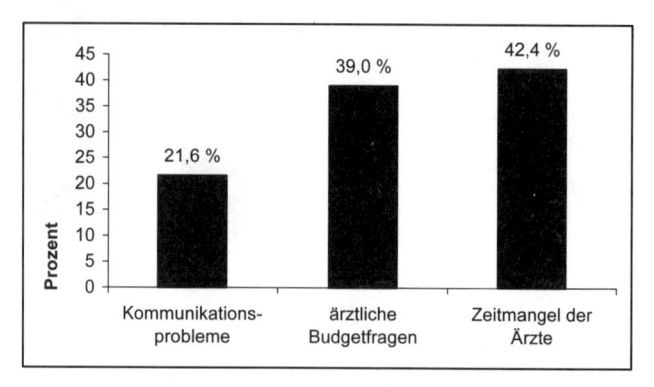

Abb. 27: Gründe für einen als ungenügend empfundenen Kontakt zwischen Ärzteschaft und Pflegepersonal in Pflegeheimen
(n = 202)

Als Gründe für einen als ungenügend empfundenen Kontakt gaben die Befragten am häufigsten (42,4 %) Zeitmangel der Ärzte an, gefolgt von ärztlichen Budgetfragen (39 %) und Kommunikationsproblemen (21,6 %), (Abbildung 27). Als weitere Gründe nannten einige Heim- und Pflegedienstleiter Desinteresse seitens der Ärzte an alten Menschen, am Umgang mit dem Pflegepersonal und ähnliches (sieben Nennungen) aber auch eine fehlende fachliche Kompetenz der Ärzte.

Nennungen	Anzahl
Desinteresse (an alten Menschen / an Pflegepersonal / fehlende Anerkennung des Pflegepersonals als Partner / keine Notwendigkeit seitens der Ärzte / Frustration der Ärzte) Überheblichkeit	7
Fehlende fachliche Kompetenz (Überforderung im Umgang mit Demenzpatienten / mangelnde Fortbildung / mangelndes Wissen der Ärzte über Alterskrankheiten / Unwissenheit im Umgang mit Pflegebedürftigen)	5
Differiert von Arzt zu Arzt	2
Sonstiges (Zeitmangel der Pflegekräfte/ mangelnde Absprachen / Arztpraxis hat Vorrang / Situation im Gesundheitswesen)	4

Tab. 8: Gründe für einen als ungenügend empfundenen Kontakt zwischen Ärzteschaft und Pflegepersonal in Pflegeheimen
(offene Frage, n = 18)

6.2.9 Palliativmedizinische Weiterbildung

Die folgende Frage betrifft die ärztliche und pflegerische Weiterbildung in Palliativmedizin.

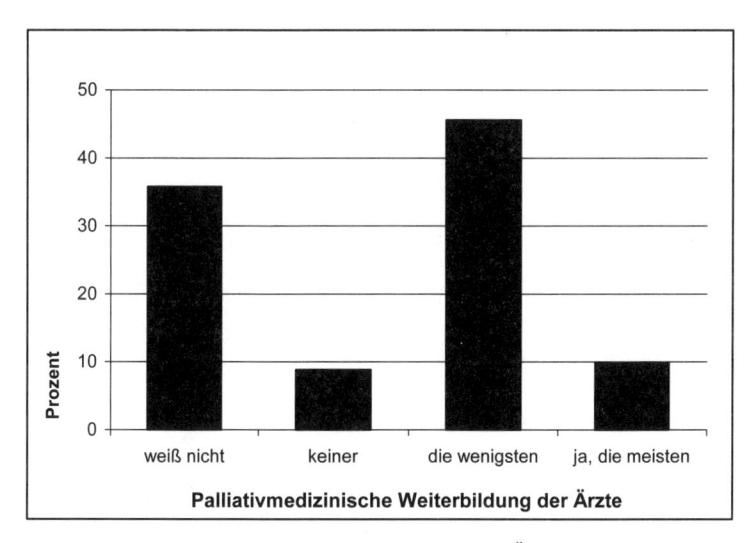

Abb. 28: Palliativmedizinische Weiterbildung der Ärzte nach Meinung
der Heim- und Pflegedienstleiter
(n = 204)

Nach Ansicht fast der Hälfte (45,6 %) der befragten Heim- und Pflegedienstleiter waren die wenigsten Ärzte palliativmedizinisch weitergebildet, nur 9,7 % der Befragten waren der Meinung, dass die meisten Ärzte eine derartige Weiterbildung hatten, 35,4 % wussten dies nicht und 9,3 % verneinten (Abbildung 28).

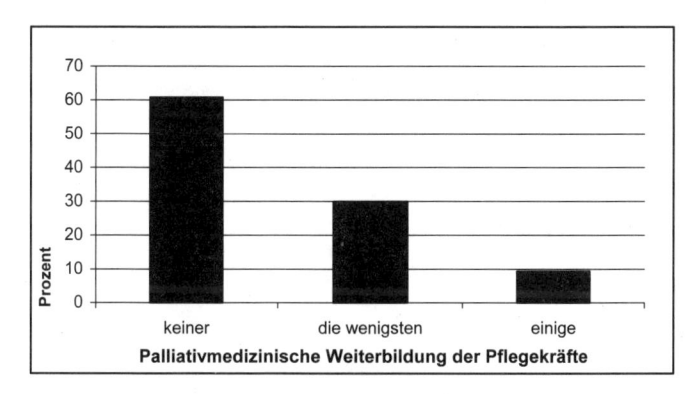

Abb. 29: Zusatzausbildung in palliativmedizinischen Behandlungsmaßnahmen
der Pflegekräfte in Pflegeheimen
(n = 204)

In 60,8 % der Pflegeheime hatte keine der Pflegekräfte eine Zusatzausbildung in palliativmedizinischen Behandlungsmaßnahmen, z. B. einer Palliativ-Care-Ausbildung. In 29,9 % der Heime hatten wenige Pflegekräfte eine derartige Ausbildung und in nur 9,3 % einige (Abbildung 29).

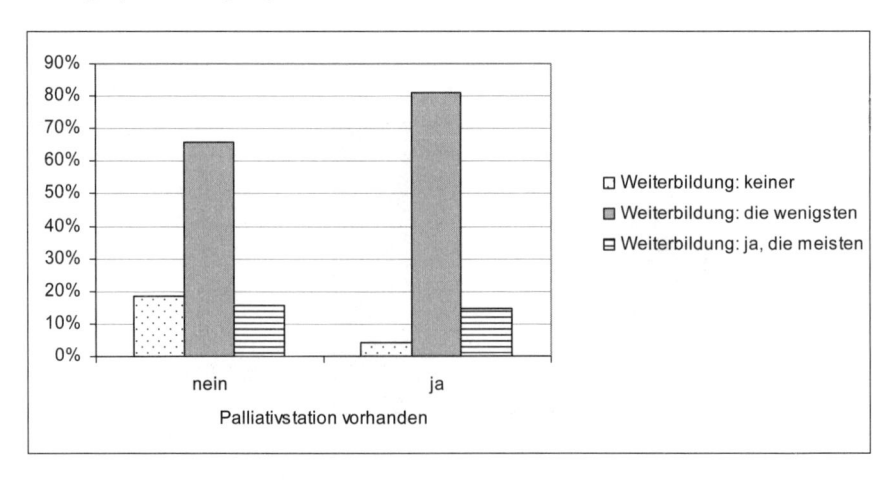

Abb. 30: Vorhandensein einer Palliativstation in der Gemeinde bzw. Stadt und palliativmedizinische Weiterbildung der Ärzte in Pflegeheimen
(n = 123)

Hinsichtlich des Vorhandenseins einer Palliativstation in der Gemeinde beziehungsweise Stadt und der palliativmedizinischen Weiterbildung der Ärzte gab es mit χ^2 = 5,42, df = 2 und p = ,067 keinen statistisch signifikanten Unterschied (Abbildung 30).

Dagegen gab es hinsichtlich der palliativmedizinischen Weiterbildung der Pflegekräfte und Vorhandensein einer Palliativstation in der Gemeinde beziehungsweise Stadt einen sehr signifikanten Unterschied (χ^2 = 10,59**, df = 2 und p = ,005): In Orten mit Palliativstation hatten in 16,9 % der Heime zumindest einige Pflegekräfte eine Zusatzausbildung, in Orten ohne Palliativstation nur 7,3 %. Dagegen war in letzteren ohne Palliativstation die Zahl der Pflegekräfte ohne palliativmedizinische Weiterbildung mit 68,5 % deutlich höher als in Orten mit einer Palliativstation mit 44,1 % (Abbildung 31).

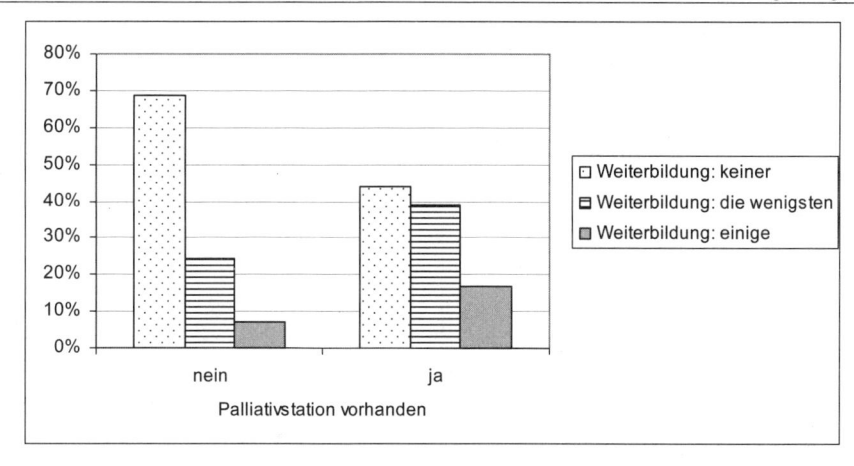

Abb. 31: Vorhandensein einer Palliativstation in der Gemeinde bzw. Stadt und palliativmedizinische Weiterbildung der Pflegekräfte in Pflegeheimen
(n = 183)

Hinsichtlich des Stellenwertes palliativer Maßnahmen und der palliativmedizinischen Weiterbildung der Ärzte gab es mit $\chi^2 = 9,07^1$, df = 4 und p = ,059 keinen signifikanten Unterschied. Tendenziell war allerdings mit einer höheren Einschätzung des Stellenwertes palliativer Maßnahmen ein höherer Anteil der in Palliativmedizin weitergebildeten Ärzte assoziiert: Unter den 67 Heimen mit hohem Stellenwert palliativer Maßnahmen waren mit 22,4 % die meisten Ärzte palliativmedizinisch weitergebildet, während dieser Anteil in den Heimen mit mittlerem Stellenwert nur bei 9,5 % und in Heimen mit niedrigem Stellenwert bei 0 % lag (Abbildung 32).

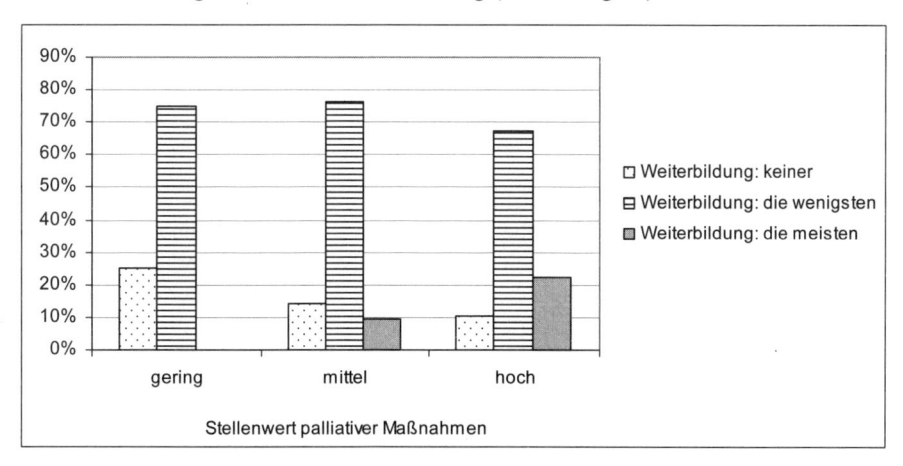

Abb. 32: Stellenwert palliativer Maßnahmen und palliativmedizinische Weiterbildung der Ärzte in Pflegeheimen
(n = 129)

---

[1] 22,2 % der Zellen haben eine erwartete Häufigkeit < 5.

Palliativmedizinische Weiterbildung - Pflegeheim

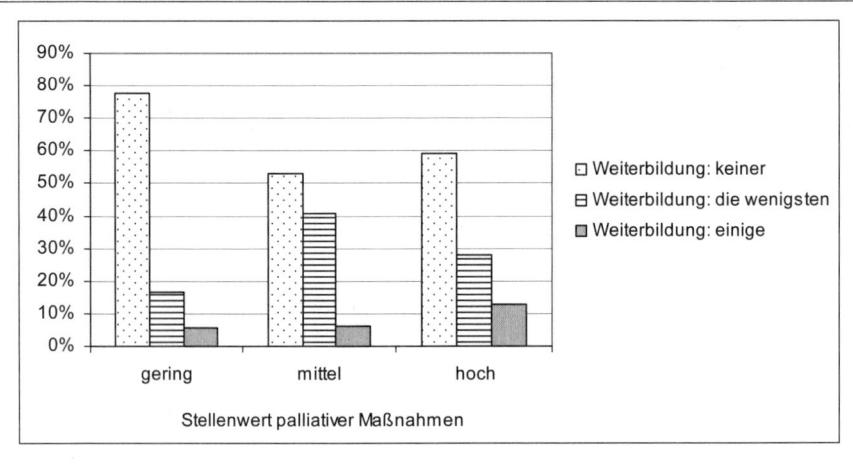

Abb. 33: Stellenwert palliativer Maßnahmen und der palliativmedizinische Weiterbildung der Pflegekräfte in Pflegeheimen
(n = 200)

Ähnlich waren die Ergebnisse hinsichtlich der palliativmedizinischen Weiterbildung der Pflegekräfte: Hier war der Anteil Heime, in denen zumindest einige Pflegekräfte palliativmedizinisch weitergebildet waren umso höher, je höher der Stellenwert palliativer Maßnahmen in den Heimen war. Bei geringem Stellenwert lag der Anteil bei 5,6 %, bei mittlerem Stellenwert bei 6,3 % und bei hohem Stellenwert immerhin bei 13 %. Dagegen war der Anteil der Heime, in denen keine Pflegekraft eine palliativmedizinische Weiterbildung hatte umso größer, je geringer der Stellenwert palliativer Maßnahmen war (Abbildung 33). Dieser Unterschied war mit $\chi^2 = 9{,}66^*$, df = 4 und p = ,047 signifikant.

6.3 Zusammenfassung der Ergebnisse bezüglich der Fragebogenuntersuchung im Pflegeheim

Die Fragebogenuntersuchung wurde mit dem Ziel durchgeführt, den gegenwärtigen Stand der Palliativmedizin in deutschen Pflegeheimen zu untersuchen. 205 beantwortete Fragebogen ergeben meines Erachtens eine genügend große Repräsentativität, um Aussagen über Pflegeheimbewohner bezüglich Alter, Aufenthaltsdauer und Symptome zu erhalten. Zusätzlich sollte der Weiterbildungsstand des ärztlichen und pflegerischen Personals erfasst werden. Außerdem interessierte der persönliche Standpunkt der Befragten bezüglich aktiver Sterbehilfe.

In 29,2 % der von mir untersuchten Heimen gab es in Städten/Gemeinden eine Palliativstation. Je größer der Ort in dem sich das Heim befand, umso häufiger waren Palliativstationen etabliert.

Das durchschnittliche Alter der Heimbewohner lag bei 83,2 Jahren. Die Aufenthaltsdauer zeigte eine große Spannbreite und wies im Durchschnitt 2,5 Jahre auf.

Im Durchschnitt verstarben 77,3 % der Heimbewohner im Heim. Auch hier zeigt sich eine große Spannbreite von 20 bis 100 %.

78,4 % der Heimbewohner benötigten eine kontinuierliche Schmerztherapie, 75,8 % litten an Obstipation. Unter Dyspepsie, Schlaflosigkeit, Übelkeit und Dysphagie litt ungefähr die Hälfte der Heimbewohner.

8,65 % der Heimbewohner wurden künstlich ernährt und durchschnittlich 6,73 % der Insassen erhielten Flüssigkeitssubstitution wegen drohender oder persistierender Exsikkose.

In 80,5 % der Heime wurden Opioide verwendet. Davon wurden in 31,5 % starke und in 48,5 % mittelstarke Opioide zur Schmerz- und Symptomkontrolle eingesetzt. In 52,2 % wurden die Opioide zur Behandlung von kanzerogenen Schmerzen verordnet. Mit 5,3 % spielten Schmerzen des Bewegungsapparates hinsichtlich des Einsatzes von Opioiden eine eher untergeordnete Rolle.

In der Hälfte der Heime nahmen palliative Behandlungsmaßnahmen einen hohen Stellenwert ein. Je höher der Stellenwert palliativer Maßnahmen war, umso größer war tendenziell auch der Anteil der Patienten, die eine Schmerztherapie benötigten und auch erhielten.

Ein Großteil (65,4 %) der befragten Heim- und Pflegedienstleiter musste sich weniger häufig bei Therapieentscheidungen mit Patientenverfügungen auseinandersetzen. Knapp ein Drittel (27,8 %) dagegen wurde sehr häufig damit konfrontiert.

Je häufiger die Befragten mit Patientenverfügungen konfrontiert wurden, desto größer war die Bereitschaft zur Ablehnung der aktiven Sterbehilfe. 55,3 % der Heimleiter lehnten eine aktive Sterbehilfe ab. 21,6 % sind für eine gesetzliche Sterbehilfe und 23,2 % sind sich in ihrer Meinung unsicher.

72,5 % der befragten Heim- und Pflegedienstleiter beurteilen den ärztlichen Kontakt zu den Patienten als ausreichend. Weniger gut dagegen wird der Kontakt zwischen Arzt und Pflegekraft eingestuft. Nach Meinung der Heim- und Pflegedienstleiter werden vorwiegend Zeitmangel der Ärzte und ärztliche Budgetfragen als Gründe angegeben.

Sowohl Ärzte als auch Pflegekräfte hatten nach Aussage der Heim- und Pflegedienstleiter in geringem Umfang eine palliativmedizinische Weiterbildung. In über 60 % der Pflegeheime hatte keine der Pflegekräfte eine Zusatzausbildung. Auffallend war, dass in Orten/Städten mit Palliativstation ein signifikanter Zusammenhang zwischen dem Vorhandensein einer Palliativstation und der Zusatzausbildung der Pflegekräfte bestand. In Heimen mit einem hohen Stellenwert palliativer Maßnahmen waren mit 22,4 % die meisten Ärzte palliativmedizinisch weitergebildet. Dagegen lag der Anteil der ärztlichen Weiterbildung bei mittlerem Stellenwert um 9,5 % und bei niedrigem Stellenwert um 0 %. Ähnliche Ergebnisse liegen bezüglich der Weiterbildung der Pflegekräfte und dem Stellenwert palliativer Maßnahmen vor.

6.3.1 Diskussion

Palliativmediziner gehen davon aus, dass Pflegeheimbewohner von Pflegepersonal betreut wird, das „keine fachbezogene Berufsausbildung" besitzt und außerdem in Pflegeheimen selten fest angestellte Ärzte beschäftigt sind, welche die Bewohner betreuen. Häufig bleibt es dem Zufall überlassen, „ob schwerkranke und sterbende Patienten und ihre Angehörigen die notwendige Information, die kompetente Schmerztherapie und Symptomlinderung in der letzten Lebensphase erhalten" (Sandgathe-Huseboe 2000). Zu oft wird der hochaltrige Mensch unnötiger Diagnostik ausgesetzt, die ihm Lebensqualität nimmt. Dagegen „übersehen wir, welche medizinischen und menschlichen Bedürfnisse schwer kranke und sterbende Patienten haben" (ebd.).

Das Ziel meiner Fragebogenuntersuchung lag darin, den „Ist-Zustand" der Pflegeheimbewohner und Patienten der Geriatrischen Kliniken aus Sicht der Heim- und/oder Pflegedienstleiter und der Chefärzte bezüglich einer palliativmedizinischen Versorgung zu ermitteln.

Leitmotiv war folgende Hypothese: die meisten Pflegeheimbewohner und geriatrischen Patienten leiden an Multimorbidität und Chronizität. In diesem Zusammenhang sollte analysiert werden, inwieweit diese Patienten eine Betreuung und Behandlung durch palliativmedizinisch weitergebildete Betreuer und Ärzte erfahren.

Die Frage, ob die Patienten eine Therapie nach Begleitsymptomatik erhalten und welche Symptome häufiger bei den Heimbewohnern auftreten, sollte auf die Bedeutung und Notwendigkeit der palliativmedizinischen Versorgung der hochaltrigen, multimorbiden Heiminsassen hinweisen.

Durch die vorliegende Untersuchung ist deutlich geworden, dass die Pflegeheimbewohner zu fast 80 % eine kontinuierliche Schmerztherapie benötigen und im Durchschnitt neben Schmerzen an mehr als drei weiteren Begleitsymptomen wie zum Beispiel Obstipation, Dyspepsie, Übelkeit und Schlaflosigkeit leiden. Dieser Befund deckt sich mit anderen wissenschaftlichen Untersuchungen. Seale (1994) beschreibt, dass Patienten in über 70 % der Fälle unter Schmerzen leiden. Weiterhin fällt in seiner Untersuchung auf, dass Verwirrtheit in Abhängigkeit vom Alter ein großes Problem darstellt. In vorliegender Untersuchung ist Verwirrtheit als Symptom nur in geringem Umfang erwähnt worden, was vermutlich darauf zurückzuführen ist, dass es nicht explizit im Fragebogen erwähnt worden ist. Man kann aber davon ausgehen, dass in den untersuchten Pflegeheimen die Anzahl der dementen Heimbewohner bei über 50 % liegt, was dazu beiträgt, dass eine Schmerzanamnese oft nicht erhoben werden kann. In diesem Stadium der Erkrankung kann nur qualifizierte palliative Therapie in allen Ebenen greifen.

Zusätzlich können in diesen Krankheitsphasen chronische Schmerzen die Lebensqualität durch Schlafentzug, Angst, Depression, Verminderung der physischen, sozialen und mentalen Aktivitäten herabsetzen. Deshalb ist das Erkennen der Ursache und die individuelle Auswahl und Dosierung der angebrachten Medikamente unerlässlich (Ferrel 1995; Gagliese 1997, in: Sandgathe-Huseboe 2000).

Mit der Fragestellung in eigener Untersuchung „Benötigen Ihre Patienten eine kontinuierliche Schmerztherapie?" geht meines Erachtens nicht deutlich hervor, ob die Patienten auch einer kontinuierlichen Schmerztherapie zugeführt werden.

Die Tatsache, dass in über 30 % starke und in fast 50 % der Heime mittelstarke Opioide eingesetzt werden zeigt, dass das Symptom Schmerz eine zentrale Bedeutung einnimmt. Aulbert weist darauf hin, dass im Mittelpunkt der Palliativmedizin eine „kompetente und konsequente Behandlung quälender Symptome" stehen sollte, da eine wirksame Behandlung eine wesentliche „Voraussetzung für eine Lebensqualität im Angesicht eine unheilbaren, chronisch fortschreitenden Erkrankung" ist (2000). Ein weiteres belastendes Symptom, worunter die Pflegeheimbewohner zu leiden haben, ist die Obstipation, was ursächlich organisch oder funktionell begründet sein kann. Nach Klaschik (2000) können organische Ursachen unter anderem verschiedene Tumoren, Divertikulitis, Megakolon, endokrine, metabolische (Hyperkalzämie) oder neurogene (z. B. Morbus Parkinson) Störungen sein. Eine funktionell bedingte Obstipation kann unter anderem durch ballaststoffarme Kost, geringe Flüssigkeitsaufnahme, Immobilität und Arzneimittel hervorgerufen werden (S. 244). Um diese belastenden und die Lebensqualität ebenfalls stark einschränkenden Befindlichkeitsstörungen so gering wie möglich halten zu können, bedarf es einer individuell angepassten Therapie.

Palliativmediziner gehen davon aus, dass durch eine kompetente Behandlung von belastenden Symptomen wie Schmerzen, Dyspnoe und Lungenstauung mit Morphin und anderen Präparaten andere Symptome wie Angst, Unruhe und Panik deutlich seltener auftreten (Sandgathe-Huseboe 2000). Durch diese, immer noch nicht standardmäßig angewandten Therapieformen, würde den Patienten unnötiges Leiden erspart bleiben.

In diesem Zusammenhang drängt sich die Frage bezüglich der qualifizierten Weiterbildung der Ärzte und Pflegekräfte auf. Sowohl Ärzte als auch Pflegekräfte besaßen nach Aussage der befragten Heim- und Pflegedienstleiter nur in geringem Umfang eine adäquate palliativmedizinische Weiterbildung. In Pflegeheimen, in denen palliative Maßnahmen einen höheren Stellenwert einnehmen, liegt der Anteil der weitergebildeten Ärzte und Pflegekräfte höher als in Heimen, in denen diese Maßnahmen einen niedrigen Stellenwert einnehmen. Aus diesem Ergebnis kann gefolgert werden, dass zur Zeit nur in geringem Umfang eine Weiterbildung sowohl bei den betreuenden Pflegekräften als auch bei den Ärzten vorhanden ist, obwohl ein gewisser Optimismus bezüglich des Stellenwertes palliativer Behandlungsmaßnahmen und damit verbundener Weiterbildung der Ärzte und Pflegekräfte angebracht erscheint.

Dass eine gezielte Weiterbildung notwendig ist zeigt die Aussage von Meier-Baumgartner. Dabei kann mit ihm zugestimmt werden, dass die Schmerztherapie in der Geriatrie in einer gewissen Beziehung es noch schwerer hat als die Schmerztherapie der Krebsbehandlung, da vor allem Schmerzen des Bewegungsapparats wie Schmerzen bei Arthrose und Osteoporose, in der Regel weniger ernst genommen werden als Karzinom- oder auch Herzschmerzen (2000, S. 145). Auch in der vorliegenden Untersuchung kann oben genannte Aussage bestätigt werden, da nach Angaben der Heim- oder Pflegedienstleiter nur etwa fünf Prozent der Pflegeheimbewohner unter Schmerzen des Bewegungsapparates leiden, was sicherlich nicht der Realität entspricht. Dadurch kann die Aussage von Meier-Baumgartner (2000) bestätigt werden, dass es mehr hochaltrige Menschen mit diesbezüglichen Schmerzen gibt, die nicht adäquat behandelt werden. Aus diesem Grund ist es wichtig, dass ein Patient mit einer nicht mehr heilbaren, weit fortgeschrittenen und fortschreitenden Erkrankung und begrenzter Lebenserwartung, von einem kompetenten Pflegeheimteam versorgt wird, um das Hauptziel zu erreichen, nämlich die Verbesserung der Lebensqualität. Diesem Ziel dienen die folgenden Inhalte und Prinzipien der Palliativmedizin, die an dieser Stelle nochmals erwähnt werden sollen, besonders im Hinblick auf hochaltrige, multimorbide Pflegeheimbewohner:

- „Kompetente Symptomkontrolle, insbesondere der Schmerzen
- Integration der psychischen, sozialen und geistig-seelischen Probleme
- Kompetenz in den wichtigen Fragen der Kommunikation und Ethik
- Akzeptanz des Sterbens und des Todes als ein Teil des Lebens
- Durch zeitbegrenzte Rehabilitation, Wiederherstellung bzw. Erhaltung der Selbständigkeit und maximalen Leistungsfähigkeit kann der Patient bis zum Tod so aktiv und kreativ wie möglich leben
- Patienten und Angehörige werden gleichermaßen betreut
- Unterstützung der Angehörigen sowohl während der Erkrankung und beim Sterben des Patienten wie in der Zeit danach
- Arbeit im multiprofessionellen und interdisziplinären Team
- Palliativmedizin ist eine eindeutige Absage an die aktive Sterbehilfe
- Palliativmedizin ist aktive Lebenshilfe" (Klaschik 1998, in: Meier-Baumgartner 2000, S. 140 - 141).

Eine weitere Frage beschäftigte sich mit dem Kontakt zwischen Ärzten und Pflegekräften und der Häufigkeit desselben zwischen Ärzten und Pflegeheimbewohnern. Die meisten befragten Heim- und Pflegedienstleiter beurteilen den Kontakt der Ärzte zu den Patienten als ausreichend. Kritisch anzumerken bleibt, dass die Beurteilung der erwähnten Befragten in einem erheblichen Maße von deren jeweiligen Kompetenz und persönlichen Objektivität der Patientenbedürfnisse gegenüber abhängig ist. Insofern ist die Beurteilung des ausreichenden Kontaktes zwischen Arzt und Patient immer als rein persönliche Meinung zu interpretieren.

Da Kommunikationsprobleme die Hauptursache für Schwierigkeiten und Mängel in der Behandlung und Begleitung schwer kranker und sterbender Hochbetagter ausmachen (Kojer 2000), ist es meines Erachtens wichtig, dass Pflegefachkräfte eine Weiterbildung in der Palliative Care besitzen (siehe 4.1).

Weniger günstig fällt in der Befragung das Ergebnis der Beurteilung des Kontaktes zwischen Arzt und Pflegekraft aus. Hierzu wird in erster Linie Zeitmangel als ein vorherrschendes Problem beschrieben.

Kojer geht in diesem Zusammenhang auf die Wichtigkeit des Gespräches zwischen Pflegekräften und Pflegeheimbewohnern ein, insbesondere den Hochbetagten. Sie betont die Wichtigkeit des Kontaktes zu den oben genannten, insbesondere um Biographie und Persönlichkeitseigenschaften individuell zu begreifen und Bedürfnisse und Signale von Schwerstkranken zu interpretieren (2002, S. 78) und diese bei Bedarf an die zu behandelnden Ärzte weiter zu geben. In der Regel bedarf dies aber eines ausreichenden Zeitbudgets auf beiden Seiten. Dieser Kommunikationsprozess kann aber nur gelingen, wenn auf beiden Seiten kein permanenter Zeitdruck vorherrscht.

Es interessierte weiterhin der Sterbeort der Pflegeheimbewohner, die im Durchschnitt 2,5 Jahre im Heim leben. 77,3 % der Pflegeheimbewohner sterben im Pflegeheim. Über 20 % sterben demnach in einer Klinik. Die meisten Menschen möchten in ihrer vertrauten Umgebung ihr Leben beenden (siehe 1.6 Untersuchung von Beutel & Tausch), da meines Erachtens eine stationäre Einweisung für sterbende Menschen nicht nur eine psychische Belastung darstellt, sondern eine zusätzliche medizinische Diagnostik in der Klinik häufig nicht gewollt und deshalb eine Beeinträchtigung der Lebensqualität des Sterbenden ist.

Specht-Leible et al. (2003) kommen in einer Untersuchung zu dem Ergebnis, dass ein nicht unerheblicher Teil der stationären Krankenhausaufenthalte von Heimbewohnern vermeidbar gewesen wäre, da viele medizinische Probleme in einem Pflegeheim ebenso gut behandelt werden könnten wie in einer Klinik. Da dies unter den gegebenen Bedingungen nicht verwirklicht werden kann, „scheint es dringlich, die hierfür notwendigen Voraussetzungen der Heimbewohner zu schaffen", da diese vielfach wie bereits erwähnt, den Wunsch äußern, nach Möglichkeit im Heim betreut zu werden (ebd. S. 278).

Ein knappes Drittel der befragten Heim- und Pflegedienstleiter sah sich bei Therapieentscheidungen mit Patientenverfügungen konfrontiert, die nach Bausewein (2000) eine schriftliche Willenserklärung sind, sofern der Patient nicht mehr in der Lage ist und diese mündlich zu äußern. An den Patientenwillen, schriftlich oder durch Dritte bekundet, ist der Arzt gebunden, auch wenn dieser Wille der eigenen medizinischen Vorstellung und Therapieoption widerspricht. Patientenverfügungen nehmen meines Erachtens in Pflegeheimen eine immer noch untergeordnete Rolle ein, insbesondere wenn man die demographische und individuelle Datenlage bezüglich der zunehmenden Multimorbidität der hier untersuchten Pflegeheimbewohner berücksichtigt.

Eine zurzeit sehr kontrovers geführte Diskussion bezüglich der Sterbehilfe veranlasste in der vorliegenden Arbeit zu der Fragestellung, wie die persönliche Einstellung zur aktiven Sterbehilfe ist. Wie bereits mehrfach erwähnt, wird aktive Sterbehilfe unmissverständlich von der Palliativmedizin abgelehnt, da sich diese nicht mit deren Grundsätzen vereinbaren lässt (Klaschik 1998). Dabei äußerten sich 20 % der Befragten für eine gesetzlich verankerte aktive Sterbehilfe und etwas über 23 % zeigten sich bei dieser Frage unschlüssig. Aus diesem Ergebnis kann meines Erachtens gefolgert werden, dass sich fast die Hälfte der Heimleiter mit palliativmedizinischen Inhalten nicht adäquat auseinandergesetzt hat, denn Palliativmedizin ist eine eindeutige Absage an die aktive Sterbehilfe.

Zusammenfassend kann festgestellt werden, dass die Ergebnisse der Fragebogenuntersuchung zeigen, dass aufgrund der Multimorbidität und Chronizität palliative Behandlungsmaßnahmen für hochaltrige Menschen von großer Bedeutung sind. Die Ausführung solcher Behandlungsmaßnahmen von Seiten der Pflegekräfte und Ärzte bedarf eines sich stetig kompetent weiterbildenden interaktiven und multidisziplinären Teams, was in den meisten Heimen noch zu wenig vorzufinden ist. Bei einer individuell ausgerichteten Umsetzung der palliativmedizinischen Behandlung von hochaltrigen, multimorbiden Patienten wird die Lebensqualität bei diesen Menschen deutlich verbessert.

Hierzu zählt die kompetente und kontinuierliche Symptomkontrolle, insbesondere der Schmerzen sowie die Integration der psychischen, sozialen und geistig-seelischen Probleme. Es lässt vermuten, dass die Akzeptanz von aktiver Sterbehilfe bei Heim- und Pflegedienstleitern aus Ratlosigkeit und Unsicherheit resultiert und das Erleben von Schmerzen und belastenden psychischen Verhaltens- und Erlebensweisen bei schwerstkranken und sterbenden Menschen zu dieser Sichtweise führt.

Die Untersuchung zeigt, dass es durchaus Pflegeheime gibt, in denen der Stellenwert der Palliativmedizin höher angesiedelt ist. Dies kommt in dem jeweiligen Anteil der Patienten zum Ausdruck, die eine Schmerztherapie benötigen, aber auch in der Zahl der weitergebildeten Ärzte und Pflegekräfte. Dass in jenen Städten, in denen eine Palliativstation vorhanden ist, der Anteil der weitergebildeten Pflegekräfte höher ist, als in Städten, in denen diese nicht vorhanden ist, mag an der Verfügbarkeit der Fort- und Weiterbildungsmaßnahmen liegen.

Dennoch besteht insgesamt unter Berücksichtigung aller mittlerweile forcierter Anstrengungen in Richtung palliativmedizinischer Betreuung ein enormes Defizit bezüglich qualitativ ausreichend ausgebildeter Kräfte, sowohl im medizinischen, als auch im pflegerischen Bereich.

In diesem Zusammenhang ist auffallend, dass Heim- und Pflegedienstleiter offenbar kein klares Bild von dem jeweiligen Ausbildungs- und Weiterbildungsstand der betreuenden Ärzte haben, da immerhin 35,4 % der Befragten diese Frage mit „weiß nicht" beantworteten (siehe 6.5.1 Diskussion).

6.4 Aktuelle Ergebnisse der Fragebogenuntersuchung in Geriatrischen Kliniken (n = 67)

6.4.1 Lage der Klinik

Etwa die Hälfte (49,3 %) der Kliniken lagen in Städten mit über 100.000 Einwohnern, in Landgemeinden und Städten von 50.000 bis 100.000 Einwohnern zwischen 10,4 und 22,4 % (Abbildung 34).

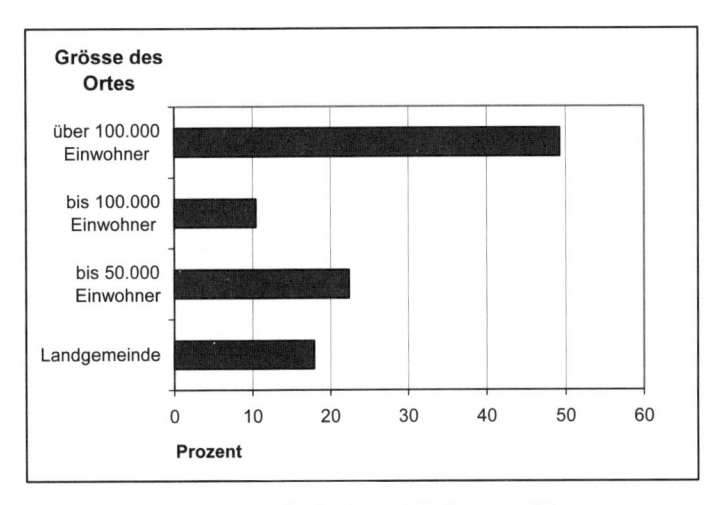

Abb. 34: Größe des Ortes (Kliniken, n = 67)

6.4.2 Palliativstationen

Eine Palliativstation gab es in 46,3 % der Städte/Gemeinden in denen die untersuchten Kliniken lagen (n = 67). Eine Abteilung für Palliativmedizin in ihrem Krankenhaus konnten sich über die Hälfte der Chefärzte (57,6 %) vorstellen, 9,1 % nur unter bestimmten Voraussetzungen. Eine eigene Abteilung für Palliativmedizin konnten sich 24,2 % nicht vorstellen und 9,1 % hatten keine eigene Meinung zu diesem Thema (Abbildung 35). Als Voraussetzungen, unter denen eine Palliativstation in der eigenen Klinik denkbar wäre, wurde die Finanzierbarkeit (zwei Nennungen) beziehungsweise die Einrichtung außerhalb des Budgets (eine Nennung) angegeben, weiterhin eine Angliederung an das Krankenhaus, eine gute Zusammenarbeit der verschiedenen Fachdisziplinen sowie ein integriertes Modell (je eine Nennung).

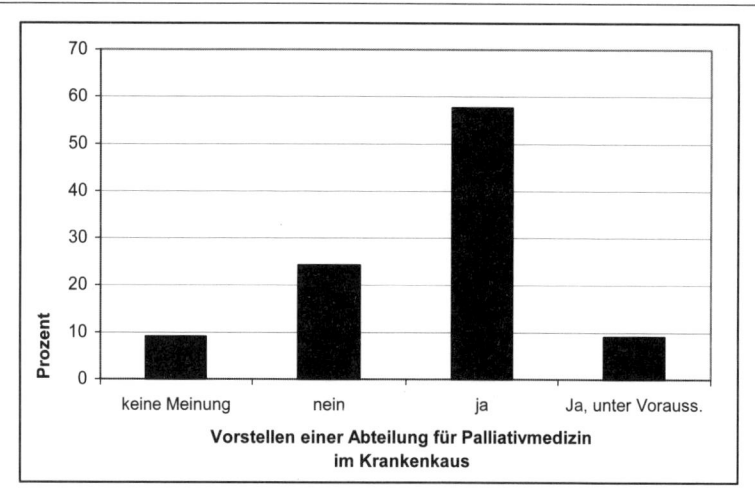

Abb. 35: Abteilung für Palliativmedizin im eigenen Krankenhaus?
(n = 66)

Hinsichtlich des Vorhandenseins einer Palliativstation unterschieden sich Orte unterschiedlicher Größe auch bei den Kliniken höchst signifikant voneinander (χ^2 = 34,07***[2], df = 3 und p = ,000). Zwar wiesen bei diesem Test 25 % der Zellen eine Häufigkeit < 5 auf, jedoch zeigt auch die Grafik einen eindeutigen Trend: Je größer die zugehörige Stadt der Klink war, desto größer war die Zahl der Palliativstationen. Bei Kliniken in Orten mit über 100.000 Einwohnern lag der Anteil der Palliativstationen bei 81,8 %, in Landgemeinden dagegen nur bei 8,3 % (Abbildung 36).

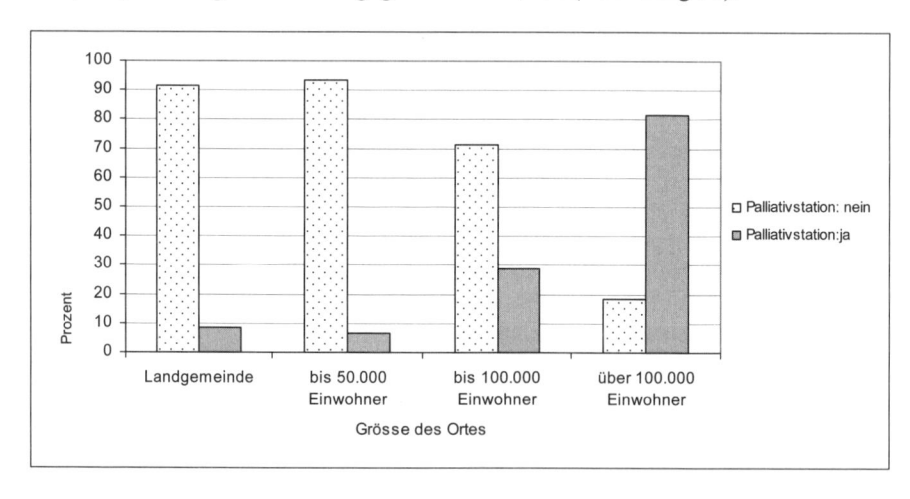

Abb. 36: Größe des Ortes und Vorhandensein einer Palliativstation
(Kliniken, n = 67)

---

[2] 25 % der Zellen haben eine erwartete Häufigkeit < 5.

6.4.3 Alter und Aufenthaltsdauer der Klinikpatienten

Das durchschnittliche Alter der Patienten betrug im Mittel 80,52 (SD = 2,46) und lag zwischen 74 und 88 Jahren (Abbildung 37).

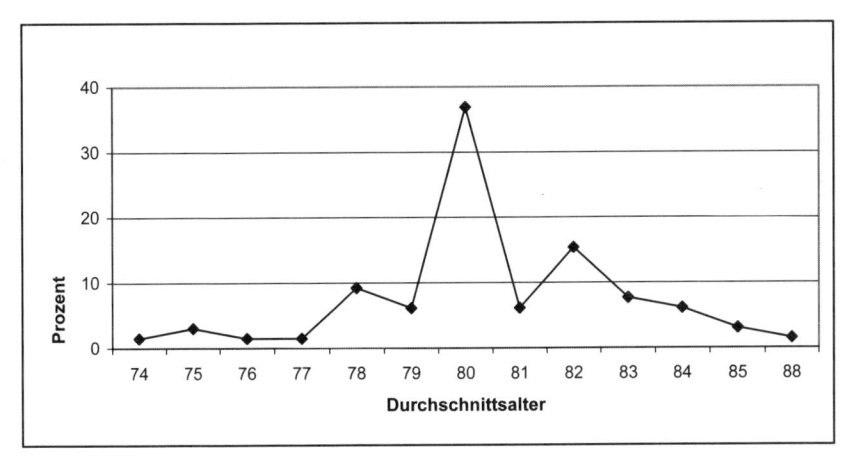

Abb. 37: Durchschnittliches Alter der Patienten der Kliniken
(n = 65)

Die Aufenthaltsdauer der Patienten in den Kliniken lag zwischen 7 und 30 Tagen (durchschnittlich 21,11 Tage, SD = 4,77). Zwischen 0 und 15 % der Patienten verstarben in der Klinik, im Mittel 3,8 % (Abbildung 38). Die Anwesenheit der Angehörigen bei terminalen Patienten rund um die Uhr war in fast allen (95,4 %) Kliniken möglich (n = 65).

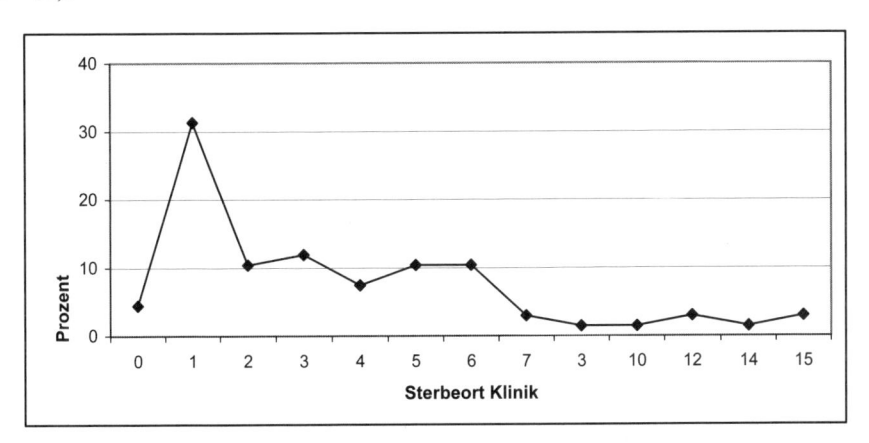

Abb. 38: Anteil der Patienten, die in der Klinik sterben
(n = 67)

6.4.4 Begleitsymptomatik, Ernährung und Flüssigkeit

Fast alle Klinikpatienten (64 % bzw. 97 %) benötigten eine Therapie der Begleitsymptome (n = 66). Diese 64 Patienten hatten zwischen ein und acht verschiedene Begleitsymptome, im Durchschnitt 3,7 (SD = 1.67). Fast alle (92,2 %) litten unter Obstipation, gefolgt von Übelkeit (76,6 %) und Schlaflosigkeit (59,4 %). Dysphagie und Anorexie trat bei 40,6 % beziehungsweise 35,9 % der Patienten auf (Abbildung 39). Als weitere Begleitsymptome wurden Verwirrtheit (vier Nennungen), Dekubitus, Depression, Eiweißmangel, Erbrechen, Exsikkose, Hemiparese, Inkontinenz, KHK, Müdigkeit, Aphasie, Durchfall, Herzinsuffizienz, Inappetenz/Trinkschwäche und Unruhezustände (je eine Nennung) angegeben.

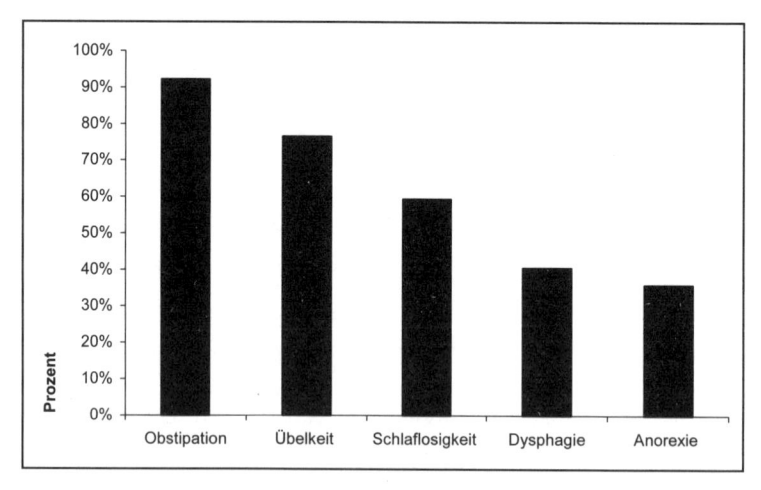

Abb. 39: Begleitsymptomatik der Klinikpatienten
(n = 64, Mehrfachnennungen)

Eine künstliche Ernährung erhielten zwischen 0 und 50 % der Patienten, durchschnittlich 11,6 %. In sechs Kliniken (9,2 %) wurde kein Patient künstlich ernährt (Abbildung 40). Eine parenterale Flüssigkeitssubstitution erhielten zwischen 0 und 75 % der Patienten, durchschnittlich 25,3 %. Nur in einer Klinik (1,5 %) wurde kein Patient flüssigkeitssubstituiert (Abbildung 41). Wiederum ist eine große Streuung zwischen den Kliniken hinsichtlich des Anteils der Patienten mit künstlicher Ernährung und Flüssigkeitssubstitution erkennbar.

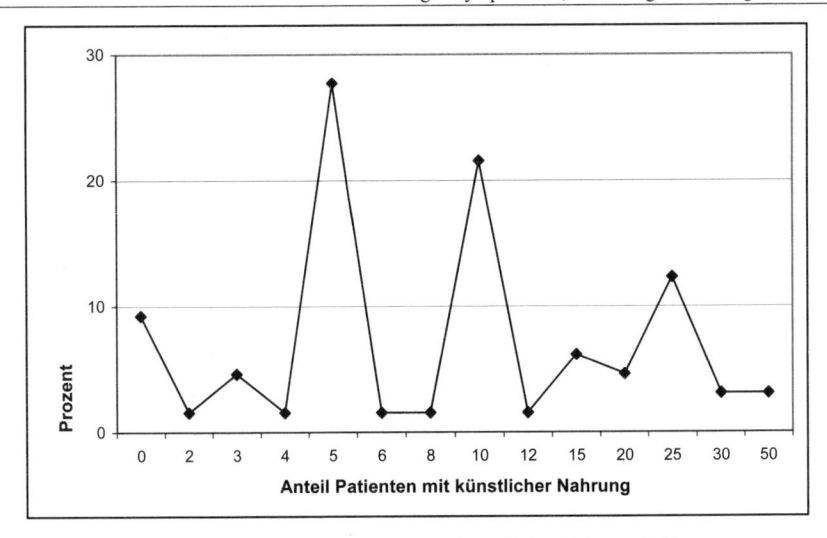

Abb. 40: Anteil der Klinikpatienten mit künstlicher Nahrung in Prozent
(n = 65)

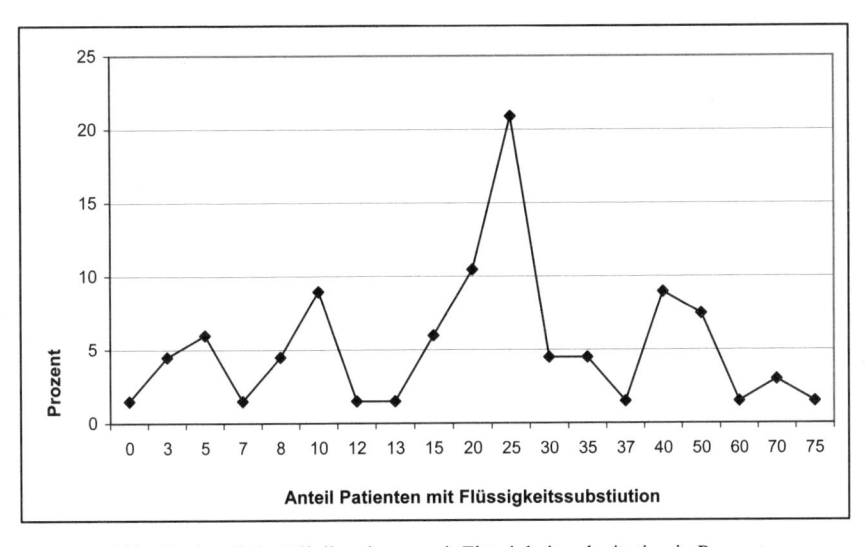

Abb. 41: Anteil der Klinikpatienten mit Flüssigkeitssubstitution in Prozent
(n = 67)

6.4.5 Schmerztherapie

Eine kontinuierliche Schmerztherapie war bei 59 (89,6 %) Klinikpatienten erforderlich (n = 67). Davon lag der Anteil der Patienten, die eine Schmerztherapie benötigten, zwischen 5 und 75 %, im Durchschnitt 41,8 % (Abbildung 42). Hier ist eine große Spannbreite hinsichtlich der Notwendigkeit einer Schmerztherapie erkennbar.

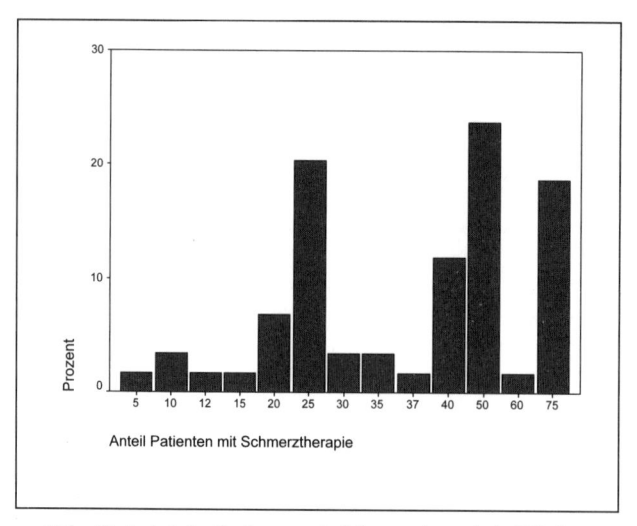

Abb. 42: Anteil der Patienten mit Schmerztherapie in Kliniken
(n = 59)

Starke Opioide wurden in gut zwei Drittel (67,7 % bzw. 46) der Kliniken verordnet, mittelstarke in 32,3 % (n = 65). Anlass zur Behandlung mit Opioide waren in knapp der Hälfte der Kliniken (43,5 %) multiple Diagnosen, gefolgt von sonstigen Erkrankungen (26,1 %), Schmerzen des Bewegungsapparates und Osteoporose (13,0 %) und kanzerogenen Schmerzen (10,9 %, Abbildung 43).

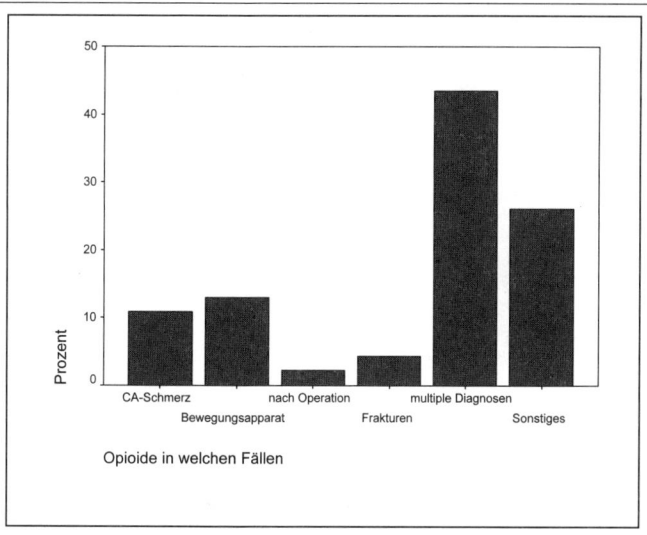

Abb. 43: Verwendung von Opioiden in Kliniken: Behandlungsanlass
(n = 46)

Das WHO-Stufenschema wurde in 60 (89,6 %) Kliniken zur Schmerztherapie angewendet (n = 67). Dabei lag der Anteil der Fälle zwischen 5 % und 100 %, im Durchschnitt bei 69,2 %. In immerhin 38,2 % der Kliniken wurden alle Patienten (100 %) nach diesem Schema behandelt (Abbildung 44).

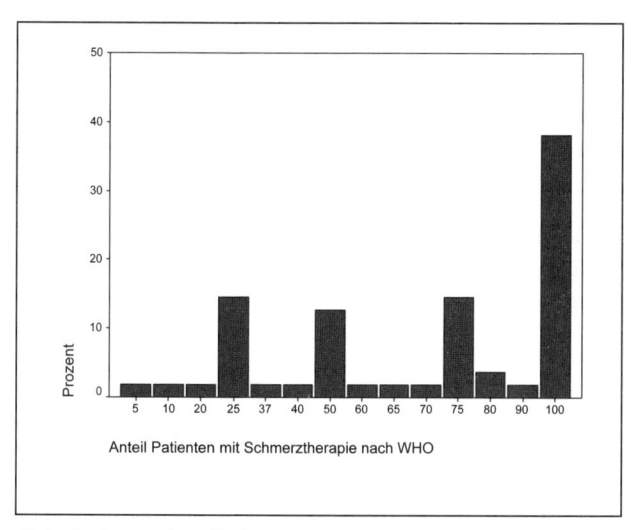

Abb. 44: Anteil der Patienten der Kliniken mit Schmerztherapie nach WHO-Schema in Prozent
(n = 55)

6.4.6 Stellenwert palliativer Maßnahmen

In über der Hälfte der Kliniken (59,7 %) hatten palliative Behandlungsmaßnahmen einen hohen, in 22,4 % beziehungsweise 13,4 % einen mittleren oder geringen und in 4,5 % der Kliniken gar keinen Stellenwert (Abbildung 45).

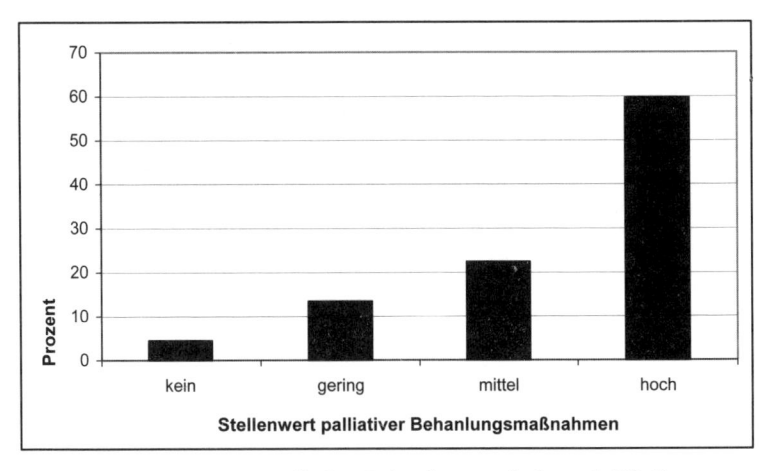

Abb. 45: Stellenwert palliativer Behandlungsmaßnahmen in Kliniken
(n = 67)

Einen nennenswerten Zusammenhang zwischen dem Stellenwert palliativer Maßnahmen und der Beurteilung der Notwendigkeit einer Schmerztherapie durch die Chefärzte gab es mit $r = 0,05$ ($p = ,718$) nicht. Jedoch war der Anteil der Patienten, die in der Klinik starben umso größer, je höher der Stellenwert der palliativen Maßnahmen in der Klinik war ($r = 0,29*$, $p = 0,018$, $n = 67$).

6.4.7 Patientenverfügungen und Sterbehilfe

Sehr häufig wurden Chefärzte (37,9 %) bei Therapieentscheidungen mit Patientenverfügungen konfrontiert, 62,1 % mussten sich dagegen weniger häufig damit auseinander setzen (n = 66).

Ein Großteil der befragten Chefärzte (76,1 %) lehnte eine aktive Sterbehilfe ab, für eine gesetzliche Sterbehilfe waren 16,4 % (Abbildung 46). Ein nennenswerter Zusammenhang zwischen der Häufigkeit der Konfrontation mit Patientenverfügungen und der Einstellung der Chefärzte zur aktiven Sterbehilfe war nicht erkennbar ($r = 0,06$, $p = ,655$, $n = 66$).

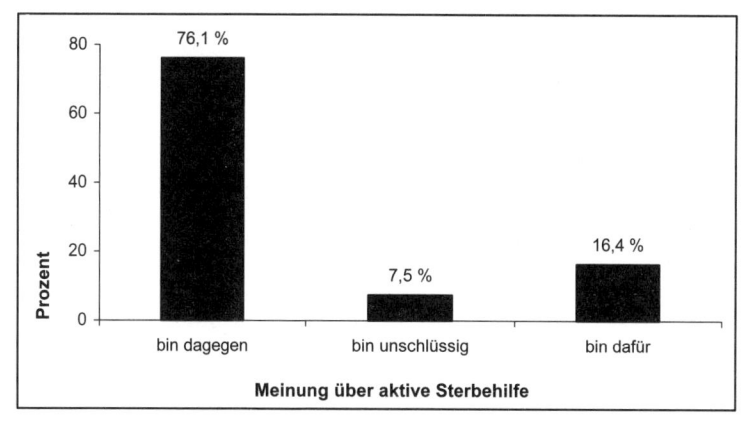

Abb. 46: Meinung zu aktiver Sterbehilfe in Kliniken
(n = 67)

Weiterhin schlugen die Chefärzte im Zusammenhang mit dem Thema der aktiven Sterbehilfe unter anderem eine sinnvolle Sterbebegleitung vor und empfahlen, alle passiven Möglichkeiten auszuschöpfen und bessere therapeutische Angebote vorzuhalten.

Nennungen	Anzahl
Passiv alle Möglichkeiten ausschöpfen	1
Sinnvolle Sterbebegleitung	1
Bessere therapeutische Angebote machen	1
Patienten und Angehörige entscheiden	1
Patientenverfügung sollte mehr beachtet werden	1
Unsere Gesetze reichen	1

Tab. 9: Weitere Ansichten über die aktive Sterbehilfe in Kliniken
(offene Frage, n = 6)

6.4.8 Palliativmedizinische Zusatzausbildung bei Ärzten und Pflegekräften

Eine Zusatzausbildung in Form von speziellen Basis- und Aufbaukursen in Palliativmedizin hatten nur 13,4 % der Ärzte (n = 67), unter den Pflegekräften wiesen ebenfalls nur 13,4 % (n = 67) eine Palliativ-Care-Ausbildung auf.

Hinsichtlich des Vorhandenseins einer Palliativstation in der Gemeinde beziehungsweise Stadt unterschied sich die palliativmedizinische Weiterbildung der Ärzte signifikant voneinander (χ^2 = 4,15³, df = 1 und p = ,042*): In Städten/Gemeinden, in denen es schon eine Palliativstation gab, hatten mit 22,6 % mehr Ärzte eine palliativmedizinische Weiterbildung als in Gemeinden ohne Palliativstation, und zwar nur 5,6 % palliativmedizinisch weitergebildete Ärzte (Abbildung 47).

---

[3] 50 % der Zellen haben eine erwartete Häufigkeit < 5.

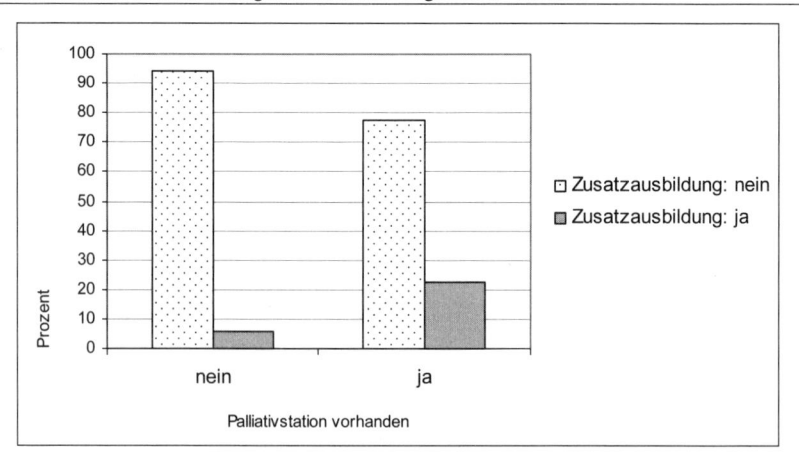

Abb. 47: Vorhandensein einer Palliativstation in der Gemeinde bzw. Stadt und palliativmedizinische Zusatzausbildung der Ärzte in Kliniken
(n = 67)

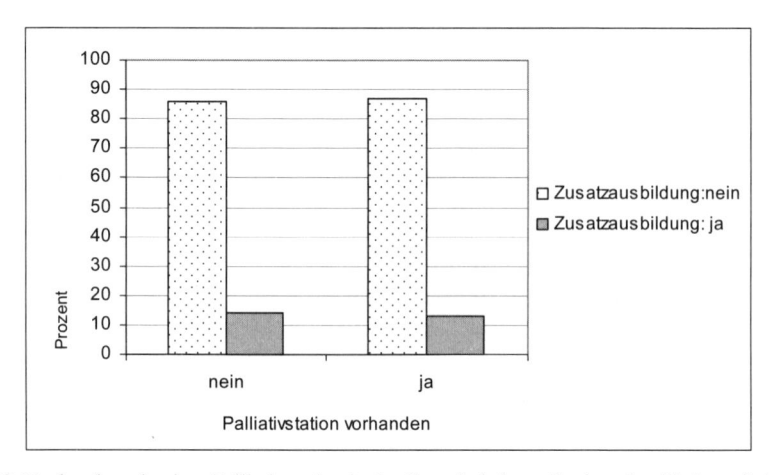

Abb. 48: Vorhandensein einer Palliativstation in der Gemeinde bzw. Stadt und palliativmedizinischen Zusatzausbildung der Pflegekräfte in Kliniken
(n = 67)

Hinsichtlich des Vorhandenseins einer Palliativstation in der Gemeinde beziehungsweise Stadt unterschied sich die palliativmedizinische Weiterbildung der Pflegekräfte ($\chi^2 = 0,01^4$, df = 1 und p = ,906; Abbildung 48) dagegen nicht signifikant.

Bezüglich des Stellenwertes palliativer Maßnahmen gab es keinen signifikanten Unterschied zur palliativmedizinischen Weiterbildung der Ärzte ($\chi^2 = 2,43^5$, df = 3, p = ,488). Wie in den Pflegeheimen war jedoch tendenziell der Anteil der weitergebildeten

---

[4] 50 % der Zellen haben eine erwartete Häufigkeit < 5.

Ärzte in Kliniken größer, in denen palliative Maßnahmen einen höheren Wert hatten: Während in Kliniken mit keinem oder geringem Stellenwert palliativer Maßnahmen kein Arzt palliativmedizinisch weitergebildet war, hatten diese Weiterbildung 13,3 % beziehungsweise 17,5 % der Ärzte in Kliniken mit mittlerem oder hohem Stellenwert palliativer Maßnahmen (Abbildung 49).

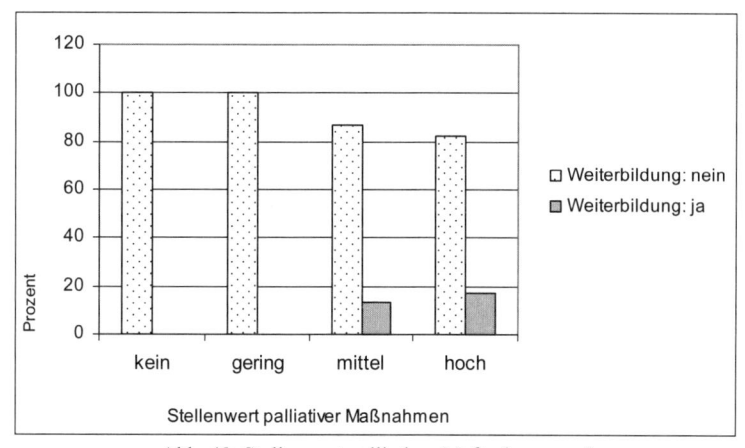

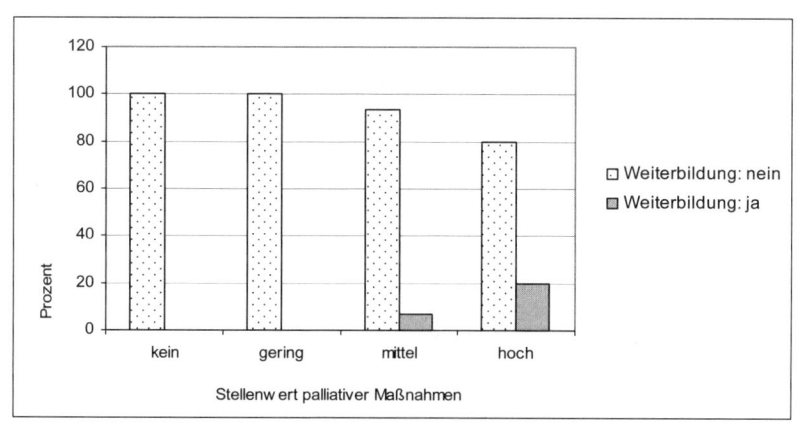

Abb. 49: Stellenwert palliativer Maßnahmen und palliativmedizinische Weiterbildung der Ärzte in Kliniken (n = 67)

Ein ähnliches Ergebnis gab es hinsichtlich der palliativmedizinischen Weiterbildung der Pflegekräfte: Hier lag der Anteil der palliativmedizinisch weitergebildeten Kräfte in Kliniken mit mittlerem oder hohem Stellenwert palliativer Maßnahmen bei 6,7 % beziehungsweise 20 %, während in Kliniken mit keinem oder geringem Stellenwert palliativer Maßnahmen keine Pflegekraft eine Weiterbildung hatte (Abbildung 50). Dieser Unterschied war allerdings nicht signifikant ($\chi^2 = 3{,}94$, df = 3, p = ,268).

Abb. 50: Stellenwert palliativer Maßnahmen und palliativmedizinische Weiterbildung der Pflegekräfte in Kliniken (n = 67)

6.4.9 Lückenlose Verzahnung

In fast allen Kliniken (96,9 %) fand eine lückenlose Verzahnung zwischen stationärer und ambulanter beziehungsweise häuslicher Patientenversorgung statt (n = 64). Diese Verzahnung war wiederum in den meisten Kliniken (92,7) häufig zu beobachten, in 7,3 % nur gelegentlich (n = 55).

6.4.10 Auswirkungen der Diagnosis related groups (DRG's)

Nach den Angaben der befragten Chefärzte verhinderte die Einführung der DRG's in 46,7 % der Kliniken mäßig eine adäquate Behandlung so genannter Palliativpatienten, in immerhin einem Drittel (33,3 %) stark und in 20 % kaum (Abbildung 51).

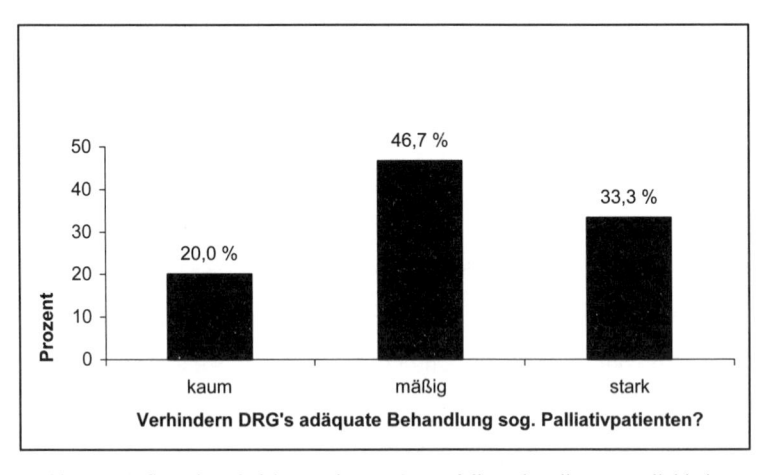

Abb. 51: Einfluss der Einführung der DRG's auf die Behandlungsmöglichkeiten so genannter Palliativpatienten
(n = 45)

Stark restriktiv wirkte sich die Einführung der DRG's in gut der Hälfte der Kliniken (54,7 %) auf die Aufenthaltsdauer der Patienten aus, in 39,6 % mäßig und nur in 5,7 % der Kliniken beeinflussten die DRG's die Aufenthaltsdauer kaum (Abbildung 52).

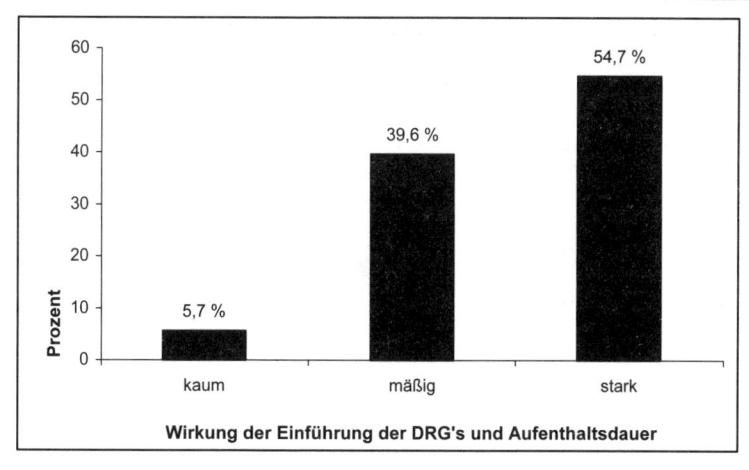

Abb. 52: Auswirkung der Einführung der DRG's auf die Aufenthaltsdauer der Patienten
(n = 53)

Einen ebenfalls überwiegend starken (44,9 %) oder mäßigen (40,8 %) Einfluss hatte die Einführung der DRG's auf die psychische Belastung des Personals. Nur in 14,3% war kaum ein Einfluss erkennbar (Abbildung 53).

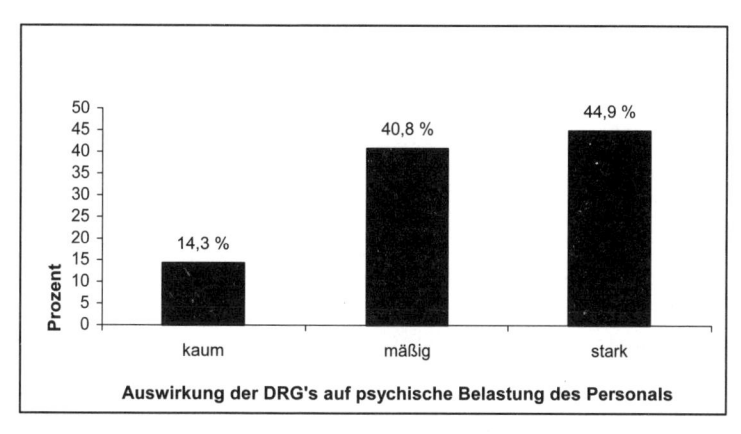

Abb. 53: Auswirkung der Einführung der DRG's auf die psychische Belastung des Personals
(n = 49)

Auf die Arbeitsdauer des Personals wirkte sich die Einführung der DRG's dagegen in 41,7 % der Kliniken kaum aus, in je 29,2 % mäßig beziehungsweise stark (Abbildung 54).

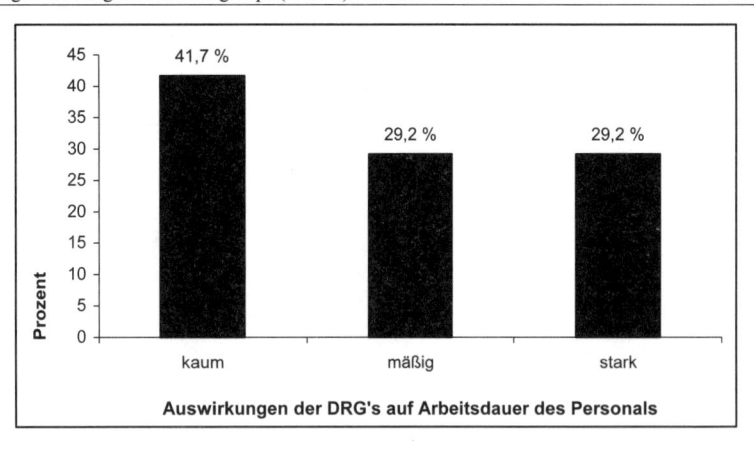

Abb. 54: Auswirkung der Einführung der DRG's auf die Arbeitsdauer des Personals (n = 48)

6.5 Zusammenfassung der Ergebnisse bezüglich der Geriatrischen Kliniken

Zwischen dem Vorhandensein einer Palliativstation und der Größe der Stadt in der sich die Klinik befand, besteht – wie zu erwarten – ein auffallender Zusammenhang. In fast der Hälfte der untersuchten Kliniken gibt es eine Palliativstation. Mehr als die Hälfte der befragten Chefärzte können sich in ihrer Klinik eine Palliativstation vorstellen.

Das durchschnittliche Alter der Klinikpatienten war um etwa zwei Jahre geringer als das Durchschnittsalter der Pflegeheimbewohner (83,2 Jahre). Mit 80,52 Jahren liegt es durchaus im Trend deutscher geriatrischer Klinken, davon versterben im Durchschnitt 3,8 % in der Klinik.

Die Aufenthaltsdauer der Patienten war mit durchschnittlich 21,11 Tagen kürzer als vor einigen Jahren. Loos et al. kam in einer Untersuchung auf eine durchschnittliche Verweildauer in akut geriatrischen Einrichtungen von ungefähr 23 Tagen und in geriatrischen Rehabilitationskliniken auf 27 Tage (2001).

Fast alle Klinikpatienten benötigen eine Therapie der Begleitsymptome. Die Klinikpatienten leiden an durchschnittlich vier Begleitsymptomen. Wie in Pflegeheimen sind die Symptome des Schmerzes und der Obstipation am vordergründigsten. Nahezu 90 % benötigen deshalb eine kontinuierliche Schmerztherapie. Der Anteil der starken Opioidverordnung liegt bei fast zwei Dritteln, das ist doppelt so hoch wie in Pflegeheimen.

Einen hohen Stellenwert nehmen die palliativen Behandlungsmaßnahmen in über der Hälfte der Kliniken ein.

Mit fast 38 % beeinflussen Patientenverfügungen bei der Therapieentscheidung häufiger als in den untersuchten Pflegeheimen (vgl. 27,8 %).

Über die persönliche Meinung der Chefärzte bezüglich der aktiven Sterbehilfe kann festgestellt werden, dass von den hier Befragten mehr als in Pflegeheimen und zwar mit 76,1 % (vgl. Heim: 55,3 %) die aktive Sterbehilfe abgelehnt wird. Der Anteil derjenigen, die sich für die aktive Sterbehilfe aussprechen ist in Pflegeheimen mit 21,6 % höher als mit 16,4 % in geriatrischen Kliniken.

Im Durchschnitt werden die Patienten in der Geriatrischen Klinik mit 11,6 % künstlich ernährt und mit durchschnittlich 25,3 % flüssigkeitssubstituiert. Betrachtet man in dieser Hinsicht die durchschnittlichen Zahlen im Pflegeheim, so fällt auf, dass der Anteil derer, die flüssigkeitssubstituiert werden, mit 6,73 % deutlich geringer ausfällt (siehe 6.2.4 vgl. Heim: künstliche Ernährung 8,65 %). Über die Hintergründe wurde in der vorliegenden Fragebogenuntersuchung nicht speziell recherchiert.

Bei der Frage nach palliativmedizinischer Zusatzausbildung in Form von speziellen Basis- und Aufbaukursen der Ärzte und Pflegekräfte kann davon ausgegangen werden, dass 13,4 % der Ärzte und Pflegekräfte jene Zusatzausbildung besitzen. In Gemeinden/Städten in denen eine Palliativstation vorzufinden war, lag der Anteil der Ärzte und Pflegekräfte, die eine Weiterbildung besaßen deutlich höher.

Bei der Frage, ob eine lückenlose Verzahnung stattfand, kann mit fast 97 % eine äußerst optimistische Beantwortung für die Patienten gegeben werden.

Besonders interessierte in dieser Untersuchung die Frage, wie sich die Einführung der DRG's auf Palliativpatienten auswirken. Bei einem Drittel der befragten Kliniken verhindert die DRG Einführung eine adäquate Behandlung von so genannten Palliativpatienten. Weitaus besorgniserregender ist die Aussage, dass sich seit Einführung dieser DRG's in über 50 % der befragten Kliniken die Aufenthaltsdauer der Patienten stark restriktiv verändert hat. Außerdem übt die DRG Einführung auf die psychische Belastung des Personals einen starken Einfluss aus. Dagegen wirken sich diese auf die Arbeitsbelastung nur in knapp einem Drittel mäßig beziehungsweise stark aus.

6.5.1 Diskussion

Die Vergleichbarkeit von Patienten, die sich in einer Geriatrischen Klinik befinden und Pflegeheimbewohnern bedarf eines eigenen Kommentars (siehe oben), stand jedoch nicht im Vordergrund der angestellten Untersuchung.

In der Fragebogenuntersuchung für Klinikchefärzte war in erster Linie die Fragstellung bedeutsam, in welchem Umfang die behandelnden Ärzte und Pflegekräfte eine Weiterbildung in Palliativmedizin nachweisen können. Hierbei war von Anfang an bekannt, dass nicht vordergründig geriatrische Palliativpatienten in Geriatrischen Akutkliniken und noch weniger in Geriatrischen Rehabilitationskliniken behandelt werden. Durch eigene Erfahrungen in genannten Kliniken, war davon ausgegangen worden, dass sich durchaus Palliativpatienten darunter befinden, die einer derartigen Behandlung bedürfen. Diese muss häufig genug der Akutmedizin in den erwähnten Kliniken weichen, da durch die gegeben Umstände relativ viele Patienten mit akuten Krankheiten eingeliefert werden.

Dabei ist das Gebiet der Palliativmedizin in der Geriatrie nach Meier-Baumgartner nicht nur ein wichtiger Teil der täglichen Arbeit, sondern zwischen Palliativmedizin und Geriatrie bestehen viele ineinander greifende Aufgabengebiete (2000, S. 139).

In der Regel befinden sich in einer geriatrischen Akutklinik ältere Patienten, die meist aufgrund einer akut auftretenden Erkrankung unmittelbar einer medizinischen Behandlung bedürfen. Die anschließende Rehabilitation erfolgt in einer geriatrischen Rehabilitationsklinik, in welche die Patienten häufig zu früh überwiesen werden, da die längere Versorgung in Akutkrankenhäusern wegen der DRG's unwirtschaftlich geworden ist. Beide Klinikformen werden in meiner Fragebogenuntersuchung einbezogen.

Bei der Analyse der gewonnenen Daten ergeben sich deutliche Differenzen in der Handhabung verschiedener Therapieformen. Zum Beispiel in der Schmerztherapie, wobei der Unterschied im Handling dieser anerkannten Therapie zwischen Klinikpatienten und Pflegeheimbewohnern meines Erachtens verschiedene Gründe hat. Zum einen resultiert dies aus den häufiger eingewiesenen noch akuten und therapiebedürftigen Krankheitsspektren, zum anderen spielt sicherlich die sensiblere Schmerzwahrnehmung und erkennbare differenzierte Therapiebedürftigkeit seitens der vor Ort behandelnden Ärzte und Pflegekräfte eine entscheidende Rolle. Daraus ergibt sich die notwendige individuelle dem Einzelfall anzupassende Schmerztherapie, die diagnosenabhängige Therapieschemata erforderlich macht. Nachfolgend eine zusammenfassende Übersicht möglicher Ursachen für die unterschiedlich durchgeführten Therapieformen in Pflegeheimen und Geriatrischen Kliniken:

- Schmerzen sind aufgrund von Diagnosen wie zum Beispiel Operationen stärker und verlangen daher nach einer adäquaten Schmerztherapie,
- durch einen höheren Personalschlüssel, insbesondere in der geriatrischen Akutklinik, kann es zu einer besseren Wahrnehmung der Schmerzen bei Patienten von Seiten der zu betreuenden Ärzte und Pflegekräfte kommen,
- die ständige Präsens der Ärzte führt zu einer besseren Versorgung der Patienten,
- die Zahl der palliativmedizinisch weitergebildeten Ärzte und Pflegekräfte ist höher als in Pflegeheimen.

Diese von mir angestellten Überlegungen resultieren aus meiner beruflichen Tätigkeit als Psychogerontologin in einer geriatrischen Rehabilitationsklinik.

Weiterhin ist durch diese Arbeit erkennbar geworden, dass die neu eingeführten „DRG's" sich einerseits ungünstig auf den Patienten durch die deutlich verkürzte stationäre Aufenthaltsdauer auswirkt. Andererseits ergibt sich durch die verkürzten Liegezeiten der Patienten und die damit verbundene Fluktuation „schwerer Fälle" eine deutlich erhöhte psychische Belastung für die Pflegekräfte. Ein Drittel der Befragten gibt an, dass dadurch eine adäquate Versorgung von Palliativpatienten verhindert wird.

Insgesamt war die palliativmedizinische Weiterbildung in Kliniken häufiger vorhanden als in den von mir untersuchten Pflegeheimen. Kritisch muss an dieser Stelle vermerkt werden, dass die Beantwortung der Frage mit ja und nein in den Klinikfragebögen eine andere Gestalt hatte, als in den Fragebögen der Pflegeheime, wo diesbezüglich vier Antwortmöglichkeiten vorgegeben waren. Dies lag in der Vermutung begründet, dass in den Pflegeheimen keine fest angestellten Ärzte zur Verfügung stehen, weshalb die entsprechenden Leiter derselben, nicht immer den aktuellen Ausbildungsstand der Ärzteschaft kennen. Immerhin 35,4 % der befragten Heim- und Pflegedienstleiter antworteten in diesem Sinne (siehe 6.3.1 Diskussion).

Ein weiterer Unterschied zwischen Pflegeheim und Geriatrischer Klinik ergibt sich aus dem Patientengut, das mit fast 38 % mittels Patientenverfügungen aktiv bei Therapieentscheidungen, also häufiger als in den untersuchten Pflegeheimen (vgl. 27,8 %) mitwirken kann. Vermutlich wird der Patient in Geriatrischen Kliniken vermehrt mit unterschiedlichen Therapien als in Pflegeheimen konfrontiert, die es mit ihm und seinen Angehörigen zu diskutieren gilt. Genaue Hintergründe wurden in der vorliegenden Untersuchung nicht eruiert.

Das eindeutige Statement der befragten Chefärzte in Geriatrischen Kliniken bezüglich der Legalisierung von aktiver Sterbehilfe ist bezeichnend für die intensivere Versorgung und Betreuung der Palliativpatienten im Vergleich zu den befragten Heim- und Pflegedienstleitern. Dies lässt sich in einer Geriatrischen Klinik mit den weiter oben beschriebenen Voraussetzungen am ehesten gewährleisten. Denn gerade hier gilt als oberste Prämisse, dass nicht alles, was die heutige Medizin leisten kann, am potentiellen Lebensende auch durchgeführt werden muss.

7 Schlussfolgerungen

In der vorgelegten Arbeit bestätigten sich vorab vermutete Unzulänglichkeiten im Bereich der fachbezogenen Voraussetzungen, die Pflegepersonal und Ärzteschaft der zu betreuenden multimorbiden Menschen in Pflegeheimen betreffen.

Wie bereits durch verschiedene wissenschaftliche Veröffentlichungen bekannt, leben in Pflegeheimen meist hochbetagte, multimorbide Bewohner mit chronischen Krankheiten durchschnittlich zwei Jahre. Die meisten dieser Pflegeheimbewohner leiden an mehreren belastenden Symptomen wie zum Beispiel Schmerzen. Damit Schmerz und andere auftretende Symptome von Seiten der betreuenden Pflegekräfte auch bei kognitiv eingeschränkten Patienten (eine steigende Anzahl) richtig erkannt und therapiert werden kann, wird Professionalität bei Pflegekräften und Ärzten benötigt (Sandgathe-Huseboe 2000).

Ein wichtiges Ergebnis der vorliegenden Untersuchung ist die Feststellung, dass die wenigsten Ärzte und Pflegekräfte eine Zusatz- oder Weiterbildung in Palliativmedizin oder Palliativ Care besitzen. Deshalb kann vermutet werden, dass Patienten keine kompetente Schmerztherapie beziehungsweise Symptomlinderung erhalten. Darüber hinaus kann davon ausgegangen werden, dass vielfach die individuellen Wünsche und Bedürfnisse der Betroffenen zu wenig Berücksichtigung finden. Dies kommt beispielsweise darin zum Ausdruck, dass nur sehr wenige Heim- und Pflegedienstleiter gerade das Thema Patientenverfügungen bei Therapieentscheidungen berücksichtigen. Man muss davon ausgehen, dass derartige Dokumente entweder nicht vorhanden sind oder aber bei Therapieentscheidungen in den Hintergrund rücken. Diese juristisch relevanten schriftlich hinterlegten Verfügungen sollten bereits im Vorfeld von den betreuenden Hausärzten initiiert und formuliert werden.

Informationen über Patientenverfügungen gehören nach einer Untersuchung von Burchardi (2005) nicht zum Praxisalltag vieler Hausärzte. Häufig genannte Gründe für den Verzicht auf eine Informierung der Betroffenen bezüglich der Erstellung einer Patientenverfügung sind neben Zeitmangel die Befürchtungen der Ärzte, die Patienten könnten mit diesem Thema emotional überfordert werden. Kriterium für die Einbeziehung von Patientenverfügungen bei notwendigen Entscheidungsfragen der erforderlichen therapeutischen Maßnahmen waren in dieser Studie „Einwilligungsfähigkeit" und voraussehbare „terminale Erkrankung" (2005, S. 69).

Meines Erachtens dürfte nicht erst im Pflegeheim über die Notwendigkeit von Patientenverfügungen nachgedacht, vorgeschlagen und dann umgesetzt werden, sondern ganz dringlich in jener Lebensphase, in welcher der Patient noch in der Lage ist, sowohl geistig als auch emotional, seine juristisch anerkannte Einwilligung geben zu können. Dies erfordert wiederum psychologisches Gespür und Kenntnis in Bezug auf Vermittlung und Beratung bei der Formulierung von Patientenverfügungen, ohne dabei den Patienten emotional zu überfordern.

Das oben erwähnte Defizit in der diesbezüglichen hausärztlichen Versorgung führt jedoch häufig dazu, dass nur noch wenige der Patienten, die im Pflegeheim untergebracht sind, in der geistigen und psychischen Verfassung sind, sich mit Patientenverfügungen auseinander zu setzen. Deshalb erscheint es gerade in dieser Hinsicht ebenso notwendig, palliativmedizinische Weiterbildung für Hausärzte zu fordern. In der Regel werden nämlich Patienten so lange zu Hause durch den Hausarzt betreut, bis wegen zunehmender pflegerischer Probleme im häuslichen Bereich die Übersiedlung in ein Pflegeheim notwendig wird. Hier wird es dann überaus schwierig, Patientenverfügungen oder Vollmachten zu realisieren.

Diese Forderung nach Weiterbildung im Sinne der notwendigen palliativen Betreuung muss deshalb auch besonders für das Personal von Pflegeheimen wie Pflegekräfte, Ärzte, Heim- und Pflegedienstleiter gestellt werden, damit mögliche und bereits umsetzbare Alternativen zur aktiven Sterbehilfe aufgezeigt werden können.

Die Diskussion um aktive Sterbehilfe im vergangenen Jahr (2005) zeigte eine erstaunliche Zwiespältigkeit der Meinungen von maßgeblichen öffentlich rechtlichen Institutionen. So erhoben hierzulande erstmals überraschenderweise auch Politiker öffentlich die Forderung nach Legalisierung aktiver Sterbehilfe. Hiergegen hat sich erneut der Präsident der Bundesärztekammer Professor Hoppe vehement ausgesprochen, ebenso das Bundesverfassungsgericht, das eine eindeutige verfassungsrechtliche Unzulässigkeit in der aktiven Sterbehilfe sieht, da der gesetzlich vorgesehene Schutzauftrag für das Leben des Einzelnen oberste Prämisse darstellen muss. Auch der Vorsitzende der Deutschen Bischofskonferenz, Dr. Karl Lehmann, bekräftigt die kompromisslose Ablehnung jeder Form von aktiver Sterbehilfe, da aus christlichen Motiven heraus ein tötender Eingriff nicht erlaubt werden darf.

Vor einer Legalisierung wird deshalb von eben genannten Institutionen gewarnt, da nicht nur die Gefahr eines „Dammbruchs" bestünde, sondern auch die des Missbrauchs und des sozialen Drucks auf Patienten und Ärzte. Entschieden muss vor einer Entwicklung hin zu einer Euthanasie-Praxis wie in den Niederlanden gewarnt werden, wo Tötung auf Verlangen legal praktiziert wird, da die zurückliegende Deutsche Geschichte zwingend mit allen Kräften einer Legalisierung oben genannter Praxis energisch entgegentreten muss.

Bezeichnend für das Defizit an Information und Weiterbildung in Palliativmaßnahmen ist die Befürwortung der aktiven Sterbehilfe von immerhin 21 % der befragten Heim- und Pflegedienstleiter. Genauso bedenklich erscheint meines Erachtens die Antwort von ungefähr 23 % der Befragten, dass sie unschlüssig zu diesem Thema seien.

Aus dem Ergebnis dieser Befragung kann eindeutig die dringende Notwendigkeit einer Palliativen Geriatrie abgeleitet werden, da in vielen Pflegeheimen ein derartiges Konzept nicht existiert. Die befragten Geriatrischen Kliniken schneiden bei den entsprechenden Fragen bezüglich der Weiterbildung in Palliativmedizin und der Umsetzung der Schmerz- und Symptomkontrolle etwas besser als die Pflegeheime ab. Doch insgesamt steht die Palliative Geriatrie noch an den Anfängen einer progressiven und suffizienten Entwicklung.

7.1 Die Notwendigkeit einer Palliativen Geriatrie

Ein wichtiger Schritt in die zukunftsweisende Richtung ist das Konzept der Palliative Care, das sich nicht nur an „Sterbende im Sinne der End-of-life-Care, sondern auch an Patienten mit langsam fortschreitenden Krankheiten, die noch eine Lebenserwartung von Monaten oder sogar Jahre haben" richtet (Wilkening & Kunz 2005, S. 84).

Die WHO definiert Palliative Care als Lindern oben genannter Leiden durch multiprofessionelle Teams, um Patienten und Angehörigen noch eine möglichst hohe Lebensqualität in diesem Lebensabschnitt zu gewährleisten (siehe 2.2.2; 4.1; 4.3.1). Dies kann nur durch gute multidisziplinäre Zusammenarbeit erreicht werden. Hier muss meines Erachtens das Bewusstsein dahingehend erweitert werden, dass neben vielen medizinischen Fachrichtungen auch ehrenamtliche Helfer, Seelsorger, Sozialarbeiter und Angehörige in einem Team zusammen wirken müssen.

Als Beispiel im Pflegebereich sei das Vermeiden von allzu häufig auftretenden Dekubiti und Kontrakturen aufgeführt. Hier müssen Mediziner, Pflegekräfte und Physiotherapeuten eng zusammen arbeiten, um zusätzliche Probleme vermeiden und fachgerecht reagieren zu können. Ein „immer wieder zentrales Thema ist die Mobilisation und Lagerung besonders schwacher Patienten und das rechtzeitige Erkennen von Druckstellen an der Haut". Systematische Weiterbildung mit praktischen Anleitungen sowie regelmäßigen Kontrollen der betroffenen Körper- und Organteile können dazu beitragen, dieses Problem in der Häufigkeit auf unter ein Prozent zu reduzieren. (Sandgathe-Huseboe 2000, S. 349 - 350).

Eine weitere Schwierigkeit in Bezug auf Schmerztherapie im Alter stellt die altersbedingte Veränderung der Verarbeitung von Schmerzwahrnehmungssignalen dar. Bekannterweise kommt es mit zunehmendem Alter zum Nachlassen der Schmerzempfindung und auch zur Fehleinschätzung von selbigen, die gerne als altersbedingt und aushaltbar empfunden werden. Der ältere Mensch meint oft, dass seine Schmerzen als Folge des Alterungsprozesses nicht zu therapieren seien (Thomm 2001, S. 219 - 220).

Wie bereits oben erwähnt, leidet eine große Anzahl der Pflegeheimbewohner an unterschiedlichsten Schmerzen und Symptomen. Wilkening und Kunz (2005) bestätigen die Ergebnisse meiner Untersuchungen, nämlich, dass zwischen 60 und 80 % der Bewohner unter täglich vorhandenen Schmerzen leiden. Das Erkennen und Ernstnehmen dieser Schmerzen hat daher oberste Priorität. Um genaue therapeutische Maßnahmen einleiten zu können, sollte eine gezielte Schmerzerfassung mit folgenden Fragen erfolgen:

„**Wo**: der Patient beschreibt und zeigt den Ort der Schmerzempfindung

Wann: Dauerschmerzen oder intermittierende Schmerzen

Wie: bohrend, brennend, klemmend, kolikartig usw.

Wodurch: Mobilisation, Bewegungen, Nahrungsaufnahme usw.

Wie stark: auf einer visuellen Analogskala (VAS) von 1 (kein Schmerz) bis 10 (maximaler Schmerz) drückt der Patient seine subjektive Schmerzempfindung aus. Diese Messung muss über den Tag verteilt mehrfach wiederholt werden, um tageszeitliche und aktivitätsabhängige Schwankungen zu erfassen (siehe 4.3.3)

Vorgeschichte: frühere Schmerzepisoden, schmerzhafte Erkrankungen" (Wilkening & Kunz 2005, S. 90).

Diese Schmerzerfassung sollte fester Bestandteil einer täglichen Patientendokumentation sein und bei Aufnahme in eine Institution standardgemäß durchgeführt werden. Deshalb muss eine genaue Beobachtung aus der täglichen Pflege von Seiten der Pflegekräfte registriert werden, damit diese genaue Angaben bezüglich der Schmerzerfassung an die behandelnden Ärzte weitergeben können. „Die beste Grundlage für diese Kommunikation ist eine sorgfältige, dokumentierte Schmerzerfassung" (ebd. S. 91).

Nach der Schmerzerfassung erfolgt eine genaue Analyse des Schmerzes, damit eine adäquate Schmerztherapie angestrebt werden kann. Dabei sind nach Wilkening und Kunz (2005) die Grundsätze der Schmerztherapie zu beachten, die wie folgt lauten:

- „Chronische Schmerzen benötigen eine fest verordnete Dauertherapie. Schmerzmittel nach Bedarf sind unsinnig, da der Patient in diesem Fall immer wieder neu Schmerzen erleiden muss und um Schmerzmittel bitten muss, was oft als erniedrigend erlebt wird, ihn abhängig macht vom Verständnis der Pflegenden.
- Der Weg der Schmerzmittel-Verabreichung soll möglichst einfach sein (d. h. Medikamente zum Schlucken oder als Pflaster). Es sind Präparate in Retardform zu verwenden, um eine möglichst gleich-bleibende Wirkung rund um die Uhr zu erreichen. Injektionen sind ungeeignet für die Langzeittherapie.
- Die Auswahl der Substanzen erfolgt gemäß der Stufenleiter der WHO" (siehe 4.3.3) (ebd. S. 91 - 92).

Da unbehandelter Schmerz das Symptom ist, das am meisten Leiden verursacht, steht die Schmerzlinderung im Vordergrund jeglicher Bemühungen der Palliative Care. Darüber hinaus sind weitere Symptome wie zum Beispiel auftretende Atemnot zu therapieren, da Atemnot immer von Angst begleitet ist, ersticken zu müssen. Diese Patienten benötigen daher lindernde Maßnahmen wie Sauerstoffzufuhr, das Entlasten von Flüssigkeitsansammlungen und bei chronischer Atemnot die regelmäßige Verabreichung von niedrig dosiertem Morphin, da dieses die subjektive Empfindung der Atemnot senkt, ohne dass sich die respiratorische Situation verschlechtern muss.

Daneben sind Übelkeit und Brechreiz ebenfalls häufig vorherrschende Symptome, die eine massive Einschränkung der Lebensqualität bedeuten. Erfolgversprechende Maßnahmen wie das Einsetzen von kausalen Therapien oder symptomatischen Therapien können gute Erfolge erzielen (ebd. S. 93).

In diesem Zusammenhang beschreiben Wilkening und Kunz (2005), dass das Auftreten von Angst bei Menschen, die dem Sterben entgegensehen, im Pflegealltag unbedingte Beachtung finden sollte. Neben spirituellen Fragen des Sterbens erleben die Betroffenen aber auch ganz konkrete Ängste bezüglich aufkommender Schmerzen oder Erstickungssymptome. Dabei gilt es, über Ängste und andere belastende Symptome zu sprechen, damit dem Betroffenen individuell geholfen werden kann. Hierbei kann das Edmonton Symptom Assessment System (ESAS), (siehe Glossar) helfen, gemeinsam mit dem Patienten herauszufinden, was seine Lebensqualität am meisten einschränkt und bei der Therapieplanung Priorität einnehmen sollte.

Von einer Palliativen Geriatrie wird neben einer fundierten Schmerztherapie und Symptomkontrolle vor allem auch psychosoziale Betreuung erwartet, da diese Patientengruppe eindeutig von der Tatsache geprägt ist, dass keine Aussicht mehr auf Heilung besteht aber umso mehr medizinische und pflegerische Maßnahmen ausgeschöpft werden müssen, um die Lebensqualität erhalten zu können.

Folgende Abbildung verdeutlicht die Schmerz- und Symptomkontrolle im multiprofessionellen Team.

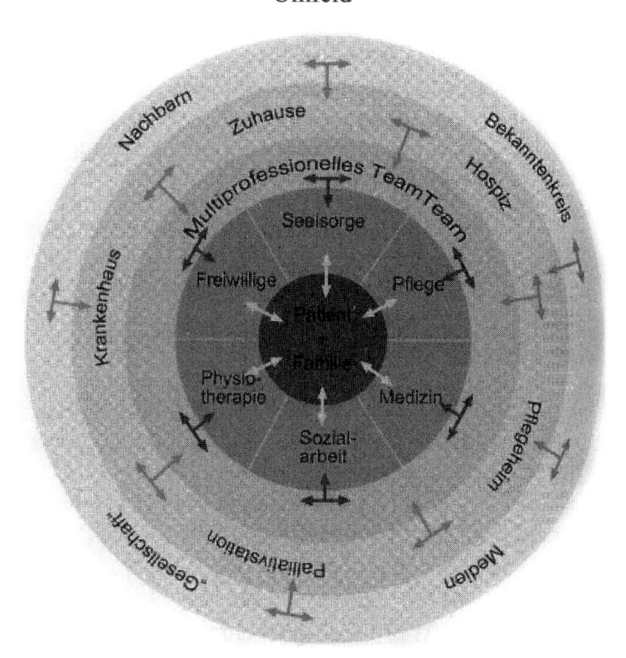

Abb. 55: Symptomlinderung im multiprofessionellen Team
(Ulrike Schmid 2005)

Schmid (2005) zeigt mit folgender tabellarischer Auflistung, dass in kurzer Zeit viel erreicht werden kann, wenn gewisse Voraussetzungen gegeben sind:

- „Orientiertheit an den Bedürfnissen des Patienten
- Hohe Flexibilität, Kompetenz und Kreativität
- Ethische Handlungskompetenz
- Unkonventionelle Lösungen einbeziehen
- Behandlungen so einfach wie möglich halten
- Behandlungspläne kontinuierlich überprüfen und anpassen
- Die Behandlung nicht auf Medikamente beschränken
- Kurze Wege und gute Vernetzung
- Wertneutralität (angestrebte), Offenheit, Zugewandtheit und Empathie
- Gute Zusammenarbeit im Team, Denken und Handeln in interdisziplinären Kategorien
- Den Rat von erfahrenen Kollegen suchen
- Eine Situation oder Entscheidung akzeptieren können
- Kontinuierliches Überprüfen der eigenen inneren Haltung und Auseinandersetzung mit der eigenen Endlichkeit" (Schmid 2005, S. 208 - 209).

Aus dieser Auflistung wird deutlich, dass Symptomlinderung beziehungsweise Symptomkontrolle von inneren und äußeren Faktoren abhängig ist. Entscheidend sind hierbei die Biographie des Betreffenden und sein soziales Umfeld (ebd.).

Schmerz- und Symptomlinderung braucht ein multiprofessionelles Team, um den Bedürfnissen des Patienten und seiner Angehörigen adäquat begegnen zu können. Die häufigsten Störungen in der Beziehung zwischen Patient, Angehörigen, Arzt und Pflegenden beruhen auf mangelnder Kommunikation und Missverständnissen (Kränzle et al. 2006), wie sich das auch aus meinen Untersuchungen bestätigen lässt.

Pflegefachkräfte verbringen nicht nur im ambulanten, sondern auch im stationären Bereich oft mehr Zeit mit dem Patienten. Deshalb ist es wichtig, dass sie in der Lage sind, eine Schmerzsituation kompetent einzuschätzen, um diese an den behandelnden Arzt weiterzuleiten, da nur die Ärzte eine Schmerztherapie verordnen dürfen. Eine Palliativsituation erfordert flexibles und schnelles Handeln, da sonst unnötig viel Zeit verloren geht, um dem Patienten oder Bewohner mehr Lebensqualität erhalten zu können. Um Flexibilität und schnelles Handeln zu gewährleisten sowie Schmerzen und Leiden beim Patienten möglichst zu vermeiden, wird in der Palliativmedizin effizienter unter anderem mit Bedarfsmedikation gearbeitet. Erst wenn Pflegefachkräfte die Grundprinzipien der Schmerztherapie verstanden und verinnerlicht haben, können sie ihre Autonomie ausschöpfen, die Symptome des Patienten schneller lindern und somit als wichtiges Mitglied des multiprofessionellen Teams zum Wohl des Patienten arbeiten (Kränzle et al. 2006, S. 221).

Diese Überlegungen zeigen die Bedeutung einer kompetenten und kontinuierlichen Weiterbildung von Seiten der Pflegefachkräfte und Ärzte, wodurch die Lebensqualität des einzelnen Patienten gesichert werden kann.

Deshalb steht unsere Gesellschaft vor der Herausforderung, den Lebensweg der immer älter werdenden Sterbenden bis zuletzt in Würde zu begleiten. Pflegeeinrichtungen nehmen daher in der Betreuung hochaltriger Sterbender einen zentralen Stellenwert ein. Nach Heller et al. muss weiterhin untersucht werden, unter welchen Bedingungen die Lebensqualität Sterbender in stationären Pflegeheimen bis zuletzt aufrechterhalten werden kann. Dies verlangt natürlich Offenheit allen Möglichkeiten gegenüber, die diese Pflege- und Versorgungsintensität gewährleisten. „Palliative Care und die Hospizbewegung bieten Versorgungskonzepte an, die sich genau diesem Anliegen widmen" (2003, S. 360).

7.2 Perspektiven einer Palliativen Geriatrie

Um hochaltrige Sterbende in ihrem letzten Lebensabschnitt in Würde zu begleiten bedarf es meines Erachtens einer Vielzahl von Pflegeeinrichtungen, sowohl stationärer als auch ambulanter Art, um der enormen Herausforderung, die aus dieser Aufgabe resultiert, gerecht werden zu können. Die oben genannten Strukturen, wie zum Beispiel Palliative Care oder Hospizbewegung, unterstützen und verwirklichen die Entwicklung in Richtung Palliativer Kultur, die letztendlich auch durch Auseinandersetzung mit Trauer und Tod in eine neue Abschiedskultur mündet.

Heller et al. (2003) beschreibt die erfolgreiche Implementierung von Palliative Care mittels folgender Maßnahmen: Die politische und materielle Zielrichtung des Managements muss auf ein vorrangiges Ziel hin ausgerichtet sein, im Sinne des Palliative Care Gedankens. Mit der aktiven Beteiligung der Mitarbeiter in Fortbildungsprojekten werden Alltagsroutinen durch systematische Dokumentation kontrollierbar und erneuerbar. Zum anderen wird Ethikberatung unter Beteiligung aller zum wichtigen internen Kommunikationsvehikel, um Probleme des Betroffenen über Sterbehilfe und Tod in die richtige Bahn zu dirigieren.

7.2.1 Abschiedskultur im Pflegeheim

Die Begegnung mit Hochaltrigkeit, Sterben und Tod in Pflegeheimen ist nach Wilkening & Kunz (2005) von einer „Ambivalenz" gekennzeichnet, die unterschiedliche Bilder des Sterbens in den verschiedensten Institutionen aufzeigt. Zum einen wird von einem friedlichen und behüteten Sterben ohne aufwendige Medizintechnik berichtet, zum anderen rücken immer wieder leidvolle und teilweise auch chaotische Missstände in diesen Institutionen in den Mittelpunkt der Medien, wo neben eklatanten pflegerischen Defiziten beispielsweise gerade Bedürfnisse nach menschlicher Nähe unberücksichtigt bleiben.

Salis Gross (2001) hat in einer ethnologischen Studie zum Sterben in einem Schweizer Altenheim detaillierte Schilderungen und Schlussfolgerungen mittels einer teilnehmenden Beobachtung festgehalten. Hierbei sind Bedürfnisse der Bewohner herausgearbeitet worden, die Handlungsperspektiven einer „Sterbekultur" aufzeigen, die die Grundsätze einer „hospizlichen Haltung" (siehe 3.3) sowie die einer palliativen Versorgung beinhalten. Die wichtigsten Punkte seien nachfolgend zusammengefasst dargestellt:

- Angehörige der Patienten oder Mitarbeiter des Pflegeteams haben offenkundig mehr Probleme mit der Thematisierung von Tod und Sterben sowie mit der damit verbundenen Gestaltung des Lebensendes als der Betroffene oder der ältere Mensch selbst. Das Altern oder die Krankheit alleine sollte kein Grund sein, ältere Menschen nicht am Entscheidungsprozess für das Gestalten ihres Lebensendes mit einzubeziehen.
- Die würdige Begleitung des Menschen am Lebensende steht an oberster Stelle. Außenstehende schätzen die subjektive Lebensqualität von Bewohnern falsch ein. Diskussionen um aktive Sterbehilfe oder Freitodbegleitung können ältere Menschen moralisch unter Druck setzen und unter Umständen ökonomische Überlegungen in den Vordergrund rücken. Vollmachten, Betreuungs- und insbesondere Patientenverfügungen sollten mit dem Betreffenden ausführlich besprochen werden (siehe 7).
- Demenzkranke Menschen werden zu häufig einer unzureichenden Schmerzbehandlung ausgesetzt (siehe 5.3). Deshalb müssen palliative Versorgung und bewährte Demenzbetreuung kombiniert werden.
- „Die Professionalität von Pflegenden in Alteneinrichtungen zeigt sich darin, die besonderen Akzente der Palliative-Care-Haltung mit den Normen einer herkömmlichen aktivierenden Pflege in Einklang zu bringen. Kurative und palliative Medizin dürfen nicht länger als Gegensatz gesehen werden" (Wilkening & Kunz 2005, S. 111).

- Arbeiten im interdisziplinären Team sollte für Altenpflegekräfte mit Einbeziehung und Kooperation anderer Berufsgruppen in Fortbildung und Praxisbegleitung einhergehen.
- Die Weiterqualifikation im Bereich der Palliativpflege sowie Zusammenarbeit mit in der Palliativmedizin erfahrenen Ärzten und die „Integration freiwilliger Helfer im Sinn einer Normalisierung des Heimlebens sowie einer Enttabuisierung von Tod und Sterben sind unabdingbare Voraussetzung für die Weiterentwicklung einer optimalen hospizlichen Abschiedskultur" (ebd. S. 112).
- Das Entwickeln einer Abschiedskultur in Pflegeheimen bedarf zusätzlicher räumlicher sowie personeller Konsequenzen, die in einem „Netzwerk Abschiedskultur" Qualitätsprüfungen unterliegen und daher in eigenen Pflegesatzverhandlungen mit den entsprechenden Kostenträgern beraten werden müssen, da eine permanente Benachteiligung von Seiten der Kostenträger beendet werden muss.
- Heimbewohner sind heute bei entsprechend qualifizierter Pflege, Wohngestaltung und medizinischer Betreuung in der Lage, ihr Lebensende sinnvoll zu gestalten. Dies müsste Grund genug sein, die Diskussion um Legalisierung der Sterbehilfe unter solchen Rahmenbedingungen in den Hintergrund rücken zu lassen (ebd.).

In diesem Zusammenhang sollte bei allen Beteiligten eines solchen Sterbeprozesses die „Abschiedskultur" bereits zu Beginn des Heimaufenthaltes einsetzen, denn diese darf nicht mehr nur als „Sterbebegleitung" verstanden werden (Wilkening & Kunz 2005, S. 113).

7.2.2 Ambulante Palliativdienste

Trotz oder gerade wegen der begrenzten Ressourcen im Bereich der Versorgung alternder oder sterbender Menschen ist immer noch die Familie der wichtigste Hort der Pflege auch der palliativen Patienten. Diese bedarf jedoch der intensiven Unterstützung von derzeit rund 11.000 ambulanter Pflegedienste, da die Komplexität der Krankheiten oben genannter Patienten eine professionelle und effiziente Behandlung erfordert, die von den Familien in den wenigsten Fällen alleine bewältigt werden kann. Insbesondere berufstätige Angehörige sind kaum in der Lage, diese Aufgabe zu erbringen. Die notwendigen Kenntnisse in der Pflege werden oft genug autodidaktisch erlernt. Äußerst selten, bei etwa 10 %, haben Pflegende aus der Familie einen speziellen Pflegekurs absolviert. Deshalb ist die Qualität der Pflege deutlich reduziert und bei schwerwiegenderen Erkrankungen rasch erschöpft (Clade 2005, S. 1543).

Hier greift der Gedanke ambulanter Pflegedienste, insbesondere im geronto-palliativen Bereich, der in der Bundesrepublik Deutschland jedoch noch immer erhebliche Versorgungslücken aufweist. Allenthalben sind bereits politische Bestrebungen im Gange, diese Lücken durch entsprechende Projekte zu schließen. Dies wird auch in der Zukunft dringend notwendig werden, da im Zuge der DRG´s stationäre Krankenhauspatienten viel früher entlassen und an die ambulante Pflege verwiesen werden (ebd.).

Dennoch werden immer noch zu viele unheilbar kranke Menschen mit reduzierter Lebenserwartung in Deutschland ambulant unkoordiniert versorgt. Dies bedeutet, dass Hausärzte, Pflegedienste und ambulante Hospizdienste oft parallel und ohne gegenseitige Abstimmung am Patienten und dessen Angehörigen tätig sind.

Ein entscheidender Schritt in die Richtung der qualifizierten und insbesondere koordinierten ambulanten Versorgung der älteren schwerstkranken Patienten sind die neu eingeführten Palliativ-Care-Teams, die an der Schnittstelle zwischen stationärer und ambulanter Medizin die effektive Fortführung der eingeleiteten Maßnahmen ermöglichen. In diesem Sektor arbeiten die oben genannten Berufsgruppen interaktiv in koordinierter Versorgung, um optimale Bedingungen der Lebensqualität für den Patienten und dessen Angehörige zu erzielen. Hierdurch ist zusätzlich eine rasche und effektive Intervention auch bei akut auftretenden Krankheitszuständen gewährleistet, um dem Betroffenen eine erneute Krankenhauseinweisung ersparen zu können. Dies leisten die ambulanten Palliativ-Care-Teams in Vollzeit über vierundzwanzig Stunden täglich, wobei die gesundheitspolitische Bedeutung dieser Einsatzbereitschaft noch immer nicht adäquat vergütet wird (Aulbert et al. 2004). Trotz dieser erheblichen finanziellen Einsparungen im Gesundheitswesen mittels oben ausgeführter Maßnahmen, schieben sich meines Erachtens Kostenträger und Politiker die Verantwortung über die Finanzierung derselben ohne bisher nennenswertes Ergebnis gegenseitig zu.

Eine weitere Möglichkeit der frühzeitig einsetzenden kompetenten und gleichzeitig effektiven palliativen Betreuung ist die Einrichtung eines entsprechenden Konsiliardienstes an Kliniken der Maximalversorgung. Dieser ist in angloamerikanischen Ländern bereits fest institutionalisiert, während die Bundesrepublik Deutschland hier noch großen Nachholbedarf zu verzeichnen hat.

Mit eigenem Stellenplan (zum Beispiel ein Arzt für Palliativmedizin, eine Pflegekraft und einen halben Sozialarbeiter) ausgestattet, kann hier bereits vor der Entlassung aus der stationären Behandlung bedarfsgerecht therapiert werden ohne wesentliche Zeit zu verlieren, womit der defizitären Kommunikation zwischen stationärem und ambulantem Sektor endlich Abhilfe geschaffen wird. Diese Konsiliardienste können so als Bindeglied zwischen kurativer und palliativmedizinischer Betreuung wirken, um raschestens dem Patienten mittels Schmerz- und Symptomkontrolle oder auch psychologischer Beratung helfen zu können. Zuweilen muss ebenso die anstehende häusliche Versorgung vor der Entlassung organisiert werden, was solche Konsiliardienste übernehmen können.

Die ideale Form der ambulanten Pflegeversorgung der genannten Patientengruppe zu Hause wäre meines Erachtens ein integriertes Versorgungssystem mit Einbindung aller palliativmedizinisch und hospizlich geschulten und darin tätigen Berufsgruppen, die unter einer zentralen Einsatzleitung mit 24 Stunden Rufbereitschaft optimal koordiniert eingesetzt werden könnten (Nolte 2004). Wie dies real aussehen würde, zeigt nachfolgende Abbildung:

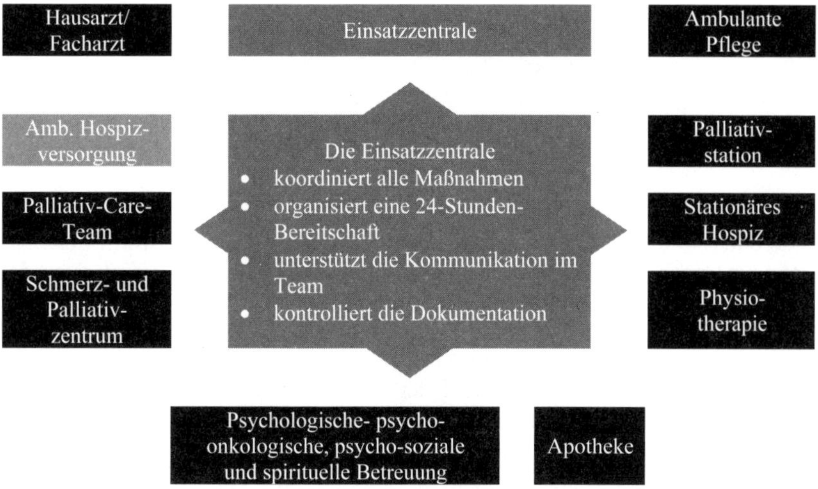

Abb. 56: Kooperationsstrukturen
(Notfall & Hausarztmedizin 2004)

Diagrammelemente:
- Hausarzt/ Facharzt
- Einsatzzentrale
- Ambulante Pflege
- Amb. Hospizversorgung
- Palliativstation
- Palliativ-Care-Team
- Stationäres Hospiz
- Schmerz- und Palliativzentrum
- Physiotherapie
- Psychologische- psycho-onkologische, psycho-soziale und spirituelle Betreuung
- Apotheke

Die Einsatzzentrale
- koordiniert alle Maßnahmen
- organisiert eine 24-Stunden-Bereitschaft
- unterstützt die Kommunikation im Team
- kontrolliert die Dokumentation

Dennoch bleibt vorerst, trotz zunehmender Bemühungen, die Palliative Versorgung in Deutschland auf internationales Niveau anzuheben, meiner Meinung nach eine spürbare Änderung für alle Beteiligten in dem Regelwerk der Finanzierungsarten und diversen Vertragsregelungen stecken.

Obwohl alle oben beschriebenen Punkte Idealvoraussetzungen eines längst zur Realisierung überfälligen Konzeptes darstellen, „ist es nach wie vor erstaunlich, dass immer noch so viel Überzeugungsarbeit auf diesem Gebiet geleistet werden muss" (Nolte 2004, S.528).

Ziel der verschiedenen politischen Aktivitäten in dieser Richtung muss die Verbesserung der Versorgung und der Begleitung schwerkranker und sterbender Menschen sowie deren Angehörigen sein, wozu die entsprechenden Finanzierungsmittel für alle beteiligten Betreuungsgruppen bereitgehalten werden müssen. Das Gelingen dieser Bestrebungen muss unser aller Ziel sein, um den Befürwortern der aktiven Sterbehilfe und deren Legalisierung ausreichende Gegenargumente zu präsentieren und damit zu überzeugen, dass aktive Sterbehilfe nicht die „Endlösung" sein muss.

8 Zusammenfassung

Der demographische Wandel unserer Gesellschaft bringt es mit sich, dass der Anteil hochaltriger und damit pflegebedürftiger Menschen zunimmt. Das Krankheitsspektrum älterer Menschen besteht in erster Linie aus chronischen Krankheiten, die sich gegenseitig noch verstärken. Daher ist Multimorbidität und Chronizität ein Charakteristikum des hohen Alters.

Die Sterbephase konzentriert sich in unserer heutigen Zeit im Gegensatz zu früher auf das hohe Alter. Dadurch ist der „alltägliche" Tod aus dem Bewusstsein der jüngeren Generation weitgehend verschwunden und die persönliche Auseinandersetzung mit dem Sterben fast ausschließlich den Älteren vorbehalten.

Die Linderung von Leiden ist schon immer eine zentrale Aufgabe ärztlichen und pflegerischen Handelns gewesen. Während der ersten Hälfte des vergangenen Jahrhunderts kam es jedoch als Folge demographischer und gesellschaftlicher Veränderungen und parallel mit zunehmendem technischem Fortschritt in der Medizin zu einem Umgang mit schwerstkranken und sterbenden Menschen, der von vielen Betroffenen und Beobachtern der jeweiligen Situation als defizitär beschrieben wurde.

Dieser einseitigen und insgesamt unzureichenden Versorgung von Patienten, die an unheilbaren Erkrankungen leiden, begegnete die in den sechziger Jahren von Großbritannien aufkommende Hospizidee. Zunächst zögerlich begonnen, konnte sie sich erst Anfang der achtziger Jahre des vergangenen Jahrhunderts hierzulande allmählich durchsetzen und zu einer „Bewegung" avancieren. Die erste deutsche Palliativstation für schwerstkranke und sterbende Menschen wurde 1983 an der Chirugischen Universitätsklinik in Köln und drei Jahre später das erste deutsche stationäre Hospiz in Aachen eröffnet. Zentrale Themen der modernen Hospizbewegung und Palliativmedizin waren und sind ein menschlicher Umgang mit Leben, Sterben und Tod sowie der Erhalt von Autonomie und Würde Schwerstkranker und Sterbender, so dass die Lebensqualität dieser Menschen erhalten oder erträglich gestaltet werden kann.

Obwohl in fast allen europäischen Staaten ein zunehmendes Interesse an der so genannten Palliativmedizin zu verzeichnen ist, von der bisher in überwiegender Mehrzahl die Tumorkranken profitiert haben, besteht nach Abschluss meiner Fragebogenuntersuchung immer noch ein erhebliches Defizit bezüglich der palliativen Versorgung der multimorbiden hochaltrigen Menschen. Gerade jene, die häufig genug in Pflegeheimen untergebracht sind müssen unter dem insuffizienten Ausbildungsstand in Palliative Care und Palliativmedizin der betreuenden pflegerischen und medizinischen Personen in den befragten Pflegeheimen leiden. Da in der Regel eine Vielzahl von Symptomen, insbesondere akute oder chronische Schmerzzustände zu behandeln sind, bedarf es einer hohen Kompetenz und Multiprofessionalität, die offenbar immer noch zu wenig ausgeprägt ist. Dies resultiert auch aus dem inadäquaten Beurteilen dieser geriatrischen Patienten, die mittlerweile das Hauptkontingent der zu Pflegenden ausmachen und deren Beschwerden gerne als altersbedingt tituliert werden.

Zwischen einer Palliativbehandlung und dem Fachgebiet der Geriatrie bestehen nach Meier-Baumgartner (2000, S. 140) viele Parallelen, da ein fließender Übergang von der Akutmedizin zur Rehabilitation über Begleitung im alltäglichen Lebensrhythmus bis zur Begleitung in der Sterbephase besteht. Beide Disziplinen werden schon allein als Folge der demographischen Veränderung immer mehr an Bedeutung zunehmen, da sich die Zunahme der Lebenserwartung sowie der Krebserkrankungen gegenseitig beeinflussen.

Deshalb muss es vorrangiges Ziel sein, im Hinblick auf Hochaltrigkeit, Sterben und Tod das Dominieren von Prinzipien akutmedizinischer Versorgung und deren zugrunde liegende „eindimensionale biologisch und organfixierte" Krankheitsmodelle dahingehend zu erweitern, dass daraus ein ganzheitliches Betrachtungs- und Handlungskonzept entsteht, welches die psychische und soziale Dimension mit berücksichtigt (Vierter Bericht zur Lage der älteren Generation 2002, S. 249). Hierzu gehören dringend gesetzliche Vorgaben, um die Finanzierung von stationären und ambulanten Versorgungskonzepten zu regeln sowie fortlaufende Weiterbildungsregularien aller beteiligten Berufsgruppen zu koordinieren.

Leider gibt es immer noch in der Bundesrepublik Deutschland sowohl im ambulanten als auch im stationären Bereich nach wie vor eine erhebliche Unterversorgung bezüglich palliativmedizinischer Angebote in der Versorgung der Patienten. Dennoch ist bekannt, dass bis zu 70 % der schwerstkranken und sterbenden Patienten wunschgemäß zu Hause versterben könnten, wenn die häusliche Versorgung diesbezüglich mit dem oben vorgestellten Konzept der integrierten Versorgung realisiert werden würde. So sterben zu Hause in Deutschland nur etwa 20 % der Genannten. Dies bedeutet, dass sowohl hier als auch in den Pflegeheimen die größten Defizite zu verzeichnen sind. Um den Befürwortern der aktiven Sterbehilfe Paroli bieten zu können, müssen die Bemühungen um bessere Betreuung der Sterbenden von allen beteiligten Institutionen vorangetrieben werden.

9 Abbildungsverzeichnis

Abb. 1: ©Statistisches Bundesamt Deutschland 2002 10
Abb. 2: Veränderungen im Bevölkerungsaufbau von 1890 bis 2040. 12
Abb. 3: Quelle: Berlin-Institut für Weltbevölkerung und globale Entwicklung 14
Abb. 4 Schmerz-Ratingskalen zur Schmerzmessung...71
Abb. 5: Häufige Krankenhausdiagnosen 1998 (Männer) nach Alter und Geschlecht 88
Abb. 6: Häufige Krankenhausdiagnosen 1998 (Frauen) nach Alter und Geschlecht 89
Abb. 7: Prävalenz der Demenz-Erkrankungen in Abhängigkeit vom Lebensalter 90
Abb. 8: Suizidraten in Deutschland 2002...93
Abb. 9: Anzahl der Heimplätze in Pflegeheimen 105
Abb. 10: Größe des Ortes..105
Abb. 11: Palliativstationen vorhanden 106
Abb. 12: Größe des Ortes und Vorhandensein einer Palliativstation................................106
Abb. 13: Durchschnittliches Alter der Heimbewohner 107
Abb. 14: Anteil der Heimbewohner, die im Heim sterben..107
Abb. 15: Anteil der Heimbewohner, die in einer Klinik sterben 108
Abb. 16: Begleitsymptomatik der Patienten in Pflegeheimen 109
Abb. 17: Anteil der Heimbewohner mit künstlicher Nahrung in Prozent (n = 202).........110
Abb. 18: Anteil der Heimbewohner mit Flüssigkeitssubstitution in Prozent (n = 199).....110
Abb. 19: Anteil der Patienten mit Schmerztherapie in Pflegeheimen (n = 157)...............111
Abb. 20: Verwendung von Opioiden in Pflegeheimen (n = 200) 111
Abb. 21: Verwendung von Opioiden in Pflegeheimen: Behandlungsanlass (n = 113).....112
Abb. 22: Stellenwert palliativer Behandlungsmaßnahmen in Pflegeheimen (n = 201).....112
Abb. 23: Patientenverfügungen bei Therapieentscheidungen in Pflegeheimen................113
Abb. 24: Meinung zu aktiver Sterbehilfe in Pflegeheimen 114
Abb. 25: Häufigkeit der Arztbesuche in Pflegeheimen...115
Abb. 26: Beurteilung des Kontaktes zwischen Arzt und Pflegepersonal in Pflegeheimen 115
Abb. 27: Gründe für einen als ungenügend empfundenen Kontakt zwischen Ärzteschaft
         und Pflegepersonal in Pflegeheimen 116
Abb. 28: Palliativmedizinische Weiterbildung der Ärzte nach Meinung der Heim- und
         Pflegedienstleiter...117
Abb. 29: Zusatzausbildung in palliativmedizinischen Behandlungsmaßnahmen der
         Pflegekräfte in Pflegeheimen 117
Abb. 30: Vorhandensein einer Palliativstation in der Gemeinde bzw. Stadt und
         palliativmedizinische Weiterbildung der Ärzte in Pflegeheimen 118
Abb. 31: Vorhandensein einer Palliativstation in der Gemeinde bzw. Stadt und
         palliativmedizinische Weiterbildung der Pflegekräfte in Pflegeheimen.............119
Abb. 32: Stellenwert palliativer Maßnahmen und palliativmedizinische Weiterbildung
         der Ärzte in Pflegeheimen...119
Abb. 33: Stellenwert palliativer Maßnahmen und der palliativmedizinische
         Weiterbildung der Pflegekräfte in Pflegeheimen 120
Abb. 34: Größe des Ortes (Kliniken, n = 67) 127
Abb. 35: Abteilung für Palliativmedizin im eigenen Krankenhaus? 128
Abb. 36: Größe des Ortes und Vorhandensein einer Palliativstation...............................128
Abb. 37: Durchschnittliches Alter der Patienten der Kliniken...129
Abb. 38: Anteil der Patienten, die in der Klinik sterben 129
Abb. 39: Begleitsymptomatik der Klinikpatienten 130
Abb. 40: Anteil der Klinikpatienten mit künstlicher Nahrung in Prozent 131
Abb. 41: Anteil der Klinikpatienten mit Flüssigkeitssubstitution in Prozent 131

Abbildungsverzeichnis

Abb. 42: Anteil der Patienten mit Schmerztherapie in Kliniken..........................132
Abb. 43: Verwendung von Opioiden in Kliniken: Behandlungsanlass 133
Abb. 44: Anteil der Patienten der Kliniken mit Schmerztherapie nach WHO-Schema in Prozent..133
Abb. 45: Stellenwert palliativer Behandlungsmaßnahmen in Kliniken...............134
Abb. 46: Meinung zu aktiver Sterbehilfe in Kliniken..135
Abb. 47: Vorhandensein einer Palliativstation in der Gemeinde bzw. Stadt und palliativmedizinische Zusatzausbildung der Ärzte in Kliniken 136
Abb. 48: Vorhandensein einer Palliativstation in der Gemeinde bzw. Stadt und palliativmedizinischen Zusatzausbildung der Pflegekräfte in Kliniken...136
Abb. 49: Stellenwert palliativer Maßnahmen und palliativmedizinische Weiterbildung der Ärzte in Kliniken 137
Abb. 50: Stellenwert palliativer Maßnahmen und palliativmedizinische Weiterbildung der Pflegekräfte in Kliniken 137
Abb. 51: Einfluss der Einführung der DRG's auf die Behandlungsmöglichkeiten so genannter Palliativpatienten 138
Abb. 52: Auswirkung der Einführung der DRG's auf die Aufenthaltsdauer der Patienten139
Abb. 53: Auswirkung der Einführung der DRG's auf die psychische Belastung des Personals...139
Abb. 54: Auswirkung der Einführung der DRG's auf die Arbeitsdauer des Personals.....140
Abb. 55: Symptomlinderung im multiprofessionellen Team...............................148
Abb. 56: Kooperationsstrukturen 153

10 Tabellenverzeichnis

Tab. 1: Sterbefälle nach den 10 häufigsten Todesursachen insgesamt 17
Tab. 2: Entwicklung der Palliativstationen und Hospize in Deutschland von 1983 bis zum Frühjahr 2000 55
Tab. 3: Begleitsymptome in der Palliativmedizin 73
Tab. 4: Ausgewählte körperliche Ursachen für depressive Störungen 92
Tab. 5: Abgestuftes Versorgungssystem 95
Tab. 6: Zusammenhang zwischen dem Stellenwert palliativer Maßnahmen und dem Sterbeort der Heimbewohner 113
Tab. 7: Weitere Ansichten über die aktive Sterbehilfe in Pflegeheimen 114
Tab. 8: Gründe für einen als ungenügend empfundenen Kontakt zwischen Ärzteschaft und Pflegepersonal in Pflegeheimen 116
Tab. 9: Weitere Ansichten über die aktive Sterbehilfe in Kliniken 135

11 Glossar

Adjuvantien	Unter Adjuvantien versteht man Medikamente, die die auftretenden Nebenwirkungen der Schmerztherapie behandeln, z. B. Laxanzien, Antiemetika und Gastroprotektiva. (Hankemeier et al. 2004).
ADL (Index of Activities of Daily Living)	Selbstständigkeit in den Aktivitäten des täglichen Lebens (ATL), nach Katz et al. 1963. Betrifft: Baden, sich ankleiden, Toilettenbenützung, Kontinenz, Beweglichkeit, Mahlzeiteneinnahme. (Hafner & Meier 2000).
Aktive Sterbehilfe	Gezieltes, tätiges Herbeiführen des Todes. Die zum Tode führende Handlung wird von einem Dritten ausgeführt. In Deutschland strafbar. (Bausewein 2000).
Algesimetrie	Messung der Schmerzempfindung bei dosiert mechanischer, chemischer, thermischer oder elektrischer Reizung mit einem Spezialgerät (Algesimeter) (engl. Übersetzung). (Roche Lexikon Medizin).
Analgetikum	Schmerzstillende Arzneimittel. (Pschyrembel Klinisches Wörterbuch 1990).
Anorexie	Appetitlosigkeit. (Pschyrembel Klinisches Wörterbuch 1990).
Arthrose	Abnutzung der Gelenke. (Pschyrembel Klinisches Wörterbuch 1990).
Beihilfe zum Suizid	Da der Suizid(versuch) nicht strafbar ist, ist auch die Beihilfe dazu nicht strafbar. Rechtlich kann der Arzt jedoch in Konflikte mit dem Vorwurf unterlassener Hilfeleistung kommen. (Bausewein 2000).
Bösartige Neubildung	Bösartige Geschwulst. (Zapotoczky & Nutzinger 1995).
Diarrhoe	Durchfall. (Pschyrembel Klinisches Wörterbuch 1990).
Dorsopathie	Krankheiten des Rückens. (Pschyrembel Klinisches Wörterbuch 1990).
DRG	Diagnosis Related Groups (Gesundheitsreformgesetz 2000 veranlasst Einführung zum Jahr 2003). (Braun 2003 Zeitschrift für Gerontologie und Geriatrie, 36,3).
Dyspepsie	v. a. nicht organisch bedingte Verdauungsstörungen infolge Veränderung der Enzymproduktion. (Roche Lexikon Medizin).
EBM 2000 plus	Neuer einheitlicher Bewertungsmaßstab der Kassenärztlichen Bundesvereinigung Deutschlands (KBV)

ESAS (Edmonton Symptom Assessment System)	Einfache Erhebungsmethode in der Palliativmedizin, ermittelt durch die Summen von acht Messungen mittels VAS von Schmerz, Aktivität, Übelkeit, Angst, Benommenheitszustand, Appetit, Wohlbefnden. (Bruera et al. 1991).
Ethik in der Medizin	Überprüfung und Rechtfertigung von Entscheidungen und Handlungen, die sich als moralische Konflikte in der Medizin ergeben. (Klaschik 2001).
Euthanasie	(gr. Eu = gut, thanatos = Tod) Umschreibung. Seit dem Missbrauch des Begriffs in der Nazizeit in Deutschland meist synonym zu „aktiver Euthanasie" verwendet. (Bausewein 2000).
Exulzerierendes Mammacarcinom	Nach außen geschwürig wachsend. (Pschyrembel Klinisches Wörterbuch 1990).
Finalphase	Ist Sterbephase und bezieht sich auf die letzten Stunden und Tage des Lebens. (Klaschik 2001).
Geriatrie	Zweig der Medizin, der sich mit der Gesundheit im Alter und den klinischen, präventiven, rehabilitativen und sozialen Aspekten von Krankheiten beim älteren Menschen beschäftigen (WHO). (Hafner & Meier 2000).
Geriatrische Rehabilitaton	Spezialisierte Geriatrische Methode zur Wiederherstellung von Selbstständigkeit und Funktionstüchtigkeit von Geriatriepatienten (koordinierter Einsatz multidisziplinärer Geriatrie-Teams, medizinisch-therapeutischer Dienste und reaktivierend-therapeutische Pflege. (Hafner & Meier 2000).
GKV Gesundheitsreformgesetz 2000	Regelt im Wesentlichen den gesamtdeutschen Risikostrukturausgleich in der gesetzlichen Krankenversicherung (Deutsches Ärzteblatt Heft 1-2, 2000)
Herzinsuffizienz	Akutes oder chronisches Unvermögen des Herzens. (Roche Lexikon Medizin 1987).
Hospiz	Von Dr. C. Saunders 1967 verwendeter Begriff für ihre medizinische Einrichtung zur Betreuung Sterbender und ihrer Angehörigen (St. Christopher`s Hopice, London). (lat. hospitium = Gast-, Rasthaus, Gastfreundschaft). Häusliche oder stationäre Betreuung meist durch Ehrenamtliche. Nicht begrenzt auf Tumorpatienten. (Bausewein 2000).
Indirekte Sterbehilfe	Gabe symptomlindernder Medikamente unter Inkaufnahme einer möglichen Lebensverkürzung. (Bausewein 2000).

Infauste Prognose	(lat.) ungünstige Prognose. (Roche Lexikon Medizin 1987).
Inkurabel	Unheilbar (engl. Übersetzung). (Roche Lexikon Medizin 1987).
Intrathorakal	Im Brustkorb betreffend. (Pschyrembel Klinisches Wörterbuch 1990).
Kardiale Erkrankungen	Erkrankungen, die das Herz betreffen.
Kontrakturen	Funktions- und Bewegungseinschränkung von Gelenken. (Pschyrembel Klinisches Wörterbuch 1990).
Krankheiten des zerebrovaskulären Systems	Die Hirnblutgefäße betreffend. (Roche Lexikon Medizin 1987).
Kurative Therapie	Therapeutische Maßnahmen mit dem Ziel der Heilung (lat. curare = heilen). (Bausewein 2000).
Larynx	Kehlkopf. (Pschyrembel Klinisches Wörterbuch 1990).
Limbisches System	Randgebiet zwischen Großhirn und Hirnstamm, enthält verschiedene Kerngebiete wie z. B. den Mandelkern. Das limbische System steuert Emotionen. (Eichhorn 1999).
Lymphatisches und hämato-poetisches System	Erkrankungen des Lymph- und blutbildendes System. (Pschyrembel Klinisches Wörterbuch 1990).
Minimum Data Set	Erhebungsbogen zur Erfassung der institutionellen Vorgeschichte des einzelnen Patienten im Zusammenhang mit aktuellen Angaben zu Aufnahme, Entlassung und Behandlungsart. (Bundesarbeitsgemeinschaft BAG der Klinisch-Geriatrischen-Einrichtungen e.V.).
Neurologische Erkrankungen	Erkrankungen, die das Nervensystem betreffen.
Obstipation	Stuhlverstopfung. (Pschyrembel Klinisches Wörterbuch 1990).
Oro- und Hypopharynx	Erkrankungen des Mundhöhlen-, Rachenbereiches. (Pschyrembel Klinisches Wörterbuch 1990).
Orthese	Orthopädie-technischer Behelf mit haltungskorrigierender und Stützfunktion (engl. Übersetzung). (Roche Lexikon Medizin).
Ösophagus	Speiseröhre. (Pschyrembel Klinisches Wörterbuch 1990).
Osteoporose	Knochenschwund, bzw. –abbau. (Pschyrembel Klinisches Wörterbuch 1990).
Palliative Care	Ganzheitliches Betreuungskonzept für Patienten, die sich im fortgeschrittenen Stadium einer unheilbaren Erkrankung befinden. Ziel ist es, die Lebensqualität zu verbessern bzw. möglichst langfristig zu erhalten. Zielgruppe: Fortbildung für Pflegekräfte. (Flyer: Palliativakademie 2002).

Glossar

Palliative Therapie	Therapeutische Maßnahmen mit dem Ziel der Symptomlinderung (lat. pallium = Mantel). (Bausewein 2000).
Palliativmedizin (DGP) Definition: Der Deutschen Gesellschaft für Palliativ-Medizin	Palliativmedizin ist die Behandlung von Patienten, mit einer nicht heilbaren, progredienten und weit fortgeschrittenen Erkrankung mit begrenzter Lebenserwartung, für die das Hauptziel der Behandlung die Lebensqualität ist. (Klaschik 2001).
Palliativmedizin: WHO-Definition (1990)	Aktive, ganzheitliche Behandlung von Patienten mit einer progredienten, weit fortgeschrittenen Erkrankung, und einer begrenzten Lebenserwartung zu der Zeit, in der die Erkrankung nicht mehr auf kurative Behandlung anspricht und die Beherrschung der Schmerzen, anderer Krankheitsbeschwerden, psychologischer, sozialer und spiritueller Probleme höchste Priorität besitzt. (Klaschik 2001).
Palliativmedizinischer Konsiliardienst	Ein in der Palliativmedizin erfahrenes Team (Arzt, Krankenschwester, Krankenpfleger, Seelsorger, Physiotherapeut) bietet seine Kenntnisse und Erfahrungen in der Schmerztherapie, Symptomkontrolle, ganzheitlichen Pflege und psychosozialen Begleitung den Allgemeinstationen eines Krankenhauses an. (Klaschik 2001).
Palliativstation	In einigen Ländern gleichbedeutend mit „Hospiz". In manchen Ländern – wie auch in Deutschland – von Hospizen unterschieden durch den Schwerpunkt auf Betreuung von Patienten mit inkurablen fortgeschrittenen Erkrankungen mit begrenzter Lebenserwartung (oft, aber nicht nur Tumorpatienten) zur Symptomkontrolle, psychosozialen Begleitung und zur Betreuung in der Terminalphase. Immer ärztliche Leitung. (Bausewein 2000).
Pankreas	Bauchspeicheldrüse. (Pschyrembel Klinisches Wörterbuch 1990).
Parästhesien	Subjektive Missempfindung, z. B. Kribbeln oder taubes, mit Schmerzkomponente als brennendes Gefühl, Sensibilitätsstörungen. (Pschyrembel Klinisches Wörterbuch 1990).
Passive Sterbehilfe	Unterlassung lebensverlängernder Maßnahmen. Beim todkranken Patienten oder auf Wunsch eines aufgeklärten Patienten nicht strafbar. (Bausewein 2000).

Pathophysiologie	Lehre von den krankhaften Lebensvorgängen und gestörten Funktionen im menschlichen Organismus. Die P. beschäftigt sich v. a. mit molekularbiol. Untersuchungen innerhalb der Zellen. (Pschyrembel Klinisches Wörterbuch 1990).
Patientenverfügung	Schriftliche Willensäußerung eines Patienten für den Fall, dass er selbst diese nicht mehr aussprechen kann. (Bausewein 2000).
Progredienz, progredient	(lat.) Fortschreiten, fortschreitend, progressive. (Duden Band 1, 1996).
Propriozeptive neuromuskuläre Fazilitation	Begünstigung der neuromuskulären Übertragung mit Aktivierung von Mechanorezeptoren zur Registrierung der Stellung des Körpers im Raum. (Wörterbuch der klinischen Neurologie 1995).
Prothese	Ersatzstück zur möglichst vollkommenen Substitution eines Körperteils (engl. Übersetzung). (Roche Lexikon Medizin).
Rehabilitation	(lat.) wiederbefähigen. Üblicherweise verwendet für Maßnahmen, welche die vollständige berufliche und soziale Wiedereingliederung zum Ziel haben. In der Palliativmedizin ist das Ziel der rehabilitativen Bemühungen die Wiederherstellung kleiner alltäglicher Verrichtungen (Aufstehen aus dem Bett etc.) als Verbesserung der Lebensqualität. (Bausewein 2000).
Renale Erkrankungen	Erkrankungen, welche die Niere betreffen.
Respiratorische Erkrankungen	Erkrankungen, die den Atmungsapparat betreffen.
Respiratorische Insuffizienz	Lungeninsuffizienz d. h. auf Störungen der Lungenbelüftung, des Gasaustausches oder der Blutzirkulation in der Lunge beruhender Zustand. (Roche Lexikon Medizin 1987).
SGB V	Sozialgesetzbuch - 5. Buch Gesetzliche Krankenversicherung
SGB XI	Sozialgesetzbuch - 11. Buch Soziale Pflegeversicherung
Sterbebegleitung	Palliative Betreuung durch Ärzte, Pfleger, Ehrenamtliche. Aktive Sterbehilfe wird dabei ausgeschlossen. (Bausewein 2000). Die ganzheitliche Betreuung des Sterbenden, dem in Wahrung seiner menschlichen Würde Hilfe zuteil wird. (Klaschik 2001).

Supervision	Kontrollierende Beratung, z. B. im Rahmen der Therapie-ausbildung in Form einer therapie-begleitenden Beratung und Besprechung. Im Krankenhaus: Beratung bzgl. der Arbeit mit dem Patienten und innerhalb des Teams (Zapotoczky & Nutzinger 1995).
Symptomkontrolle	Durch die Krankheit und Therapie bedingt auftretende Symptome, die den Patienten belasten z. B. Schmerzen, Mundtrockenheit, Abmagern etc. zu lindern. (Aulbert et al. 1997).
Terminalphase	Die Terminalphase umfasst die letzten Wochen, manchmal Monate, in denen durch die Erkrankung trotz guter Schmerztherapie und Symptomkontrolle die Aktivität des Patienten zunehmend eingeschränkt wird. (Klaschik 2001). In der internationalen Literatur verwendet für die letzten 24 bis 48 Stunden. (Bausewein 2000).
Thanatologie	(gr.) die, Wissenschaft von den Ursachen und Umständen des Todes. (Meyers Grosses Taschenlexikon Band 22, 2001).
Thanatos	(gr. Mythos): der Tod, Sohn der Nyx, Bruder des Hypnos. Im offiziellen Kult spielte T. (außer in Sparta) nur eine geringe Rolle. Psychoanalytischen Sprachgebrauch: Todestrieb. (Wörterbuch zur Psychologie 1983).
Tumor	Geschwulst; das Wort Tumor sagt über die Natur einer Geschwulst nichts aus; jede Geschwulst heißt in der Medizin Tumor, nicht nur die bösartige einer Krebserkrankung. (Zapotoczky & Nutzinger 1995).

12 Literaturverzeichnis

„Altenheime in Deutschland" Altenheim Adressbuch 2004. Vincentzverlag.

Aries, P. (2002). Geschichte des Todes. 10. Auflage. München: Deutscher Taschenbuch Verlag.

Aulbert, E. (2000). Palliativmedizin – eine neue Disziplin? In: E. Aulbert, E. Klaschik & H. Pichlmaier (Hrsg.). Palliativmedizin – Verpflichtung zur Interdisziplinarität Band 3 (S. 15 - 29). Stuttgart, New York: Schattauer.

Aulbert, E. (2000). Palliativmedizin – eine neue Disziplin?. In: E. Aulbert, E. Klaschik & H. Pichlmaier (Hrsg.). Palliativmedizin – Verpflichtung zur Interdisziplinarität Band 3 (S. 15 - 29). Stuttgart, New York: Schattauer.

Aulbert, E. et al. (2000). Spezielle Behandlungsformen im interdisziplinären Konzept. In: E. Aulbert & D. Zech (Hrsg.). Lehrbuch der Palliativmedizin (S. 167 - 173). 1. Nachdruck. Stuttgart, New York: Schattauer.

Aulbert, E., Klaschik, E., Schindler, Th. (2004). Palliativmedizin im ambulanten Sektor. Band 6 der Reihe „Beiträge zur Palliativmedizin". Schattauer Verlag, Stuttgart, New York.

Aurnhammer, K. (2000). Autonomie – ein Problem im multidisziplinären Zusammenhang. In: E. Aulbert, E. Klaschik & H. Pichlmaier (Hrsg.). Palliativmedizin – Verpflichtung zur Interdisziplinarität (S. 288 - 293). Stuttgart, New York: Schattauer.

Backes, G. M. & Clemens, W. (1998). Lebensphase Alter. Eine Einführung in die sozialwissenschaftliche Alternsforschung (S. 290 - 295). Weinheim, München: Juventa.

Baltes, M. (1984). Altern und Tod in der psychologischen Forschung. In: G. M. Backes & W. Clemens (1998) (Hrsg.). Lebensphase Alter. Eine Einführung in die sozialwissenschaftliche Alternsforschung (S. 290 - 295). Weinheim, München: Juventa.

Baltes, P. B. & Baltes, M. M. (1992). Problem „Zukunft des Alterns und gesellschaftliche Entwicklung". In: P. B. Baltes & J. Mittelstraß (Hrsg.). Zukunft des Alterns und gesellschaftliche Entwicklung. Akademie der Wissenschaften zu Berlin. Forschungsbericht 5 (S. 1 - 34). Berlin, New York: Walter de Gruyter.

Bausewein, C. (2001). Geleitwort. In: B. Strätling (Hrsg.) & H. Strätling-Tölle. Kursbuch Hospiz. Konzepte Modelle Materialien (S. 5). Paderborn: Takt-Verlag.

Bausewein, C. Roller S. & Voltz R. (2000). Leitfaden Palliativmedizin. München, Jena: Urban & Fischer.

Beckmann, J. P. (2002). Ethische Fragen in der Palliativmedizin. In: E. Aulbert, E. Klaschik & D. Kettler (Hrsg.). Palliativmedzin – Ausdruck gesellschaftlicher Verantwortung Band 5 (S. 113 - 122). Stuttgart, New York: Schattauer.

Beekman, A. et al. (1999). Review of community prevalence of depression in late life. In: E. Steinhagen-Thiessen & B. Hanke (2003) (Hrsg.).Neurogeriatrie auf einen Blick. Blackwell.

Bengston, V. L. & Burgess, E. O. & Parrott, T. M. (1997). Theory, explanation, and a third generation of theoretical development in social gerontology. Altersbilder (2001). In: Dritter Bericht zur Lage der älteren Generation in der Bundesrepublik Deutschland (S. 64 - 68). Berlin: BMFSFJ.

Beutel, H. & Tausch, D. (1996). Sterben – eine Zeit des Lebens. Ein Handbuch der Hospizbewegung (S. 153 - 169). Stuttgart: Quell Verlag.

Birg, H. & Flöthmann, E.-J. (2002). Langfristige Trends der demographischen Alterung in Deutschland. Zeitschrift für Gerontologie und Geriatrie, Band 35, 5, (S. 387 - 399).

Birg, H. (1993). Demographische Wirkungen politischen Handelns. Eine deutsche Perspektive. In: M. Kolb (1999). Bewegtes Altern. Grundlagen und Perspektiven einer Sportgeragogik (S. 23 - 52). Schorndorf: Hofmann.

Birg, H. (2004). Historische Entwicklung der Weltbevölkerung. Zeitschrift: Information zur politischen Bildung, Nr. 282 (S. 4 - 13).

Blumhuber, H., De Conno F. & Vanegas G. (1997). The history and development of the EAPC: Part I and Part II. In: F. Nauck (2000). In: E. Aulbert, E. Klaschik & H. Pichlmaier (Hrsg.). Palliativmedizin – Verpflichtung zur Interdisziplinarität Band 3 (S. 30 - 34). Stuttgart, New York: Schattauer.

Böckle, F. (1992). Verantwortlich leben, menschenwürdig sterben. Zürich: Benziger.

Bonica, JJ. Loeser, JD. Chapman CR. & Fordyce WE. (1990). The management of pain Lea & Febiger. In: S. Huseboe & E. Klaschik (Hrsg.) (2000). Palliativmedizin. Praktische Einführung in Schmerztherapie, Ethik und Kommunikation (S. 167 - 182) 2. überarbeitete Aufl.. Berlin, Heidelberg, New York, Barcelona, Hongkong, London, Mailand, Paris, Singapur, Tokio: Springer.

Bowlby, J. (1983). Verlust, Trauer und Depression. Frankfurt am Main: Fischer Verlag.

Brändel, O. (1985). Über das Recht, den Zeitpunkt des eigenen Todes selbst zu bestimmen. In: R. Schmitz-Scherzer (1998) (Hrsg.). Grenzsituationen. Auseinandersetzung mit Sterben und Tod (S. 377 - 422). Opladen/Wiesbaden: Westdeutscher Verlag.

Braun, M. (2003). Das DRG-System und seine Auswirkungen insbesondere auf die Geriatrie. In: Zeitschrift für Gerontologie und Geriatrie. Band 36, Heft 3 (S. 177 - 180). Darmstadt Steinkopff.

Bruera, E. (1991). The Edmonton Symptom Assessment (ESAS). www.palliative.org/PC/ClinicalInfo/AssessmentTools/AssessmentToolsIDX.html

Buchner, F., Hessel, F., Greß, S. & Wasem, J. (2001). Gesundheitsökonomische Aspekte des hohen Alters und der demographischen Entwicklung. Expertise im Auftrag der Sachverständigenkommission (S. 51 - 59). Vierter Bericht zur Lage der älteren Generation. BMFSFJ: Berlin.

Buckman, R. (1996). Talking to patients about cancer. No excuse now for not doing it. In: S. Huseboe & E. Klaschik (Hrsg.) (2000). Palliativmedizin. Praktische Einführung in Schmerztherapie, Ethik und Kommunikation. 2. überarbeitete Aufl. (S. 107 - 160). Berlin, Heidelberg, New York, Barcelona, Hongkong, London, Mailand, Paris, Singapur, Tokio: Springer.

Buckman, R. (1998). Communication in palliative care: a practical guide. In: D. Doyle & G. W. C. Hanks & N. MacDonald (Hrsg.). Oxford Textbook of Palliative Medicine second Edition. (S. 141 - 156). Oxford University Press.

Bühl, A. & Zöfel, P. (2000). SPSS für Windows Version 10. Bonn: Addison-Wesley-Longman.

Bundesministerium für Familie, Senioren, Frauen und Jugend (2001). Die Stellung älterer Menschen in der Gesellschaft. Dritter Bericht zur Lage der älteren Generation in der Bundesrepublik Deutschland (S. 14 - 16). Berlin: BMFSFJ.

Bundesministerium für Familie, Senioren, Frauen und Jugend (2002). Demografischer Wandel und Hochaltrigkeit (S. 18 - 19, S. 51 - 59). Vierter Bericht zur Lage der älteren Generation in der Bundesrepublik Deutschland. Berlin: BMFSFJ.

Bundesministerium für Familie, Senioren, Frauen und Jugend. (2002) Lebensqualität, Risiken und Potenziale des hohen Alters. Vierter Bericht zur Lage der älteren Generation in der Bundesrepublik Deutschland (S. 71 - 182). Berlin: BMFSFJ.

Burchardi, N. (2005). Patientenverfügungen in der hausärztlichen Betreuung. In: Zeitschrift für Palliativmedizin 2005, Jahrgang 6 (S. 65 - 69). Thieme.

Burgheim, W. (2001). Zum heutigen Verständnis von Sterben und Tod. In: W. Burgheim (2005). Qualifizierte Begleitung von Sterbenden und Trauernden. Medizinische, rechtliche, psycho-soziale und spirituelle Hilfestellungen (S. 1 - 12). Forum.

Burgheim, W. (2005).Qualifizierte Begleitung von Sterbenden und Trauernden. Medizinische, rechtliche, psycho-soziale und spirituelle Hilfestellungen. Forum.

Burisch, M. (1989). Das Burnout-Syndrom. Berlin: Springer.

Clade, H. (2005). Damit das Alter nicht zur Bedrohung und Last wird. In: Deutsches Ärzteblatt, Jahrgang 102, Heft 27, Ausgabe C. (S. 1542 - 1544).

Delhey, M. (2000). Musiktherapie. In: E. Aulbert & D. Zech (Hrsg.). Lehrbuch der Palliativmedizin (S. 916 - 921). Stuttgart, New York: Schattauer.

Diemer, W. (2002, 12./13. April). Was Betreuung zu Hause bringt. In: Ärztezeitung Nr. 68 (S. 15).

Dworkin, G. (1972). Paternalism.. In: S. Huseboe & E. Klaschik (Hrsg.) (2000). Palliativmedizin. Praktische Einführung in Schmerztherapie, Ethik und Kommunikation. 2. überarbeitete Aufl. (S. 107 - 160). Berlin, Heidelberg, New York, Barcelona, Hongkong, London, Mailand, Paris, Singapur, Tokio: Springer.

Eckart, W. U. (1998). Geschichte der Medizin. 3. Aufl. Berlin, Heidelberg, New York: Springer.

Eichhorn, C. (1999). Neurologie, Psychiatrie und Psychosomatik. 5. komplett neu bearbeitete Aufl. Haus & Gross Verlag.

Elias, N. (1991). Über die Einsamkeit der Sterbenden. 7. Aufl. Frankfurt: Suhrkamp.

Evertz, K. (2000a). Bilder als Lebenszeichen – Kunsttherapie in der Palliativmedizin. In: E. Aulbert & D. Zech (Hrsg.). Lehrbuch der Palliativmedizin (S. 907 -914). Stuttgart, New York: Schattauer.

Evertz, K. (2000b). Kunsttherapie in der Palliativmedizin – Beitrag zu einem psychotherapeutischen Lebensbogen-Konzept in der Psychoonkologie. In: E. Aulbert, E. Klaschik & H. Pichlmaier (Hrsg.). Palliativmedizin – Verpflichtung zur Interdisziplinarität. Band 3 (S. 341 - 352). Stuttgart, New York: Schattauer.

Feifel, H. (1959). The Meaning of Death. In: J. Kirschner (1996). Die Hospizbewegung in Deutschland am Beispiel Recklinghausen (S. 31 - 35). Frankfurt am Main, Berlin, Bern, New York, Paris, Wien: Europäischer Verlag der Wissenschaften Peter Lang.

Feil, N. (2000). Validation in Anwendung und Beispielen. München: Ernst Reinhard Verlag.

Feldmann, K. (1990). Tod und Gesellschaft: eine soziologische Betrachtung von Sterben und Tod. Frankfurt: Lang.

Feldt, K. et al. (1998). Examining pain in aggressive cognitively impaired older adults. In: Kunz, R. (2003). Palliative Care für Patienten mit fortgeschrittener Demenz: Values Based statt Evidence Based Practice. In: Zeitschrift für Gerontologie und Geriatrie. Band 36, Heft 5 (S. 355 - 359). Darmstadt Steinkopff.

Fengler, J. (1994). Helfen macht müde: zur Analyse und Bewältigung von Burnout und beruflicher Deformation. In: E. Aulbert & D. Zech (2000) (Hrsg.). Lehrbuch der Palliativmedizin (S. 962 - 969). Stuttgart, New York: Schattauer.

Ferrell, B. A. et al. (1990). Pain in the nursing home. In: Zeitschrift für Gerontologie und Geriatrie. Band 36, Heft 5 (S. 355 - 359). Darmstadt Steinkopff.

Filipp, S.-H. & Mayer, A.-K. (1999). Bilder des Alters. Altersstereotype und die Beziehungen zwischen den Generationen. In: Dritter Bericht zur Lage der älteren Generation (S. 64 - 68). Berlin: BMFSFJ.

Fischer, S., Bosshard, G., Zellwanger, U., Faisst, K. (2004). Der Sterbeort: „Wo sterben die Menschen in der Schweiz". In: Zeitschrift für Gerontologie und Geriatrie. Band 37, Heft 6 (S. 467 - 474). Darmstadt Steinkopff.

Freud, S. (1982). Trauer und Melancholie. In: S. Huseboe & E. Klaschik (Hrsg.) (2000). Palliativmedizin. Praktische Einführung in Schmerztherapie, Ethik und Kommunikation. 2. überarbeitete Aufl. (S. 279 - 288). Berlin, Heidelberg, New York, Barcelona, Hongkong, London, Mailand, Paris, Singapur, Tokio: Springer.

Fries, J. F. (1989). Erfolgreiches Altern: Medizinische und demographische Perspektiven. In: P. B. Baltes, M. Kohli & K. Sames, (Hrsg.). Erfolgreiches Altern. Bedingungen und Variationen (S. 19 - 26). Bern, Stuttgart, Toronto, Seattle: Hans Huber.

Fröhlich, W. D. & Drever J. (1983). Dtv Wörterbuch zur Psychologie. 14. korrigierte Auflage (S. 338). Deutscher Taschenbuchverlag.

Fulton, C. L. & Else, R. (1998). Physiotherapy. In: D. Doyle & G. W. C. Hanks & N. MacDonald (Hrsg.). Oxford Textbook of Palliative Medicine second Edition. (S. 819 - 828). Oxford University Press.

Georg, W. (1989). Sterben im Krankenhaus. In: Psychomed, 15. Jahrgang, Nr. 10 (S. 737 - 753).

Glaser, B. J. & Strauss, A. (1974). Interaktion mit Sterbenden. Beobachtungen für Ärzte, Schwestern, Seelsorger und Angehörige. In: Schmitz-Scherzer, R. (1999).

Gray-Toft, P. & Anderson, J. G. (1981). Stress among hospital nursing staff, its causes an effects. In: J. Kirschner (1996) (Hrsg.). Die Hospizbewegung in Deutschland am Beispiel Recklinghausen (S. 48 - 51). Frankfurt am Main, Berlin, Bern, New York, Paris, Wien: Europäischer Verlag der Wissenschaften Peter Lang.

Grenzsituationen. Auseinandersetzung mit Sterben und Tod. In: A. Niederfranke, G. Naegele & E. Frahm (Hrsg.). Funkkolleg Altern 1 (S. 377 - 422). Opladen, Wiesbaden: Westdeutscher Verlag.

Groux-Frehner, D. et al. (1996). Les douleurs chroniques dans un home de personnes agees. In: Zeitschrift für Gerontologie und Geriatrie. Band 36, Heft 5 (S. 355 - 359). Darmstadt Steinkopff.

Hafner, M. & Meier, A. (2000) Geriatrische Krankheitslehre. Teil I: Psychiatrische und neurologische Syndrome. 3. vollständig überarbeitete und erweiterte Aufl. (S. 235 - 236). Bern: Hans Huber.

Hafner, M. & Meier, A. (2000). Geriatrische Krankheitslehre. Teil I: Psychiatrische und neurologische Syndrome (S. 235 - 249). Verlag: Hans Huber.

Hallauer, J. et al. (1999). Defizite in der Behandlung von Patienten mit Alzheimer-Erkrankung. In: Vierter Bericht zur Lage der älteren Generation (S. 175). Berlin: BMFSFJ.

Hankemeier, U. Krizantis, F. Schüle-Hein, K. (2004). Tumorschmerztherapie. 3. Auflage, Springer Heidelberg.

Haupt, M. (2004). Depressive Störungen im Alter – Symptombesonderheiten und körperliche Erkrankungen. In: Zeitschrift für Gerontopsychologie & -psychiatrie Jahrgang 17, Heft 4 (S. 215 - 224). Verlag Hans Huber, Hogrefe AG, Bern.

Hegerl, U. & Althaus, D. & Reiners, H. (2005). Das Rätsel Depression – Eine Krankheit wird entschlüsselt. München Beck Verlag.

Heller, A. et al. (2003). Palliative Kultur in der stationären Altenhilfe. In: Zeitschrift für Gerontologie und Geriatrie. Band 36, Heft 5 (S. 360 - 365). Darmstadt Steinkopff.

Heller, A. et al.(2003). Palliative Kultur in der stationären Altenhilfe. In: Zeitschrift für Gerontologie und Geriatrie. Band 36, Heft 5. (S. 360 - 365). Darmstadt Steinkopff.

Heller, A. Heimerl, K. & Metz, C. (2000). Kultur des Sterbens. Bedingungen für das Lebensende gestalten. Freiburg: Lambertus.

Herbst, M. (2002, 12./13. April). Begleitung beim Sterben statt Sterbehilfe. Ärztezeitung Nr. 68 (S. 15).

Herschbach, P. (1991). Stress im Krankenhaus – Die Belastungen von Krankenpflegekräften und Ärzten/Ärztinnen. In: E. Aulbert & D. Zech (2000) (Hrsg.). Lehrbuch der Palliativmedizin (S. 962 - 969). Stuttgart, New York: Schattauer.

Herzer, M. (1988). Bevölkerungsstruktur und –entwicklung. In: G. Huppmann (Hrsg.) Medizinische Psychologie und medizinische Soziologie. München: Urban & Schwarzenberg.

Hibbeler, B. (2005). Für ein selbstbestimmtes Leben im Alter. Deutsches Ärzteblatt. Ausgabe A. Jahrgang 102, Heft 24 (S. 1722 - 1730).

Höhn, C. & Roloff, J. (1994). Die Alten der Zukunft – Bevölkerungsstatistische Datenanalyse. Forschungsbericht. Stuttgart, Berlin, Köln: Kohlhammer.

Hoppe, J.-D. (2001). Deutsche Hospizstiftung: "Holland in Not". Aktive Sterbehilfe in den Niederlanden. In: Der Kassenarzt. Deutsches Ärztemagazin 1/2 (S. 26 - 28).

Hörl, Ch. (1999). Cicely Saunders Brücke in eine andere Welt. Was hinter der Hospizidee steht. Freiburg, Basel, Wien: Herder.

Hörl, J. & Kytir, J. (1999). Trends in later life in Austria, 1971 - 1998 (hektographiertes Manuskript). In: Dritter Bericht zur Lage der älteren Generation (S. 70). Berlin: BMFSFJ.

Horlemann, J. (2001). Ganzheitliche Versorgung und Begleitung sterbenskranker Menschen und deren Angehöriger. In: W. Burgheim (2005). Qualifizierte Begleitung von Sterbenden und Trauernden. Medizinische, rechtliche, psycho-soziale und spirituelle Hilfestellungen (S. 1 - 20). Forum.

Hornung, R. & Lächler, J. (1999). Psychologisches und soziologisches Grundwissen für Krankenpflegeberufe. 8. überarbeitete Aufl. Weinheim: Beltz.

Howe, J. (1995). Das Sterben als Gegenstand psychologischer Alternsforschung. Stuttgart: Enke Verlag.

Huseboe, S. & Klaschik, E. (2000). Palliativmedizin. Praktische Einführung in Schmerztherapie, Ethik und Kommunikation. 2. überarbeitete Aufl. Berlin, Heidelberg, New York, Barcelona, Hongkong, London, Mailand, Paris, Singapur, Tokio: Springer.

Iblacker, R. & Braun, S. (1971). „Noch 16 Tage ...". Eine Sterbeklinik in London. ZDF. Dokumentarfilm.

Imhof, A. E. (1981). Die gewonnenen Jahre. In: M. Kolb (1999) (Hrsg.). Bewegtes Altern. Grundlagen und Perspektiven einer Sportgeragogik (S. 23 - 52). Hofmann: Schorndorf.

Imhof, A. E. (1985). Gerontologie und Sozialgeschichte – Möglichkeiten eines gemeinsamen Gesprächs. In: C. Conrad & H.-J. v. Kondratowitz (Hrsg.). Gerontologie und Sozialgeschichte. Wege zu einer historischen Betrachtung des Alters. 2. Aufl. (S. 13 - 33). Berlin: Deutsches Zentrum für Altersfragen.

Imhof, A. E. (1987). Dreimal soviel Zeit zu leben wie unsere Vorfahren – noch haben wir Probleme damit. In: D. Kamper & C. Wulf (Hrsg.). Die sterbende Zeit. Zwanzig Diagnosen (S. 175 - 201). Darmstadt: Luchterhand.

Imhof, A. E. (1988a). Von der unsicheren zur sicheren Lebenszeit. Fünf historisch-demographische Studien. Darmstadt: Wissenschaftliche Buchgesellschaft.

Imhof, A. E. (1988b). Die Lebenszeit. Vom aufgeschobenen Tod und der Kunst des Lebens. München: Beck.

Imhof, A. E. (1991). Ars moriendi: Die Kunst des Sterbens einst und heute. Wien, Köln, Weimar: Böhlau.

Imhof, A. E. (1992). Die Zunahme unserer Lebensspanne seit 300 Jahren – und die Folgen. In: A. E. Imhof (Hrsg.). Leben wir zu lange? (S. 17 - 29). Köln, Weimar, Wien: Böhlau.

Imhof, A. E. (1995). Der Beitrag der Historischen Demographie zur Altersforschung. In: P. Borscheid (Hrsg.). Alter und Gesellschaft (S. 25 - 42). Stuttgart: Wissenschaftliche Verlagsgesellschaft.

Jahresbericht (2001). Christophorus Hospiz Verein e. V. München. Ausgabe Mai 2002.

Jeggle, U. (1988). Die Angst vor dem Sterben. In: G. Göckenjan & H.-J. v. Kondratowitz (Hrsg.). Alter und Alltag (S. 157 - 180). Frankfurt am Main: Suhrkamp.

Jelen, H. L. (1980). Sterbeklinik als Alternative? In: J. Kirschner (1996) (Hrsg.). Die Hospizbewegung in Deutschland am Beispiel Recklinghausen (S. 51 - 53). Frankfurt am Main, Berlin, New York, Paris, Wien: Europäischer Verlag der Wissenschaften Peter Lang.

Jens, W. & Küng, H. (1995). Menschenwürdig sterben. Ein Plädoyer für Selbstverantwortung. München: Piper.

Jonen-Thielemann, I. (2000). Kommunikation mit dem Krebskranken und seinen Angehörigen. In: E. Aulbert, E. Klaschik & H. Pichlmaier (Hrsg.). Palliativmedizin – Verpflichtung zur Interdisziplinarität. Band 3 (S. 278 - 286). Stuttgart, New York: Schattauer.

Kaiser, H. J. (2002). Autonomie und Kompetenz. Aspekte einer gerontologischen Herausforderung. Münster, Hamburg, London: LIT Verlag.

Kast, V. (1999). Trauern. Phasen und Chancen des psychischen Prozesses. Neuausgabe (S. 69 - 90). Kreuz Verlag.

Kath, R. Aulbert, E. & Höffken, K. (2000). Behandlung onkologischer Notfälle. In: E. Aulbert & D. Zech (Hrsg.). Lehrbuch der Palliativmedizin (S. 328 - 330). Stuttgart, New York: Schattauer.

Keitel. H. (2000). „Man darf dem Patienten die Hoffnung nicht nehmen ..." – Seelsorge in der Palliativmedizin. In: E. Aulbert, E. Klaschik & H. Pichlmaier (Hrsg.). Palliativmedizin – Verpflichtung zur Interdisziplinarität. Band 3 (S. 301.-308). Stuttgart, New York: Schattauer.

Kemper, J. (1990). Alternde und ihre jüngeren Helfer. In: E. Aulbert & D. Zech (2000) (Hrsg.). Lehrbuch der Palliativmedizin (S. 962 - 969). Stuttgart, New York: Schattauer.

Kern, M. (2000). Qualitätskriterien in der Palliativpflege. In: E. Aulbert, E. Klaschik & H. Pichlmaier (Hrsg.). Palliativmedizin – Verpflichtung zur Interdisziplinarität. Band 3 (S. 157 - 164). Stuttgart, New York: Schattauer.

Kettler, D. (2002). Palliativmedizin – Ausdruck gesellschaftlicher Verantwortung. In: E. Aulbert, E. Klaschik & D. Kettler (Hrsg.). Palliativmedizin – Ausdruck gesellschaftlicher Verantwortung. Band 5. Stuttgart, New York: Schattauer.

Kimsma, G. K. & Leeuwen, E. van (1998). Euthanasie und ärztlich unterstützter Suizid: eine Stellungnahme der Ethics Task Force der European Association for Palliative Care (EAPC) In: Zeitschrift für Palliativmedizin 2004, Jahrgang 5 (S. 102 - 106).Thieme.

Kirschner, J. (1996). Die Hospizbewegung in Deutschland am Beispiel Recklinghausen. Frankfurt am Main, Berlin, Bern, New York, Paris, Wien: Europäischer Verlag Peter Lang.

Klaschik, E. & Nauck, F. (1998). Historische Entwicklung der Palliativmedizin. In: E. Aulbert, E. Klaschik & H. Pichlmaier (2000) (Hrsg.). Palliativmedizin – Verpflichtung zur Interdisziplinarität. Band 3 (S. 35). Stuttgart, New York: Schattauer.

Klaschik, E. (2001). Palliativmedizin Praxis. Leitfaden für die Palliativ – Medizinische Alltagsarbeit (S. 9 - 10). Bonn: Pallia Med Verlag.

Klie, T. & Student, J.-C. (2003). Die Patientenverfügung. Herder Spektrum.

Klie, T. (2003). Sterben in Würde – zwischen Autonomie und Fürsorge. In: Zeitschrift für Gerontologie und Geriatrie. Band 36, Heft 5. (S. 347 - 354). Darmstadt Steinkopff.

Klie, Th. (2002). Zwischen Hospiz und aktiver Euthanasie – Ein juristischer Beitrag zur aktuellen Diskussion um „Entscheidungen am Lebensende". In: H. J .Kaiser (Hrsg.). Autonomie und Kompetenz. Aspekte einer gerontologischen Herausforderung (S. 235 - 251). Münster: LIT Verlag.

Kloke, M. (2003). Gibt es eine Schmerztherapie nach Maß für verschiedene Tumorentitäten? In: Zeitschrift für Palliativmedizin. 4. Jahrgang (S. 17 - 20). Stuttgart: Thieme.

Koch, U. & Schmeling, C. (1982). Betreuung von Schwer- und Todkranken. Ausbildungskurs für Ärzte und Krankenpflegepersonal. In: F.-W. Wilker, C. Bischoff & P. Novak (1994) (Hrsg.). Medizinische Psychologie/Medizinische Soziologie. 2. Aufl. (S. 217 - 231). München, Wien, Baltimore: Urban & Schwarzenberg.

Köhle, K, Simons, C. Kubanek, B & Zenz, J. (1997).Zum Umgang mit unheilbar Kranken. In: R. H. Adler, J. M. Herrmann, K. Köhle, O. W. Schonecke, Th. von Uexküll & W. Wesiack (Hrsg.). Psychosomatische Medizin. 5. neubearbeitete und erweiterte Aufl. (S. 1224 - 1249). München, Wien, Baltimore: Urban & Schwarzenberg.

Köhle, K. (2000). Psychotherapie mit Sterbenden und Sterbebegleitung. In: E. Aulbert & D. Zech (Hrsg.). Lehrbuch der Palliativmedizin (S. 837 - 849).

Kojer, M. (2002). Kommunikation mit sterbenden geriatrischen Patienten. In: E. Aulbert, E. Klaschik & D. Kettler (Hrsg.). Palliativmedizin – Ausdruck gesellschaftlicher Verantwortung. Band 5 (S. 77 - 80). Stuttgart, New York: Schattauer.

Kojer, M. (2003). Alt, Krank Und Verwirrt. Einführung in die Praxis der Palliativen Geriatrie. Lambertus.

Kolb, P. (1995). Das Spitalwesen. In: P. Kolb & E.-G. Krenig (1995). (Hrsg.). Unterfränkische Geschichte. Vom Beginn des konfessionellen Zeitalters bis zum Ende des Dreißigjährigen Krieges. Band 3 (S. 627 - 636). Würzburg: Echter.

Kränzle S., Schmid, U., Seeger, C. (2006). Palliative Care. Handbuch für Pflege und Begleitung. Springer.

Kübler-Ross, E. (1977). Interviews mit Sterbenden. Stuttgart: Kreuz Verlag.

Kübler-Ross, E. (1988). Reif werden zum Tode (Original: Death: The Final Stage of Growth). In: G. M. Backes & W. Clemens (1998) (Hrsg.). Lebensphase Alter. Eine Einführung in die sozialwissenschaftliche Alternsforschung (S. 290 - 295). Weinheim, München: Juventa.

Kunz, R. (2003). Palliative Care für Patienten mit fortgeschrittener Demenz: Values Based statt Evidence Based Practice. In: Zeitschrift für Gerontologie und Geriatrie. Band 36, Heft 5 (S. 355 - 359). Darmstadt Steinkopff.

Lakotta, B. (23.6.2003). Sterben: Die letzten Tage von fünf Todkranken im Berliner Ricam-Hospiz. In: Der Spiegel Nr. 26 (S. 126 - 132).

Laslett, P. (1995). Das dritte Alter. Historische Soziologie des Alterns. Weinheim: Juventa.

Lebowitz, B. et al. (1997). Diagnosis and treatment of depression in late life. Consensus statement update. In: E. Steinhagen-Thiessen & B. Hanke (2003) (Hrsg.).Neurogeriatrie auf einen Blick. Blackwell.

Lehr, U. (1988). In: M. Kolb (1999). Bewegtes Altern. Grundlagen und Perspektiven einer Sportgeragogik (S. 23 - 52). Schorndorf: Hofmann.

Lehr, U. (2000). Psychologie des Alterns. 9. neu bearbeitete Auflage (S. 27 - 44). Wiebelsheim: Quelle & Meyer.

Linden, M. et al. (1998). Depression bei Hochbetagten. In: E. Steinhagen-Thiessen & B. Hanke (2003) (Hrsg.). Neurogeriatrie auf einen Blick. Blackwell.

Lindena, G. Müller, S. & Zenz, T. (1994). Opioidverschreibung durch niedergelassene Ärzte. In: S. Huseboe & E. Klaschik (Hrsg.) (2000). Palliativmedizin. Praktische Einführung in Schmerztherapie, Ethik und Kommunikation (S. 167 -182). 2. überarbeitete Aufl. Berlin, Heidelberg, New York, Barcelona, Honkong, London, Mailand, Paris, Singapur, Tokio: Springer.

Lofland, L. H. (1978). The Craft of Dying: The Modern Face of Death. London: Sage Puplications. In: Kirschner, J. (1996) (Hrsg.). Die Hospizbewegung in Deutschland am Beispiel Recklinghausen. Frankfurt am Main, Berlin, Bern, New York, Paris, Wien: Europäischer Verlag.

Loos, S. Plate, A Dapp, U. Meier-Baumgartner, H.-P., Oster, P., Vogel, W. & Steinhagen-Thiessen, E. (2001). Geriatrische Versorgung in Deutschland – Ergebnisse einer empirischen Untersuchung. In: Zeitschrift für Gerontologie und Geriatrie. Band 34, Heft 1. (S. 61 - 73). Darmstadt Steinkopff.

Loos-Hilgert, V. (2000). Verlusterleben und Trauerprozesse in Familien – eine systematische Perspektive. In: E. Aulbert, E. Klaschik & H. Pichlmaier (Hrsg.). Palliativmedizin – Verpflichtung zur Interdisziplinarität. Band 3 (S. 318 - 328). Stuttgart, New York: Schattauer.

Manton, K. & Stallard, E. & Corder, L. (1998). The dynamics of dimensions of age-related disability 1982 - 1994 in the U. S. elderly population. In: Dritter Bericht zur Lage der älteren Generation (S. 70). Berlin: BMFSFJ.

Materstedt, L. J. et al. (2004). Euthanasie und ärztlich unterstützter Suizid: eine Stellungnahme der Ethics Task Force der European Association for Palliative Care (EAPC) In: Zeitschrift für Palliativmedizin 2004. 5. Jahrgang (S. 102 -106).Thieme.

Mayer, K. U. & Baltes, P. B. (1996) (Hrsg.). Die Berliner Altersstudie. In: Bundesministerium für Familie, Senioren, Frauen und Jugend. Dritter Bericht zur Lage der älteren Generation (S. 69 - 92). Berlin: BMFSFJ.

Meier-Baumgartner, H. P. (2000). Palliativmedizin in der Geriatrie. In: E. Aulbert, E. Klaschik & H. Pichlmaier (Hrsg.). Palliativmedizin – Verpflichtung zur Interdisziplinarität. Band 3 (S. 139 - 145). Stuttgart, New York: Schattauer.

Meier-Baumgartner, H.-P. et al. (1998). Empfehlungen für die klinisch-geriatrische Behandlung. In: Vierter Bericht zur Lage der älteren Generation (S. 245). Berlin: BMFSFJ.

Meyers Großes Taschenlexikon (2001). Band 22 (S. 248). Mannheim, Leipzig, Wien, Zürich: Taschenbuchverlag.

Müller, M. (1994). Sterben zu Hause und wie zu Hause. In: Schriftenreihe des Bundesministeriums für Familie und Senioren, (S. 103 - 105). Band 28. Stuttgart, Berlin, Köln: Kohlhammer.

Müller-Busch, C. (2005). Ethische Konflikte im Spannungsfeld von Fürsorge und Selbstbestimmung – Wie finde ich den richtigen Weg? In: R. Schäfer & G. Schuhmann (Hrsg.). „Muss das alles noch sein? (S. 33 - 50). Königshausen und Neumann.

Müller-Busch, H. Ch. (2000). Palliativmedizin im 21. Jahrhundert – Was tun? Was unterlassen? Zeitschrift für Palliativmedizin 1, (S. 8 - 16). Stuttgart, New York: Georg Thieme Verlag.

Müller-Busch, H. Ch. (2000). Selbstbestimmung und Autonomie sterbenskranker Menschen. In: E. Aulbert, E. Klaschik & H. Pichlmaier (Hrsg.). Palliativmedizin – Verpflichtung zur Interdisziplinarität. Band 3 (S. 253 - 264). Stuttgart, New York: Schattauer.

Müller-Mundt, G. et al. (2000). Schmerzmanagement und Pflege – Ergebnisse einer Literaturanalyse. In: Vierter Bericht zur Lage der älteren Generation (S. 275). Berlin: BMFSFJ.

Muschaweck-Kürten, P.-R. (1992). Die Hospizbewegung in Deutschland. In: R. Schmitz-Scherzer (Hrsg.). Alter und Sterben. Angewandte Alterskunde (S. 117 -131) Bern, Göttingen, Toronto, Seattle: Hans Huber.

Nager, F. (2003). Vom Zwiespalt des Arztseins. In: Deutsche Zeitschrift für Klinische Forschung. Das Magazin für medizinische Forschung, Innovation und Praxis 1/2 (S. 12 - 19).

Nauck, F. (2000). Entwicklung der Palliativmedizin Deutschland und Europa. In: E. Aulbert, E. Klaschik & H. Pichlmaier (Hrsg.). Palliativmedizin – Verpflichtung zur Interdisziplinarität. Band 3 (S. 30 - 34). Stuttgart, New York: Schattauer.

Nikolaus, T. (2003). Geriatrie in Alten- und Pflegeheimen In: Zeitschrift für Gerontologie und Geriatrie. Band 36, Heft 4 (S. 253 - 254). Darmstadt Steinkopff.

Nix, W. A. (1995). Wörterbuch der klinischen Neurologie. Reinbeck: Einhorn-Presse Verlag.

Nolte, T. (2004). Integrierte Versorgungskonzepte für Patienten in der Lebensendphase. In: Notfall & Hausarztmedizin. 11, 2004. (S. 526 - 528). Demeter Verlag.

Ochel, U.-A. (2001). Euthanasiegesetz in den Niederlanden. In: Der Kassenarzt. Deutsches Ärztemagazin 19 (S. 16 - 19).

Oorschot, v. B. (2002). Sterben und Tod in Thüringen. Ergebnisse einer sozialwissenschaftlichen Repräsentativbefragung. Zeitschrift für Palliativmedizin. 3. Jahrgang (S. 30 - 33).

Pieper, W. (2001). Seelsorge – ein wichtiger Gesichtspunkt der Hospizidee. In: G. Everding & A. Westrich (Hrsg.). Würdig leben bis zum letzten Augenblick. Idee und Praxis der Hospiz-Bewegung (S. 48 - 54). 2. erweiterte Aufl. München: Beck Verlag.

Pohlmann, S. (2005). Die ethische Dimension der Generationensolidarität. In: Zeitschrift für Gerontologie und Geriatrie. Band 38, Heft 4. (S. 233 - 241). Darmstadt Steinkopff.

Pschyrembel Klinisches Wörterbuch (1990). 256. Aufl. Berlin, New York: Walter de Gruyter.

Radbruch, L. & Zech, D. (2000). Algesimetrie in der Krebsschmerztherapie. In: E. Aulbert & D. Zech (Hrsg.). Lehrbuch der Palliativmedizin (S. 436 - 443). 1. Nachdruck. Stuttgart, New York: Schattauer.

Radbruch, L. & Zech, D. (2000). Definition, Entwicklung und Ziele der Palliativmedizin. In: E. Aulbert & D. Zech (Hrsg.). Lehrbuch der Palliativmedizin (S. 1 - 10). Stuttgart, New York: Schattauer.

Radbruch, L. (2002). In Würde sterben? „Niemand muss fürchten, qualvoll zu sterben" – die Möglichkeit der Palliativmedizin. In: Publik-Forum Nr. 21 (S. 8 - 9).

Reich, B. (2002). Der Tod kennt keine Wartelisten. In: Der Kassenarzt 14/15 (S. 14 - 16).

Reynolds, S. L. & Crimmins, E. M. & Saito, Y. (1998). Cohort differences in disability and disease precence. In: Dritter Bericht zur Lage der älteren Generation (S. 70). Berlin: BMFSFJ.

Richter, W. Aulbert, E. & Hankemeier, U. (1995). Psychische Grundlagen von Schmerzempfindung, Schmerzäußerung und Schmerzbehandlung. In: U. Hankemeier, K. Schüle-Hein & F. Krizanitis (Hrsg.). Tumorschmerztherapie. 2. völlig neubearbeitete und erweiterte Aufl. (S. 20 - 24). Berlin, Heidelberg, New York, Barcelona, Hongkong, London, Mailand, Paris, Singapur, Tokio: Springer.

Riedel-Heller, S. G. et al. (2000). Demenzkranke in der Hausarztpraxis – Ergebnisse einer Befragung. In: Zeitschrift für Gerontologie und Geriatrie. Band 33, Heft 1 (S. 300 - 306). Darmstadt: Steinkopff.

Roche Lexikon Medizin (1987). München, Wien, Baltimore: Urban & Schwarzenberg.

Roller, S. Bausewein, C. (2000). Rehabilitative Palliativmedizin. In: C. Bausewein, S. Roller & R. Voltz (Hrsg.). Leitfaden Palliativmedizin (S. 236 - 241). München, Jena: Urban & Fischer.

Rosemeier, H. P. (1984). Untersuchungen zur Psychologie des Todeskonzeptes. In: F.-W. Wilker, C. Bischoff & P. Novak (1994) (Hrsg.). Medizinische Psychologie/Medizinische Soziologie. 2. Aufl. (S. 217 - 234). München, Wien, Baltimore: Urban & Schwarzenberg.

Roß, J. (2002). Hospize in Deutschland – Erfahrungen der BAG Hospiz. In: R. Gronemeyer & E. H. Loewy (Hrsg.). Wohin mit den Sterbenden? Hospize in Europa – Ansätze zu einem Vergleich (S. 146 - 168). Münster, Hamburg, London: LIT Verlag.

Roy, D. J. (2000). Ethische Fragen in der Palliativmedizin. In: E. Aulbert & D. Zech (Hrsg.). Lehrbuch der Palliativmedizin (S. 24 - 35). Stuttgart, New York: Schattauer.

Rüegger, H. (2002). In Würde sterben können. Zur Problematik des heute gängigen Würdeverständnisses. In: Seitz, M. (April 2003). Langes Leben – Wunsch und Grenzen. Altern in Würde und Sinn? Zeitschrift für Gerontologie und Geriatrie. Band 36, Heft 2 (S. 104 - 109).

Salis Gross, C. (2001). Der ansteckende Tod. Eine ethnologische Studie zum Sterben im Altenheim. Frankfurt. – Die detaillierten Schilderungen und Schlussfolgerungen einer mehrwöchigen, teilnehmenden Beobachtung der Autorin in einem Schweizer Pflegeheim. In: Wilkening, K. & Kunz, R. (2005). Sterben im Pflegeheim. Perspektiven und Praxis einer neuen Abschiedskultur. Vandenhoeck & Ruprecht.

Sandgathe Huseboe, B. (2000). Palliativmedizin in der Geriatrie – Wie alte, schwerkranke Menschen leben und sterben. In: S. Huseboe & E. Klaschik (Hrsg.). Palliativmedizin. Praktische Einführung in Schmerztherapie, Ethik und Kommunikation. 2. überarbeitete Aufl. (S. 335 - 357). Berlin, Heidelberg, New York, Barcelona, Hongkong, London, Mailand, Paris, Singapur, Tokio: Springer.

Scheer, J. W. (1994). Psychische Verarbeitung von Krankenhausaufenthalten. In: F.-W. Wilker, C. Bischoff & P. Novak (1994) (Hrsg.). Medizinische Psychologie/Medizinische Soziologie. 2. Aufl. (S. 217 - 231). München, Wien, Baltimore: Urban & Schwarzenberg.

Scheuring, H. (2001).Wege der Trauer. Mainpresse Zeitungsverlagsgesellschaft.

Scheuring, H. (2003, 13. Januar). Antworten auf zutiefst menschliche Fragen. Mainpost Nr. 9 (S. 1).

Schipperges, H. (1980). Die Entwicklung der „Cura" im Verständnis der therapeutischen Dienste. In: J. Kirschner (1996) (Hrsg.). Die Hospizbewegung in Deutschland am Beispiel in Recklinghausen. Frankfurt am Main, Berlin, Bern, New York, Paris, Wien: Europäischer Verlag.

Schmid, W. (2000) Glück als Lebenskunst. In: Publik-Forum, Extra. (S. 27 - 30). In: W. Burgheim (2005). Qualifizierte Begleitung von Sterbenden und Trauernden. Medizinische, rechtliche, psycho-soziale und spirituelle Hilfestellungen. Forum.

Schmidbauer, W. (1994, 1995). Die hilflosen Helfer. Über die seelische Problematik der helfenden Berufe. Reinbeck: Rowohlt.

Schmied, G. (1988). Sterben und Trauern in der modernen Gesellschaft. München: Piper.

Schmitz-Scherzer, R. (1990). Sterben – Ein Versuch aus sozialgerontologischer Perspektive. In: A. Niederfranke, G. Naegele & E. Frahm (1999) (Hrsg.). Funkkolleg Altern 1. Die vielen Gesichter des Alterns (S. 377 - 422). Opladen, Wiesbaden: Westdeutscher Verlag.

Schmitz-Scherzer, R. (1992). Sterben und Tod im Alter. In: G. M. Backes & W. Clemens (Hrsg.). Lebensphase Alter. Eine Einführung in die sozialwissenschaftliche Altersforschung. Weinheim, München: Juventa.

Schmitz-Scherzer, R. (1996). Grenzsituationen. Auseinandersetzung mit Sterben und Tod. In: G. M. Backes & W. Clemens (1998) (Hrsg.). Lebensphase Alter. Eine Einführung in die sozialwissenschaftliche Alternsforschung (S. 290 - 294). Weinheim, München: Juventa.

Schmitz-Scherzer, R. (1999). Grenzsituationen. Auseinandersetzung mit Sterben und Tod. In: A. Niederfranke, G. Naegele & E. Frahm (Hrsg.). Funkkolleg Altern 1. Die vielen Gesichter des Alterns (S. 377 - 410). Wiesbaden: Westdeutscher Verlag.

Schug, S. & Zech, D. (2000). Prinzipien der Schmerztherapie. In: E. Aulbert & D. Zech (Hrsg.).Lehrbuch der Palliativmedizin (S. 427 - 435). 1. Nachdruck. Stuttgart, New York: Schattauer.

Schüle, K. & Nieland, P. (2000). Physiotherapie und Bewegungstherapie in der Palliativmedizin – Funktionelle und sozial-emotionale Aspekte der Bewegungstherapie. In: E. Aulbert, E. Klaschik & H. Pichlmaier (Hrsg.). Palliativmedizin – Verpflichtung zur Interdisziplinarität. Band 3 (S. 335 - 340). Stuttgart, New York: Schattauer.

Schütz, R. M. (1993). Die Aussichten auf ein langes Leben in Gesundheit. In: J. Otto, (Hrsg.). Die älter werdende Gesellschaft (S. 53 - 67). Wiesbaden: Bundesinstitut für Bevölkerungsforschung.

Schütz, R.-M. (2002). Sterbebeistand und Willensfähigkeit. In: H. J. Kaiser (Hrsg.). Autonomie und Kompetenz. Aspekte einer gerontologischen Herausforderung (S. 223 - 234). Münster: LIT Verlag.

Seale, C. et al. (1994). The year before death. In: S. Huseboe & E. Klaschik (Hrsg.) (2000). Palliativmedizin. Praktische Einführung in Schmerztherapie, Ethik und Kommunikation. 2. überarbeitete Aufl. (S. 346). Berlin, Heidelberg, New York, Barcelona, Hongkong, London, Mailand, Paris, Singapur, Tokio: Springer.

Seale, C. F. (1991). A comparison of hospice and conventional care. In: J. Kirschner (1996) (Hrsg.). Die Hospizbewegung in Deutschland am Beispiel Recklinghausen (S. 48 - 51). Frankfurt am Main, Berlin, Bern, New York, Paris, Wien: Europäischer Verlag der Wissenschaften Peter Lang.

Seitz, M. (April 2003). Langes Leben – Wunsch und Grenzen. Altern in Würde und Sinn? Zeitschrift für Gerontologie und Geriatrie. Band 36, Heft 2 (S. 104 - 109).

Seitz, O. & Seitz, D. (2002). Die moderne Hospizbewegung in Deutschland auf dem Weg ins öffentliche Bewusstsein – Ursprünge, kontroverse Diskussionen, Perspektiven. Herbolzheim: Centaurus.

Sepulveda, C. & Marlin, A. & Yoshida, T. & Ullrich, A. Palliative care: the World Health Organization's global perspective. In: Zeitschrift für Palliativmedizin 2004. 5. Jahrgang (S. 102 - 106). Thieme.

Sieber, C. (2004). Geriatrische Praxisverbünde bieten Chance für bessere Betreuung. In: Ärzte Zeitung 17.12.2004.

Sieber, C. (2005). Der geriatrische Patient. In: Notfall & Hausarztmedizin. Jahrgang 6. (S. 261). Thieme.

Sieber, C. et al. (2005). Notfälle im Alter als Herausforderung für den Notarzt. In: Notfall & Hausarztmedizin. 11, 2004. (S. 262 - 268). Demeter Verlag.

Silbernagel, H. (2001). Phasen des Schwerkrankseins und Sterbens. In: B. Strätling (Hrsg.) & H. Strätling-Tölle (2001). Kursbuch Hospiz. Konzepte Modelle Materialien (S. 78 - 79). Paderborn: Takt Verlag.

Simon, A. (1998). „O Herr, gib jedem seinen eigenen Tod". Ethische Aspekte der Begleitung sterbender Menschen. In: Würzburger Hospizbrief. Sonderheft 2 (S. 3 - 10).

Smeding, R. & Aulbert, E. (2000). Trauer und Trauerbegleitung in der Palliativmedizin. In: E. Aulbert & D. Zech (Hrsg.). Lehrbuch der Palliativmedizin (S. 866 - 877). Stuttgart, New York: Schattauer.

Specht-Leible, N. et al. (2003). Krankenhausbehandlung von Alten- und Pflegeheimbewohnern. In: Zeitschrift für Gerontologie und Geriatrie. Band 36, Heft 5 (S. 274 - 279). Darmstadt Steinkopff.

Sporken, P. (1992). Hast du denn bejaht, dass ich sterben muss? (S. 66). Düsseldorf: Patmos.

Steiger, W. & Salomon F. (2000). Seelsorgerliche Begleitung in der Palliativmedizin. In: E. Aulbert & D. Zech (Hrsg.). Lehrbuch der Palliativmedizin (S. 879 - 891). Stuttgart, New York: Schattauer.

Steinhagen-Thiessen, E. & Hanke, B. (2003). Neurogeriatrie auf einen Blick. Blackwell.

Steinkamp, G. et al. (1993). Heimliche Gerontopsychiatrie oder: Wer hilft den Heimen bei der Versorgung kranker alter Menschen? In: Vierter Bericht zur Lage der älteren Generation (S. 175). Berlin: BMFSFJ.

Strätling-Tölle, H. & Strätling, B. (2001). (Hrsg.). Kursbuch Hospiz. Konzepte Modelle Materialien (S. 5 - 18). Paderborn: Takt Verlag.

Student, J.-Ch. & Bürger, E. (2002). Stationäres Hospiz – Alternative oder komplementäre Einrichtung zur Palliativstation? In: E. Aulbert, E. Klaschik & D. Kettler (Hrsg.). Palliativmedizin – Ausdruck gesellschaftlicher Verantwortung. Band 5 (S. 52 - 58). Stuttgart, New York: Schattauer.

Student, J.-Ch. (1999). Das Hospiz – Buch. 4. erweiterte Aufl. Freiburg im Breisgau: Lambertus.

Tausch, D. (1996). Beispiele der Hospiz-Bewegung in Deutschland. In: H. Beutel & D. Tausch (Hrsg.). Sterben – eine Zeit des Lebens. Ein Handbuch der Hospizbewegung (S. 153 - 157). 4. Aufl. Stuttgart: Quell Verlag.

Tesch-Römer, C. & Zeman, P. (2003). Sterben und Tod im höheren Lebensalter. Die Hospiz-Zeitschrift 16. (S. 4 - 9). Hospiz Verlag.

Tews, H. P. (1996). Produktivität des Alters. In: M. M. Baltes & L. Montada (Hrsg.). Produktives Leben im Alter (S. 184 - 210). Frankfurt, New York: Campus.

Tews, H. P. (1999). Von der Pyramide zum Pilz. Demographische Veränderungen in der Gesellschaft. In: A. Niederfranke, G. Naegele & E. Frahm (Hrsg.). Funkkolleg Altern 1 (S. 137 - 185). Opladen, Wiesbaden: Westdeutscher Verlag.

Thill, B. (2001). 15 Jahre Palliativarbeit im Krankenhaus. Erfahrungsbericht eines Arztes. In: B. Strätling (Hrsg.) & H. Strätling-Tölle. Kursbuch Hospiz. Konzepte Modelle Materialien (S. 201 - 207). Paderborn: Takt Verlag.

Thomm, M. (2001). Schmerzpatienten in der Pflege. 4. Auflage. Kohlhammer, Stuttgart. In: Kränzle, S. & Schmid, U. & Seeger, C. (2006). Palliative Care. Handbuch für Pflege und Begleitung. Springer.

Twycross, R. (1990). Terminal care of cancer patients: Hospice and home care. In: S. Huseboe & E. Klaschik (2000) (Hrsg.). Palliativmedizin. Praktische Einführung in Schmerztherapie, Ethik und Kommunikation. 2. überarbeitete Aufl. (S. 17 - 33). Berlin, Heidelberg, New York, Barcelona, Hongkong, London, Mailand, Paris, Singapur, Tokio: Springer.

Twycross, R. (1994). Pain relief in advanced cancer. In: S. Huseboe & E. Klaschik (Hrsg.) (2000). Palliativmedizin. Praktische Einführung in Schmerztherapie, Ethik und Kommunikation (S. 167 - 182). 2. überarbeitete Aufl. Berlin, Heidelberg, New York, Barcelona, Honkong, London, Mailand, Paris, Singapur, Tokio: Springer.

Weinberger, S. (1998). Klientenzentrierte Gesprächsführung. Eine Lern- und Praxisanleitung für helfende Berufe. 8. Aufl. (S. 29 - 96). Weinheim, Basel: Beltz.

Weyerer, S. & Häfner, H. (1992). Epidemiologie psychischer Störungen. In: Zeitschrift für Klinische Psychologie 21, (S. 106 - 120).

Wiedemann, R. (1996). Die „Deutsche Hospizhilfe". In: H. Beutel & D. Tausch (Hrsg.). Sterben – eine Zeit des Lebens. Ein Handbuch der Hospizbewegung (S.202 - 204). 4. Aufl. Stuttgart: Quell Verlag.

Wilhelm-Gößling, C. (1998). Neuroleptika Verordnungen bei dementen Alterspatienten. Zum Verlauf in Altenheimen nach stationär psychiatrischer Behandlung. In: Vierter Bericht zur Lage der älteren Generation (S. 175). Berlin: BMFSFJ.

Wilkening, K. & Kunz, R. (2005). Sterben im Pflegeheim. Perspektiven und Praxis einer neuen Abschiedskultur. Vandenhoeck & Ruprecht.

Wilkes, E. (1984). The „quality of life". In: S. Huseboe & E. Klaschik (Hrsg.) (2000). Palliativmedizin. Praktische Einführung in Schmerztherapie, Ethik und Kommunikation. 2. überarbeitete Aufl. (S. 107 - 160). Berlin, Heidelberg, New York, Barcelona, Hongkong, London, Mailand, Paris, Singapur, Tokio: Springer.

Winter, M. (2005). Damit das Alter nicht zur Bedrohung und Last wird. Deutsches Ärzteblatt. Ausgabe C, Jahrgang 102. (S.1542 - 1544). Deutscher Ärzteverlag.

Wittkowski, J. (2003). Sterben, Tod und Trauer. Kohlhammer.

Wolter-Henseler, D. (2000). Die gerontopsychiatrische Versorgungsrealität in einer westdeutschen Großstadt. In: Zeitschrift für Gerontologie und Geriatrie. Band 33, Heft 6 (S. 471 - 479). Darmstadt: Steinkopff.

Würzburger Hospiz-Brief Nr. 36, 2006.

Zapotoczky, H. G. & Nutzinger, D. O. (1995). Psychologie am Krankenbett. 2. Aufl. (S. 228). Weinheim: Beltz.

Zentralinstitut für kassenärztliche Versorgung in der Bundesrepublik Deutschland (1995). Diagnosen – Verschlüsselung in der Arztpraxis. Fachgruppenbezogene Diagnosekataloge auf der Grundlage der ICD-10. Wissenschaftliche Reihe. Band 52. Köln: Deutscher Ärzteverlag.

Zielke, M. (1982). Supervision. In: Schmandt, J. (2000) Entlastung des Personals. In: E. Aulbert & D. Zech (2000) (Hrsg.). Lehrbuch der Palliativmedizin (S. 947 - 969). Stuttgart, New York: Schattauer.

13 Anhang

Fragebogenstudie zur Palliativmedizin

Sehr geehrte(r)

in Zusammenarbeit mit dem Institut für Psychogerontologie der Universität Erlangen Nürnberg möchte ich den Stand der Palliativmedizin in Deutschland ermitteln. Dazu führe ich eine Fragebogenuntersuchung in Alten- und Pflegeheimen sowie in geriatrischen Kliniken durch.

Sie als kompetente(r) Leiter(in) könnten mir sicher wertvolle Informationen zu meiner Fragestellung liefern. Deshalb übermittle ich Ihnen mit diesem Brief den Fragebogen zum Stand der Palliativmedizin mit der Bitte, ihn durchzusehen und mir nach Möglichkeit innerhalb von vier bis sechs Wochen wieder ausgefüllt zurückzusenden. Der Fragebogen ist nicht sehr umfangreich, seine Beantwortung wird nicht viel Zeit in Anspruch nehmen. Kosten entstehen Ihnen nicht, denn diesem Brief liegt ein vorfrankierter Rückumschlag bei.

Ich bedanke mich herzlich für Ihre Mithilfe!

Mit freundlichen Grüßen,

Dipl.-Psych. Gerontol.

Mit der herzlichen Bitte um Unterstützung unseres Vorhabens:

Prof. Dr. H. J. Kaiser

Institut f. Psychogerontologie
der Universität Erlangen-Nürnberg
Nägelsbachstr. 25, 91052 Erlangen
Tel.: 09131/8526528

13.1 Fragebogen an die Pflegeheime

Fragebogen zum Stand der Palliativmedizin in deutschen Pflegeheimen

Sehr geehrte/r Heimleiter/in, sehr geehrte/r Pflegedienstleiter/in,

im Rahmen einer wissenschaftlichen Arbeit, die den Stand der Palliativmedizin in der Altersversorgung erfragen möchte, wäre ich Ihnen sehr dankbar, wenn Sie mir den folgenden Fragebogen ausfüllen könnten. Es kommt mir ganz besonders darauf an, dass die verwaltungstechnische- und auch pflegedienstliche Seite in meiner Arbeit mit berücksichtigt werden.

Dabei sollten sich Ihre Angaben auf die letzten vergangenen zwölf Monate beziehen.
Sie dürfen versichert sein, dass Ihre Antworten strengstens anonym ausgewertet werden!

Zutreffendes bitte ankreuzen

1. Befindet sich Ihr Pflegeheim in
☐ einer Landgemeinde
☐ einer Stadt bis 50.000 Einwohner
☐ einer Stadt bis 100.000 Einwohner
☐ einer Stadt über 100.000 Einwohner

2. Befindet sich in Ihrer Gemeinde/Stadt bereits eine Palliativstation?
☐ Ja
☐ Nein
☐ Nicht bekannt

3. Die verfügbaren Heimplätze belaufen sich auf
☐ unter 50 Plätze
☐ von 51 - 100 Plätze
☐ von 101 - 150 Plätze
☐ mehr als 150 Plätze

Zunächst möchte ich einige Fragen über Ihre Pflegeheimbewohner stellen:
4. Wie alt sind Ihre Pflegeheimbewohner?

Durchschnittsalter _____ Jahre

5. Wie lange dauert der Aufenthalt im Durchschnitt?

_____ Monate   _____ Jahre

Fragebogen an die Pflegeheime

6. Benötigen Ihre Patienten eine kontinuierliche Schmerztherapie?

☐ Ja
☐ Nein

Wenn Ja, in wie viel Prozent der Fälle ungefähr (zutreffende Prozentzahl bitte markieren)?

▼	▼	▼	▼	▼
0 %	25 %	50 %	75 %	100 %

7. Benötigen die Patienten eine Therapie nach Begleitsymptomatik?

☐ Ja
☐ Nein
Wenn ja, welche Symptome treten häufiger auf (nicht aufgeführte Begleitsymptome bitte unten ergänzen)?

☐ Schmerzen
☐ Dyspepsie (Verdauungsstörungen)
☐ Dysphagie (Schluckstörungen)
☐ Schlaflosigkeit
☐ Übelkeit
☐ Obstipation
☐ Anorexie
☐
☐

8. Werden Opioide verwendet? (Mehrfachnennung möglich)
☐ keine
☐ mittelstarke
☐ starke
In welchen Fällen? _____

9. Wie viele Ihrer Heimbewohner werden künstlich ernährt? (Zutreffende Prozentzahl bitte markieren)

▼	▼	▼	▼	▼
0 %	25 %	50 %	75 %	100 %

10. Wie viele Ihrer Heimbewohner erhalten parenterale Flüssigkeitssubstitution? (Zutreffende Prozentzahl bitte markieren)

▼	▼	▼	▼	▼
0 %	25 %	50 %	75 %	100 %

11. Können Angehörige bei terminalen Patienten rund um die Uhr anwesend sein?

☐ Ja
☐ Nein (welche Gründe sind maßgebend?) _____

12. Welchen Stellenwert haben palliative Behandlungsmaßnahmen?

☐ sehr hohen Stellenwert
☐ mittleren Stellenwert
☐ eher geringen Stellenwert
☐ keinen Stellenwert

13. Wie häufig werden Sie mit Patientenverfügungen bei Therapieentscheidungen konfrontiert?

☐ sehr häufig
☐ weniger häufig
☐ gar nicht

14. Wo versterben Ihre Heimbewohner? (Nicht aufgeführte Sterbeorte bitte unten ergänzen)

_____ Heim (Prozentangabe oder reale Anzahl)

_____ Klinik (Prozentangabe oder reale Anzahl)

_____

Die nachfolgenden Fragen beziehen sich auf die Personalsituation in Ihrem Heim:

15. Wie hoch ist der Personalschlüssel bei der Besetzung des Pflegepersonals?

__ : _____ (Beispiel: 1 : 1,1 d. h. Patient zu Pflegekraft)

16. In welchem Turnus besuchen Ärzte Ihre Pflegeheimbewohner? (Nichtaufgeführte Antwortmöglichkeiten bitte unten ergänzen)

☐ 1 - 2 x wöchentlich
☐ 1 - 2 x monatlich
☐ nur nach Bedarf
☐ differiert von Arzt zu Arzt
☐

17. Erscheint Ihnen der ärztliche Kontakt zum Patient ausreichend?

☐ Ja
☐ Nein

18. Wie beurteilen Sie im Allgemeinen den Kontakt der Ärzteschaft zum Pflegepersonal?

☐ sehr gut
☐ weniger gut
☐ ungenügend

Fragebogen an die Pflegeheime

Welche Gründe sind Ihrer Meinung nach bei einem ungenügend empfundenen Kontakt vorherrschend (nicht aufgeführte Antwortmöglichkeiten bitte unten ergänzen)?

☐ Zeitmangel der Ärzte
☐ Kommunikationsprobleme mit Ärzten
☐ Ärztliche Budgetfragen
☐
☐

19. Sind Ihres Wissens nach die behandelnden Ärzte in Ihrem Heim palliativmedizinisch weitergebildet?

☐ ja, die meisten

☐ die wenigsten

☐ keiner

☐ weiß nicht

20. Haben die Pflegekräfte eine Zusatzausbildung in palliativen Behandlungsmaßnahmen z. B. eine Palliativ-Care Ausbildung?

☐ ja, die meisten
☐ einige
☐ die wenigsten
☐ keiner

Als Abschlussfrage möchte ich aus aktuellem Anlass Bezug nehmen auf die derzeitige Diskussion über aktive Sterbehilfe

Die aktive Sterbehilfe durch Ärzte ist in den Niederlanden seit zwei Jahren legalisiert und straffrei. In Deutschland wird über dieses Thema kontrovers diskutiert. Hierzu ist Ihre persönliche Meinung von Interesse.

☐ Ich bin für eine gesetzlich abgesicherte aktive Sterbehilfe
☐ Ich bin unschlüssig
☐ Ich lehne aktive Sterbehilfe ab
☐ _____

_____

Herzlichen Dank für Ihre Mitarbeit!

13.2 Fragebogen an die Geriatrischen Kliniken

Fragebogen zum Stand der Palliativmedizin in deutschen geriatrischen Kliniken

Sehr geehrte/r Herr Chefarzt,

im Rahmen einer wissenschaftlichen Arbeit, die den Stand der Palliativmedizin in der Altersversorgung erfragen möchte, wäre ich Ihnen sehr dankbar, wenn Sie mir den folgenden Fragebogen ausfüllen könnten.

Dabei sollten sich Ihre Angaben auf die letzten vergangenen zwölf Monate beziehen.

Sie dürfen versichert sein, dass Ihre Antworten anonym ausgewertet werden!

Zutreffendes bitte ankreuzen

1. Befindet sich Ihre Klinik in
☐ einer Landgemeinde
☐ einer Stadt bis 50.000 Einwohner
☐ einer Stadt bis 100.000 Einwohner
☐ einer Stadt über 100.000 Einwohner

2. Befindet sich in Ihrer Gemeinde/Stadt bereits eine Palliativstation?
☐ Ja
☐ Nein
☐ Nicht bekannt

Zunächst möchte ich Ihnen einige Fragen über Ihre Patientenklientel stellen:

3. Wie alt sind Ihre Patienten?

Durchschnittsalter _____ Jahre

4. Wie lange dauert der Aufenthalt im Durchschnitt?
_____ Tage
_____ Wochen

5. Benötigen die Patienten eine kontinuierliche Schmerztherapie?
☐ Ja
☐ Nein
Wenn ja, in wie viel Prozent der Fälle ungefähr (zutreffende Prozentzahl bitte markieren)?

▼	▼	▼	▼	▼
0 %	25 %	50 %	75 %	100 %

Fragebogen an die Geriatrischen Kliniken

6. Benötigen die Patienten eine Therapie nach Begleitsymptomatik?

☐ Ja
☐ Nein
Wenn ja, welche Symptome treten häufiger auf (nicht aufgeführte Begleitsymptome bitte unten ergänzen)?
☐ Dyspepsie
☐ Dysphagie
☐ Schlaflosigkeit
☐ Übelkeit
☐ Obstipation
☐ Anorexie
☐
☐

7. Werden Opioide verwendet? (Mehrfachnennung möglich)

☐ keine
☐ mittelstarke
☐ starke
Wenn ja, in welchen Fällen? _____

_____

8. Wird das WHO-Stufenschema in der Schmerztherapie angewendet?

☐ Ja
☐ Nein
Wenn ja, in wie viel Prozent der Fälle (zutreffende Prozentzahl bitte markieren)?

▼	▼	▼	▼	▼
0 %	25 %	50 %	75 %	100 %

9. Wie viele Ihrer Patienten werden künstlich ernährt? (Zutreffende Prozentzahl bitte markieren)

▼	▼	▼	▼	▼
0 %	25 %	50 %	75 %	100 %

10. Wie viele Ihrer Patienten erhalten parenterale Flüssigkeitssubstitution? (Zutreffende Prozentzahl bitte markieren)

▼	▼	▼	▼	▼
0 %	25 %	50 %	75 %	100 %

11. Können Angehörige bei terminalen Patienten rund um die Uhr anwesend sein?

☐ Ja
☐ Nein (welche Gründe sind maßgebend?)_____

12. Welchen Stellenwert haben palliative Behandlungsmaßnahmen?

☐ sehr hohen Stellenwert
☐ mittleren Stellenwert
☐ eher geringen Stellenwert
☐ keinen Stellenwert

13. Wie häufig werden Sie mit Patientenverfügungen bei Therapieentscheidungen konfrontiert?

☐ häufig
☐ selten
☐ gar nicht

14. Wie viele Patienten versterben in Ihrer Klinik?

_____ (Prozentangabe)

Die nachfolgenden Fragen beziehen sich auf die Personalsituation in Ihrer Klinik:

15. Wie hoch ist der Personalschlüssel bei der Besetzung des Pflegepersonals?

__ : ____   (Beispiel: 1 : 1,1 d. h. Patient zu Pflegekraft)

16. Besteht eine Zusatzausbildung der Ärzte in Form von speziellen Basis- und Aufbaukursen in Palliativmedizin?

☐ Ja
☐ Nein

17. Besteht eine Zusatzausbildung der Pflegekräfte in Form einer Palliativ-Care Ausbildung?

☐ Ja
☐ Nein

18. Könnten Sie sich an Ihrem Krankenhaus eine Abteilung für Palliativmedizin vorstellen?

☐ Ja
☐ Nein
☐ keine Meinung
☐ Ja, unter bestimmten Voraussetzungen:_____

19. Findet eine lückenlose Verzahnung von stationärer und ambulanter bzw. häuslicher Patientenversorgung statt?

☐ Ja
Wenn Ja: ☐ häufig   ☐ gelegentlich   ☐ eher selten
☐ Nein

Die folgenden Fragen sollen Zusammenhänge von veränderten Therapieoptionen mit Einführung sogenannter „DRG`s" herausarbeiten:

20. Wirkt sich die Einführung der „DRG's" (Diagnosis related groups) auf die Behandlungsmöglichkeiten der Patienten aus?

☐ Ja
☐ Nein
Wenn ja, ☐ positiv   ☐ negativ

21. Verhindert die Einführung der „DRG's" eine adäquate stationäre Behandlung sogenannter Palliativpatienten?

☐ stark
☐ mäßig
☐ kaum

22. Wirkt sich die Einführung der „DRG's" restriktiv auf die Aufenthaltsdauer der Patienten aus?

☐ stark
☐ mäßig
☐ kaum

23. Auswirkung auf die psychische Belastung des Personals durch Einführen der „DRG`s"

☐ stark
☐ mäßig
☐ kaum

24. Wirkt sich die Einführung der „DRG's" auf die Arbeitsdauer des Personals aus?

☐ stark
☐ mäßig
☐ kaum

Als Abschlussfrage möchte ich aus aktuellem Anlass Bezug nehmen auf die derzeitige Diskussion über aktive Sterbehilfe:

25. Die aktive Sterbehilfe durch Ärzte ist in den Niederlanden seit zwei Jahren legalisiert und straffrei. In Deutschland wird über dieses Thema kontrovers diskutiert. Hierzu ist Ihre persönliche Meinung von Interesse.

☐ Ich bin für eine gesetzlich abgesicherte aktive Sterbehilfe
☐ Ich bin unschlüssig
☐ Ich lehne eine Legalisierung ab
☐ _____

Herzlichen Dank für Ihre Mitarbeit!

Erklärung

Hiermit erkläre ich, dass ich die der Friedrich-Alexander-Universität Erlangen-Nürnberg eingereichte Dissertation zur Erlangung des Doktorgrades mit dem Titel:

Die Notwendigkeit der palliativen Medizin in der Altersversorgung

am Institut für Psychogerontologie unter Betreuung von Herrn Prof. Dr. H. J. Kaiser ohne sonstige Hilfe durchgeführt und bei der Abfassung der Arbeit keine anderen als die dort aufgeführten Hilfsmittel benutzt habe.

Erlangen, den 09.05.2006

Erlanger Beiträge zur Gerontologie
hrsg. von Prof. Dr. Wolf D. Oswald
und Prof. Dr. Heinz J. Kaiser

Heinz Jürgen Kaiser (Hg.)
Autonomie und Kompetenz
Aspekte einer gerontologischen Herausforderung
Die Autonomie und Kompetenz der Menschen bis ins hohe Alter hinein zu bewahren, das ist eine der großen gesellschaftlichen Herausforderungen in den Industriestaaten des 21. Jahrhunderts. Zugleich umreißt dieses Ziel die entscheidende Aufgabe der anwendungsorientierten gerontologischen Forschung unserer Zeit. Große Fortschritte in dieser Richtung wurden bereits mit dem Erlanger Forschungsprojekt SIMA („Selbstständigkeit im Alter") gemacht. 20 renommierte Vertreter der deutschen Gerontologie behandeln aus der Position unterschiedlicher gerontologischer Disziplinen Aspekte der von SIMA behandelten Thematik und sind gleichsam als Kommentar zu Fragestellungen und Ergebnissen des Projekts zu lesen.
Bd. 1, 2003, 296 S., 30,90 €, br., ISBN 3-8258-6150-3

Christine M. Augst
Selbstreflexionen im höheren Lebensalter
Inhalte und Strukturen von Lebensbetrachtungen
Im höheren Lebensalter werden Selbstreflexionen insbesondere durch die hier charakteristischen physischen, psychischen und sozialen Veränderungen angestoßen. Es werden Inhalte und Funktionen von Vergangenheits-, Gegenwarts- und Zukunftsbetrachtungen dargestellt und im Zusammenhang mit Sinnerleben, Identitätsstabilisierung sowie Bewältigung kritischer Lebensereignisse besprochen. Die Bedeutung, die biographische Ereignisse, aktuelle Lebensbedingungen und individuelle Interpretationsstile für die Lebensbetrachtungen alter Menschen haben, wird durch eine empirische Analyse untermauert.
Bd. 2, 2003, 200 S., 19,90 €, br., ISBN 3-8258-6771-4

Stefan Blüher
Integration und Solidarität
Pflege im Alter – theoretische Überlegungen, empirische Befunde und praktische Konsequenzen
Der fortschreitende demographische Wandel und veränderte Formen privaten Zusammenlebens sind Entwicklungen, die Fragen von sozialer Integration und Solidarität unmittelbar berühren. Angesichts dieser Wandlungsprozesse treten neue Integrationserfordernisse auf, die mit den etablierten Formen kollektiver Sicherung nicht mehr angemessen beantwortet werden können. Ein Beispiel für Integration und Solidarität unter dergestalt veränderten Rahmenbedingungen ist die soziale Teilabsicherung im Rahmen der Pflegeversicherung, die in ihren mikro- und makrosozialen Auswirkungen empirisch beleuchtet wird.
Bd. 3, 2005, 272 S., 18,90 €, br., ISBN 3-8258-8421-x

Andreas Ackermann
Empirische Untersuchungen in der stationären Altenhilfe
Relevanz und methodische Besonderheiten der gerontologischen Interventionsforschung mit Pflegeheimbewohnern
Qualitätssicherung und Evidenzbasierung sind Begriffe, die auch im Bereich der stationären Altenhilfe immer stärker an Bedeutung gewinnen. Personelle und finanzielle Ressourcen sind zu knapp bemessen, als dass man auf die Überprüfung der Wirksamkeit von sinnvollen und dringend notwendigen Maßnahmen für Pflegeheimbewohner wie z.B. der Prävention und Rehabilitation verzichten könnte. Dieses Buch zeigt Möglichkeiten und Grenzen der empirischen Arbeit mit Pflegeheimbewohnern und ist somit an Praktiker, Wissenschaftler und vor allem auch die Empfänger von Ergebnissen derartiger Untersuchungen gerichtet.
Bd. 4, 2005, 248 S., 22,90 €, br., ISBN 3-8258-8579-8

Psychologie: Forschung und Wissenschaft

Günter Irle
Das Identitätsmanagement kooperierender Teams
Wie können kooperierende Teams ihr Selbstverständnis so aufeinander abstimmen, dass sie die gemeinsame Aufgabe erfolgreich bewältigen? Eine stimmige Selbstdeutung zu entwickeln ist eine voraussetzungsreiche Angelegenheit. Arbeiten Teams zusammen, kehren zum Teil die Schwierigkeiten wieder, die sie intern bewältigen müssen. Das Identitätsmanagement sollte daher durchdacht angestellt werden. Teams können eine gemeinsame Hyperidentität entwerfen, eine duale Selbstdeutung oder eine dichotomisierende Deutung wählen. Dabei können sie sich unterstützen lassen. Dies wird beispielhaft erläutert.
Bd. 3, 2006, 312 S., 34,90 €, br., ISBN 3-8258-9618-8

LIT Verlag Berlin – Hamburg – London – Münster – Wien – Zürich
Fresnostr. 2 48159 Münster
Tel.: 0251 – 62 032 22 – Fax: 0251 – 23 19 72
e-Mail: vertrieb@lit-verlag.de – http://www.lit-verlag.de

Medizinische Psychologie
hrsg. von Prof. Dr. Dr. Fritz A. Muthny
und Prof. Dr. Dr. Frido Mann
(Universität Münster)

Steffen Andreas Boxdorfer
Sexualität und Partnerschaft bei Morbus Parkinson
Ergebnisse einer retrospektiven Untersuchung bei 1008 betroffenen Männern und ihren Partnerinnen
Bd. 14, 2000, 88 S., 17,90 €, br., ISBN 3-8258-5066-8

Anja Mehnert
Akute und Posttraumatische Belastungsstörungen bei Patientinnen mit Brustkrebs
Prävalenz und Risikofaktoren
Untersuchungen zu psychosozialen Belastungen und psychischen Störungen bei Krebspatientinnen und -patienten haben in den letzten Jahren im Hinblick auf die Gestaltung psychosozialer Unterstützungsangebote im medizinischen Versorgungssystem an Bedeutung gewonnen. Die in diesem Buch dargestellten empirischen Studien gehen der Frage nach Prävalenz, Ausprägung und Verlauf der Akuten wie Posttraumatischen Belastungsstörung und komorbider psychischer Störungen bei Brustkrebspatientinnen nach. Unter methodischen wie inhaltlichen Gesichtspunkten wird die Angemessenheit und Sinnhaftigkeit der Diagnose bei dieser Patientinnengruppe analysiert und umfassend diskutiert.
Bd. 15, 2005, 192 S., 24,90 €, br., ISBN 3-8258-8220-9

Sozialpsychiatrie und psychosoziale Versorgung
hrsg. von Helmut Mair (Universität Münster) in Zusammenarbeit mit Bernd Eikelmann und Thomas Reker (Universität Münster)

Christoph Kellinghaus
Wohnungslos und psychisch krank
Eine Problemgruppe zwischen den Systemen
Konzepte – empirische Daten – Hilfsansätze
Bd. 3, 2000, 136 S., 20,90 €, br., ISBN 3-8258-4824-8

Heinz Kammeier (Hg.)
Forensik in Münster: Eine Region in der Verantwortung
Informationen – Standpunkte – Diskussionen
Bd. 4, 2002, 192 S., 15,90 €, br., ISBN 3-8258-5603-8

Heidi Buchert
Musiktherapeutische Behandlung bei chronisch schizophrenen Patienten
Durchführung und Auswertung einer Verlaufsstudie zu Wirksamkeit und Wirkungsweise
Läßt sich die Wirkung der Musiktherapie objektivieren bzw. durch ein konkretes Meßverfahren operational erfassen? Vor dem Hintergrund dieser Frage entwickelte die Autorin die in dem vorliegenden Buch behandelte Verlaufsstudie. Nach der Darstellung darüber, wie Wahrnehmung funktioniert und Musik-Information vermittelt wird – kognitiv sowie hirnphysiologisch-neuronal, erfolgt die Beschreibung einer Untersuchung, die – den Richtlinien klinischer Studien entsprechend – in methodisch abgesicherten Bahnen durchgeführt und mit statistischen Verfahren ausgewertet wurde.
Bd. 5, 2003, 152 S., 17,90 €, br., ISBN 3-8258-6361-1

Diözesan-Caritasverband für das Erzbistum Köln e. V. (Hg.)
Zur Lebenslage pflegender Angehöriger psychisch kranker alter Menschen
Eine empirische Untersuchung
„Auch Demenzkranke werden vor allem von Familienangehörigen gepflegt und betreut. Auch für sie gibt es noch zu wenige Informationsangebote über die Erkrankungen und über den Umgang mit den kranken Menschen und noch zu wenig Hilfe durch ambulante psychiatrische Pflegedienste. Den Preis für diese und andere Defizite zahlen zuallererst die Kranken und ihre Angehörigen, mittelbar aber wir alle, denn es zehrt an der Kraft eines ganzen Landes, wenn Hunderttausende eine schwere Last tragen müssen." (Bundespräsident Johannes Rau)
Bd. 6, 2003, 144 S., 15,90 €, br., ISBN 3-8258-7047-2

Eckhart Salzmann
Psychotherapie
Wege zur inneren Selbständigkeit
Dr. Eckhart Salzmann ist Psychotherapeut und Psychiater. Er arbeitet als Leitender Arzt eines Heilpädagogischen Therapie- und Förderzentrums und war zuvor in eigener psychotherapeutischer Praxis tätig – nach klinischer Ausbildung in Münster, Cambridge und Andernach sowie hirnphysiologischer Forschungstätigkeit am Göttinger Max-Planck-Institut. – Aus ganzheitlicher Sicht der Psyche, ihrer Störungen und ihrer (Selbst-) Heilungsmöglichkeiten wendet sich dieses Buch an Therapeuten und Laien gleichermaßen und zeigt in differenzierter und verständlicher Form Wege zur inneren Selbständigkeit auf.
Bd. 7, 2005, 112 S., 9,90 €, br., ISBN 3-8258-9179-8

LIT Verlag Berlin – Hamburg – London – Münster – Wien – Zürich
Fresnostr. 2 48159 Münster
Tel.: 0251 – 62 032 22 – Fax: 0251 – 23 19 72
e-Mail: vertrieb@lit-verlag.de – http://www.lit-verlag.de